Pour le traitement des fièvres d'accès,
Des névralgies et des névroses.
Pilules d'hydroferrocyanate de potasse et d'urée
du Dr J. Baud, Ex-Chirurgien en chef
de l'hôpital Civil d'Alger.
Chez Mr Ferrer Pharmacien à Perpignan.
Chaque boîte, 2f

NOUVEAUX PRINCIPES

DE

CHIRURGIE,

RÉDIGÉS SUIVANT LE PLAN DE L'OUVRAGE

DE G. DE LAFAYE,

ET D'APRÈS LES PRINCIPES DES AUTEURS MODERNES ;

CONTENANT:

1°. les Prolégomènes de la Zoonomie, l'Anatomie générale, l'Anatomie descriptive et la Physiologie ; 2°. l'Hygiène ; 3°. la Pathologie générale ; 4°. la Thérapeutique, la Matière médicale et les petites Opérations de la chirurgie ; 5°. la Pathologie externe ou chirurgicale.

Par F. M. V. LEGOUAS,

Docteur en médecine de la Faculté de Paris, Professeur d'anatomie, ancien Elève de l'Ecole pratique, ex-Chirurgien interne des Hôpitaux civils de Paris, Membre de plusieurs Sociétés médicales.

A PARIS,

Chez Augustin Méquignon l'aîné, fils, Libraire, rue de l'Ecole de Médecine, n° 9.

DE L'IMPRIMERIE DE CRAPELET.

1812.

INTRODUCTION.

L^A médecine embrasse dans son vaste domaine presque toutes les autres parties des
connaissances humaines ; elle en emprunte
des notions utiles, pour éclairer ou étendre
l'histoire de l'homme, perfectionner son être
physique et moral, et remédier aux nombreuses maladies qui l'affectent dans le cours
d'une vie exposée aux révolutions des âges,
aux orages des passions, et aux attaques des
puissances extérieures.

Hippocrate, en isolant l'étude de la médecine de celle de la philosophie, ne prononça
point la séparation de ces deux sciences ; l'une
et l'autre sont filles de l'observation, et toutes
deux ont un but commun : le bonheur et la
conservation de notre espèce (1).

Dans les premiers temps de la médecine, il
n'existait encore aucune distinction entre ses
diverses parties; à une époque postérieure,
lorsque des connaissances nouvelles, acquises
par l'observation et l'expérience, furent réu-

---

(1) « La médecine, sans la philosophie, n'est qu'un art
imposteur ». BACON.

nies aux faits conservés par la tradition , il
devint plus difficile d'embrasser l'art dans son
ensemble : dès-lors on sépara les maladies internes de celles qui ont leur siége à l'extérieur,
et la médecine proprement dite, et la chirurgie, furent distinctes dans leur étude comme
dans leur exercice.

Mais, si la médecine, proprement dite ,
s'enrichit dés documens que lui fournissent
des sciences regardées comme lui étant étrangères, et si elle a dés rapports nécessaires avec
plusieurs d'entre elles, ses liaisons doivent
être bien plus étroites avec la chirurgie : elles
sont, en effet, les deux branches principales du
même tronc; leur séparation absolue ne pourrait avoir lieu sans une mutilation fâcheuse
pour l'art, et nuisible à ses progrès.

Cependant, quoiqu'il soit nécessaire que le
médecin soit chirurgien, et que le chirurgien
soit médecin, peut-on nier qu'il soit difficile,
pour ne pas dire impossible, d'exercer en
même temps, et avec une égale habileté, la
médecine et la chirurgie ? De ce que quelques
génies privilégiés ont pu embrasser l'univer-
salité de la science médicale, et en cultiver avec
avantage toutes les parties, serait-il raisonnable d'inférer que tous les hommes possèdent
une semblable étendue de facultés ; et qu'ils

peuvent suivre la même carrière avec la certitude des mêmes succès ? Un tel paradoxe ne
trouverait pas de défenseurs.

Ainsi donc, l'unité de l'art de guérir consiste dans l'unité de ses principes, et dans
l'utile association des différentes connaissances
dont il se compose.

Toute rivalité a cessé entre la médecine et
la chirurgie. Enseignées dans les mêmes écoles,
elles se partagent leurs découvertes ; les progrès de l'une deviennent des causes de progrès
pour l'autre ; et, par un échange mutuel de
lumières, l'art tout entier s'accroît et marche
d'un pas plus sûr vers sa perfection.

Les maladies chirurgicales, ayant le plus
souvent leur siége à l'extérieur du corps, sont
plus facilement accessibles aux sens. Leur diagnostic est souvent moins embarrassant que
celui des maladies internes ; de-là, l'avantage
de faire précéder l'étude de la médecine par
celle de la chirurgie, ainsi que cela est généralement adopté dans les écoles.

Les nombreux changemens que le système
des connaissances médicales a éprouvés dans
une période de cinquante années, ont eu pour
résultat l'amélioration de toutes les parties de
l'enseignement. Les livres classiques ont pris
une forme nouvelle ; des explications rigou-

reuses ont remplacé des théories fausses ou
hasardées ; des dénominations exactes ont été
substituées à des termes obscurs ou surannés.

Les Principes de Chirurgie de *G. de Lafaye*,
quoique précieux encore sous différens points
de vue, ne sont plus en rapport avec les connaissances modernes ; entreprendre de les re-
fondre eût été une tâche au-dessus de mes
forces ; et il m'a semblé qu'en pareille matière,
il était plus aisé d'édifier que de réparer.

En adoptant le plan général de l'ouvrage
de de Lafaye, je m'en suis écarté pour ce qui
concerne la distribution des matières, et la manière de les considérer. Les divisions et les
subdivisions n'ont été employées qu'autant
qu'elles étaient nécessaires pour éviter la confusion des faits, faciliter leur intelligence, et
soulager la mémoire des commençans. Je n'ai
point oublié que Bacon a dit : « On est égale-
» ment diffus ou par excès ou par défaut de
» méthode. »

Ces *Nouveaux Principes de Chirurgie* sont
divisés en cinq parties : la première traite de
la Zoonomie ; la deuxième, de l'Hygiène ; la
troisième, de la Pathologie générale ; la quatrième, de la Thérapeutique ; la cinquième,
de la Pathologie externe ou chirurgicale.

J'ai adopté le mot *Zoonomie*, d'après Darwin (1) et M. le prof. Chaussier (2). Cette partie comprend : 1°. des Prolégomènes sur les êtres naturels et sur l'histoire de l'homme ; ils ont été rédigés d'après les ouvrages de Blumenbach (3), de Buffon (4), de Cabanis (5), de M. le prof. Duméril (6), et de M. Virey (7).

2°. L'Anatomie générale, suivant la méthode de l'ouvrage de Bichat (8).

3°. L'Anatomie descriptive, d'après les traités publiés sur cette matière par Bichat (9), M. le prof. Boyer (10), Gavard (11), etc.

---

(1) *Zoonomie*, ou Lois de la vie organique, par E. Darwin, trad. de l'anglais par M. *Kluyskens.*

(2) Recueil de tables synoptiques d'anatomie et de physiologie, etc.

(3) De l'Unité du Genre humain et de ses Variétés, 3e édit., par *Blumenbach,* trad. par *F. Chardel,* doct. méd.

(4) Histoire naturelle, t. xx et xxi, édit. de *Sonnini.*

(5) Rapports du physique et du moral de l'Homme, 2e édit. par *P. J. G. Cabanis.*

(6) Traité élémentaire d'Histoire naturelle, 2e édit., par *A. M. C. Duméril,* professeur à la Faculté de médecine de Paris, etc.

(7) Hist. nat. du Genre humain, etc., par *J. J. Virey.*

(8) Anatomie générale appliquée à la médecine et à la physiologie, par *Xav. Bichat.*

(9) Traité d'Anat. descriptive, par *Xav. Bichat.*

(10) Traité complet d'Anatomie, par *A. Boyer,* etc, prof. à la Faculté de méd. de Paris, etc.

(11) Traité de Splanchnologie, etc. par *H. Gavard.*

4°. La Physiologie, qui renferme la doctrine répandue dans les ouvrages de physiologie de Bichat (1), de MM. les professeurs Chaussier (2), Dumas (3), Richerand (4), et de MM. les docteurs Husson (5) et Roux (6).

J'ai mis aussi à contribution les leçons publiques de Physiologie de M. le prof. Chaussier, et les leçons particulières de MM. les docteurs Dupuytren et Roux.

L'hygiène doit être considérée comme un extrait des leçons faites à la Faculté de médecine de Paris, et des articles insérés dans l'Encyclopédie méthodique, par M. le professeur Hallé ; j'ai aussi consulté les ouvrages de G. Hufeland (7) et de Tourtelle (8).

---

(1) Recherches physiologiques sur la vie et la mort, par *Xav. Bichat.*

(2) *Ouv. cité.*

(3) Principes de Physiologie, etc. 2ᵉ édit. par *C. L. Dumas*, prof. à la Faculté de méd. de Montpellier, etc.

(4) Nouveaux Elémens de Physiologie, 5ᵉ édit., par *A. Richerand*, prof. à la Faculté de méd. de Paris, etc.

(5) Mélanges de Chirurgie et de Physiologie, par *Ph. J. Roux*, doct. en chirurgie, etc.

(6) Essai sur une nouv. doct. des tempéramens, par M. le doct. *Husson*, 2ᵉ édit.

(7) L'Art de prolonger la vie humaine, par *C. G. Hufeland*, trad. de l'allem. sur la 2ᵉ édit.

(8) Elémens d'hygiène, etc. ; par *Et. Tourtelle*, prof. à la Faculté de méd. de Strasbourg, 2ᵉ édit.

Pour la *Pathologie générale*, j'ai eu recours aux leçons faites à la Faculté de médecine de Paris, par M. le professeur Bourdier, et aux ouvrages de Gaubius (1), et de M. Landré-Beauvais (2).

Relativement à la *Thérapeutique*, j'ai consulté les Traités de Matière médicale, de Thérapeutique et de Pharmacologie de MM. Alibert (3), Barbier (4), Parmentier (5) et Schwilgué (6).

La *Pathologie chirurgicale* a été rédigée d'après les Mémoires et les Prix de l'Académie royale de Chirurgie, et les ouvrages de Desault (7), de La Motte (8), de J. L. Petit (9),

____

(1) Institutions pathologiques médicales, par *Gaubius*.

(2) Séméïotique, etc., par *A. J. Landré-Beauvais*.

(3) Nouveaux Elémens de Thérapeutique et de Matière médicale, par *J. L. Alibert*, 2ᵉ édit.

(4) Principes généraux de Pharmacologie, etc., par M. *Barbier*.

(5) Code pharmaceutique, etc., par *A. A. Parmentier*, 4ᵉ édit.

(6) Traité de Matière médicale, par *C. J. A. Schwilgué*.

(7) Œuvres chirurgicales de *Desault*, par *Xav. Bichat*.

(8) Traité complet de Chirurgie, etc., 3ᵉ édit., revue par M. le prof. *Sabatier*.

(9) Traité des Maladies chirurgicales et des Opérations qui leur conviennent; ouvrage posthume de *J. L. Petit*, mis au jour par *Lesne*.

de Pott (1), de Pouteau (2) et de Richter (3).

J'ai aussi mis à profit les ouvrages de MM. les
professeurs Lassus (4), Pelletan (5), Percy (6),
Richerand (7) et Sabatier (8).

Les notes recueillies aux leçons de chirurgie de MM. les professeurs Boyer et Dubois
m'ont été d'un grand avantage, ainsi que celles
qui ont été prises dans les cours particuliers
de MM. les docteurs Roux, Dupuytren et
Marjolin.

Les ouvrages de de Lafaye (9) et de MM. les

___

(1) Œuvres chirurgicales, 3 vol., trad. de l'anglais.

(2) Œuvres posthumes, 3 vol.

(3) Traité des Hernies, 1 vol. *in-4°*, ou 2 vol. *in-8°*.

(4) Pathologie chirurgicale, 2 vol. par feu *P. Lassus*,
prof. à la Faculté de médecine de Paris, etc.

(5) Clinique chirurgicale, etc., par *Ph. J. Pelletan*,
prof. à la même Faculté, etc., 3 vol.

(6) Manuel du Chirurgien d'armée, etc. — Pyrotechnie chirurgicale-pratique, etc. par M. *Percy*, professeur
à la même Faculté, etc.

(7) Nosographie chirurgicale, par *A. Richerand*, prof.
à la même Faculté, etc., 2e édit. 4 vol.

(8) De la Médecine opératoire ou des Opérations de chirurgie, etc., par feu *Sabatier*, prof. à la même Faculté,
3 vol., 2e édit.

(9) Principes de Chirurgie, par *G. De Lafaye*.

professeurs Petit-Radel (1) et Sue (2) m'ont servi de modèles.

La précieuse collection de Thèses soutenues à la Faculté de médecine de Paris, m'a été d'un grand secours pour toutes les parties de mon travail.

Telles sont les sources principales auxquelles j'ai puisé ; je n'ai eu qu'à extraire les matériaux, et à les ranger dans un ordre méthodique, qui est celui de l'enchaînement naturel des faits.

Les nombreuses hypothèses qui existent en Physiologie, en Thérapeutique et en Chirurgie, ont été élaguées. Il eût été déplacé de les reproduire dans un livre élémentaire, qui ne doit offrir que le tableau des vérités reconnues, et des opinions raisonnables appuyées sur des autorités qui commandent le respect et la confiance.

Je n'ai pu résister quelquefois au desir d'intercaler quelques idées qui me sont propres ; mais le peu d'espace qu'elles occupent, et la manière dont elles sont présentées, ne peuvent

---

(1) Instituions de Médecine, etc., par M. *Petit-Radel*, prof. à la Faculté de méd. de Paris, etc.

(2) Elémens de Chirurgie, en latin et en français, etc., par M. *Sue*, prof. à la même Faculté, etc.

d'ailleurs point nuire à l'ensemble des faits, ni distraire l'attention du lecteur.

Pour ce qui est du style, je me suis scrupuleusement abstenu d'employer des expressions recherchées et des ornemens étrangers, parures frivoles et superflues, que la sévérité de notre art réprouve, et que le bon goût condamne. La perfection des ouvrages didactiques ne consiste pas dans le luxe des mots et dans le vain étalage des phrases, mais bien dans la clarté des idées, dans la propriété des termes, et dans la concision du style.

Une règle que je me suis efforcé de suivre, d'après le conseil d'un célèbre écrivain, est celle de ne faire entrer dans la même phrase qu'un petit nombre d'idées : « En effet, moins les idées » sont familières, moins l'esprit en peut em- » brasser à la fois (1) ». Des exemples ont été joints aux préceptes, afin de rendre plus facile l'application de ces derniers, et de reposer l'esprit de celui qui s'engage dans une route nouvelle et semée de difficultés.

Quant aux inexactitudes et aux incorrections qui se sont glissées dans cet ouvrage, j'indiquerai les principales dans un *errata*. Je

---

(1) De l'Art d'écrire, chapit. 2, du genre didactique, par *Condillac*.

recueillerai les différentes observations qui me seront faites, relativement aux fautes qui me seront échappées, pour en tirer parti en temps convenable, et j'en tiendrai compte aux hommes instruits et éclairés , qui n'auront point dédaigné de porter leur jugement sur un travail qui n'a point le mérite de l'invention, mais qui est le fruit du zèle et de l'émulation.

Je ne terminerai point sans offrir des témoignages publics de reconnaissance à plusieurs de mes anciens condisciples, et notamment à à mes amis MM. les docteurs Marjolin et de Kergaradec, pour les avis qu'ils m'ont donnés touchant le choix des matières, et la manière de les présenter, ainsi que pour les corrections qu'ils ont bien voulu m'indiquer pendant l'impression de cet ouvrage.

NOUVEAUX PRINCIPES

DE CHIRURGIE.

PREMIÈRE PARTIE.

DE LA ZOONOMIE.

PROLÉGOMÈNES.

Des êtres naturels.

Tous les êtres de la nature sont doués de propriétés générales en vertu desquelles leur existence matérielle se fait connaître, et de propriétés spéciales qui décèlent leurs caractères particuliers et les rapports qui les lient entre eux.

Parmi ces êtres, les uns sont *inertes* ou *inorganiques*; les autres sont *vivans* ou *organisés*. Les premiers obéissent aux lois générales de l'univers; les seconds sont régis par les propriétés vitales, au moyen desquelles ils luttent

Des êtres
en général,
et de leurs
propriétés.

Deux clas-
ses d'êtres
naturels.

sans cesse contre les atteintes que tendent à
leur porter les puissances physiques.

·1°. Etres inorganiques. Simples. Dans la classe des êtres inorganiques, on
trouve 1°. les corps *simples*, dont le nombre
a été porté à quarante-quatre par les progrès
de la chimie moderne. Ces substances, simples pour nous, parce que nous n'avons pas
encore pù parvenir à les décomposer, ont
remplacé dans la théorie nouvelle les quatre
élémens admis par Empédocle, et dont trois
ont déjà été analysés. Ainsi, l'air·pur est
formé d'oxigène et d'azote; l'eau, d'oxigène
et d'hydrogène; enfin, la terre présente à
l'action des réactifs, la silice, l'alumine, la
chaux, la baryte, etc:

Composés. 2°. Les corps *composés* qui résultent de la
combinaison binaire, ternaire, quaternaire, etc.
des élémens dont nous venons de parler. Ces
composés sont remarquables par des propriétés communes et particulières, qui deviennent les bases des diverses classifications adoptées par les auteurs.

2°. Etres organisés. La classe des êtres organisés se compose
des *végétaux* et des *animaux*. Le nombre des
uns et des autres ne peut être déterminé,
parce que plusieurs régions de notre globe
sont encore inconnues, et que beaucoup de
ces corps vivans se dérobent à notre vue

dans les eaux qui les couvrent, dans la terre qui les cache ; et dans les airs où ils se perdent.

Les différences les plus tranchées séparent les deux classes que nous venons d'indiquer. Aucun être ne peut être considéré comme servant de transition de l'une à l'autre.

Caractères des corps inorganiques.

L'attraction·, aidée du temps et de l'espace, préside à la formation des corps inorganiques. Ces corps ont une origine fortuite ;
leur existence, réduite à l'inertie , n'est sujette à d'autres variations que celles qui résultent de l'exercice de la même force qui les
a fait·naître.

Origine.

Ils s'accroissent par l'addition à la masse déjà existante, de nouvelles couches superposées et indépendantes entre elles. Leur volume est illimité ; et depuis les corps *planétaires* ou *cosmiques*, jusqu'aux corps *moléculaires* ou *microscopiques*, il est une multitude d'êtres intermédiaires remarquables, aussi bien par la variété de leur grosseur, que par la diversité de leurs formes.

Accroisse-
ment.

Volume.

La ligne droite est le type de leur conformation, lorsque ; placées dans des circonstances convenables ; leurs molécules obéissent

Figure,

sans obstacle à la force qui les entraîne les
unes vers les autres.

Plus simples dans leur nature que les êtres
organisés, les corps inertes sont composés d'un
petit nombre d'élémens solides ou fluides, et
sont aussi, pour cette raison, beaucoup moins
susceptibles d'altération.

Leurs propriétés sont communes à la matière universelle. Telles sont l'étendue, la divi-
sibilité, l'impénétrabilité et la mobilité.

Ils obéissent à certaines forces qui dérivent
toutes de l'attraction; ainsi, l'attraction simple
détermine l'aggrégation des molécules semblables; l'affinité chimique réunit des élémens hétérogènes; la gravitation précipite les
corps sublunaires vers le centre de la terre.
Le temps ne trouble point ces forces; la masse
et la distance peuvent les faire varier.

Les molécules *constituantes* et *intégrantes* (1)
des êtres inorganiques, sont indépendantes

---

(1) On appelle *molécules constituantes*, les molécules
les plus simples des corps; et *molécules intégrantes*, les
particules dans la composition desquelles plusieurs molécules constituantes peuvent entrer. Dans l'acier, par
exemple, qui est un composé de fer et de charbon, chaque
molécule constituante ne contient qu'un de ces élémens,
tandis que les intégrantes les réunissent tous les deux.

entre elles. L'attraction d'aggrégation les laisse
en repos après les avoir unies; aussi ces corps
resteraient-ils dans leur état actuel pendant
un temps indéfini, si des causes éventuelles
ne les forçaient à se réunir pour entrer dans
des combinaisons nouvelles. Ils ne meurent
donc point, par la raison même qu'ils ne
sont pas nés.

Caractères des corps organisés.

Les corps organisés ne tiennent leur existence que d'êtres semblables à eux. La vie naît
de la vie, et la génération est la fonction qui
la donne.

Origine.

Ils se développent par intussusception; les
matériaux de leur accroissement et de leur
nutrition, pris au dehors, sont soumis aux
lois de la rénovation perpétuelle de la matière
organisée; ce qui établit en eux un volume
déterminé, dans les limites duquel ils sont
ordinairement renfermés.

*Accroisse-
ment.*

Volume.

La ligne courbe est le fondement de la forme
de toutes leurs parties, et un certain ordre
symétrique est observé dans les détails, comme
dans l'ensemble de leur organisation.

Forme.

Des fibres parallèles ou entre-croisées, et des
parenchymes de diverses sortes, forment leurs

Texture.

organes, qu'un tégument général isole des corps extérieurs.

Composi-
tion.

Ils se composent de solides et de fluides dont la co-existence est absolument nécessaire; et ces substances sont dues à la réunion d'élémens chimiques plus ou moins nombreux.

Propriétés
vitales.

Les propriétés générales que nous avons vu exister dans les corps inorganiques, ne se rencontrent plus ici qu'accompagnées de grandes modifications déterminées par les propriétés vitales. Ces propriétés sont la sensibilité et la motilité : la vie résulte de leur exercice, et la mort est la conséquence naturelle de leur extinction.

Sympa-
thies.

L'existence des propriétés vitales détermine entre toutes les parties une dépendance générale et réciproque telle, que l'affection de l'une amène l'altération des autres. De-là, la théorie des sympathies et des effets sympathiques.

Durée.

La durée des corps vivans est fixée par les lois de la vitalité; ils doivent finir parce qu'ils ont commencé d'être; la maladie ou la vieillesse les conduit au terme de leur existence. Il reste alors un cadavre que la désorganisation atteint, et que la décomposition ne tarde pas à anéantir.

D'après ce qui vient d'être dit touchant les caractères des êtres organisés, on voit combien ils sont supérieurs aux êtres inorganiques;

mais, parmi ces êtres, tous ne sont pas également parfaits. Le règne animal a sur le végétal
une supériorité que nous allons faire connaître.

Parallèle des Végétaux et des Animaux.

Les végétaux ne sont qu'ébauchés à leur nais- Dévelop-
sance. Les branches, les feuilles, les parties de la pement.
fructification, encore cachées n'existent que
dans les intentions de la nature ; plus favorisés,
les animaux, en venant au monde, sont physi-
quement ce qu'ils doivent être par la suite.
Les années ne font que développer leurs organes, en leur donnant plus d'extension.

Le tronc et les branches des végétaux repré- Forme.
sentent des cylindres qui se succèdent sans
cesser d'être réguliers dans leurs décroissemens.
Le corps et les membres des animaux possèdent à peu près la même forme, mais interrompue par des resserremens, des nœuds, etc.

Les végétaux sont remarquables par leur Solidité.
solidité, laquelle dépend de la fixité de leurs
élémens principaux, qui sont le carbone, les
terres; les alkalis, quelques acides, etc.

Les matières animales, composées en grande Composi-
partie par l'azote, l'hydrogène, l'oxigène, le tion.
soufre, le phosphore, présentent une grande
altérabilité, qui est bien expliquée par la quantité des liquides qu'on y observe et par le nom-

bre, la volatilité et les nombreuses affinités de leurs élémens.

Organisation. Des fibres, unies par du tissu cellulaire, entre lesquelles rampent les vaisseaux séveux et les vaisseaux propres, composent toute la trame des végétaux, dont les organes principaux, les feuilles et les racines, sont situés à l'extérieur; tandis que l'on rencontre dans les animaux des fibres simples, des tissus généraux et particuliers, des organes et des appareils d'organes, et que leurs fonctions les plus importantes sont exercées par des viscères profondément situés dans des cavités intérieures ou splanchniques.

Propriétés vitales. Les propriétés organiques des végétaux tiennent de bien près aux attributs des corps inertes. Leurs facultés vitales se réduisent à la sensibilité latente, et à une contractilité faible et obscure. Plus énergique, la vitalité des animaux modifie tous les phénomènes naturels qui se passent en eux et enchaînent toutes leurs parties par les liens secrets de la sympathie.

Fonctions. La vie végétative se borne à l'absorption, à la nutrition, à la reproduction et à quelques sécrétions. Fixé par ses racines, le végétal est réduit à parcourir dans le même lieu toutes les périodes de sa vie, dont les phénomènes sont réglés par le cours des saisons. Toutes les fonctions des végétaux se retrouvent dans les animaux: Elles y sont plus compliquées et plus parfaites. On voit s'y joindre à mesure que l'on s'élève dans l'échelle des êtres, les fonctions digestives, respiratoires, sensoriales et loco-motrices. C'est aussi chez les animaux, dont l'organisation est si compliquée, que l'on rencontre plus fréquemment les troubles des fonctions et les dérangemens des organes qui constituent les maladies. Aussi la durée de leur vie est-elle naturellement plus courte, et souvent abrégée encore par des circonstances auxquelles les végétaux sont moins exposés.

Enfin, par la densité de son tissu, le cadavre végétal résiste long-temps à la destruction. Les restes matériels des animaux, mous et abreuvés de liquides, cèdent promptement à la putréfaction. Placées au sein d'une terre humide, les matières végétales se convertissent en houille et en charbon de terre, tandis que les substances animales forment une matière grasse appelée *adipo-cire*.

Caractères de l'homme.

L'homme se distingue des animaux par plusieurs caractères physiques et moraux. La station verticale et la progression bipède lui sont propres. Elles sont une conséquence nécessaire de la conformation de son squelette, de la puissance de ses muscles et de la direction de ses divers organes.

Taille. La taille de l'homme adulte est de cinq à six pieds (16 à 20 décimètres).

Confor-mation. Son tronc réunit la beauté des formes à la régularité des proportions, et ne présente pas les saillies brusques et les étranglemens qui se rencontrent dans certains animaux.

Organisa-tion de l'ap-pareil diges-tif. L'appareil digestif offre la réunion de l'organisation des herbivores et des carnassiers, ce qui donne à l'homme la faculté d'user de toutes espèces d'alimens ; en un mot, d'être *polyphage.*

Perfection des fonc-tions de re-lation. C'est surtout par le grand volume de ses organes cérébraux et la perfection des facultés de son intelligence, que l'homme se montre supérieur aux êtres qui d'ailleurs se rapprochent le plus de lui par leur organisation.

Cette supériorité lui est encore assurée 1°. par le développement uniforme de ses sens et l'harmonie qui existe entre leurs actions ; 2°. par l'étendue et la finesse de son toucher, et par les secours qu'il prête aux autres sens ; 3°. par la mobilité de ses membres supérieurs, comparée à la solidité des inférieurs ; 4°. enfin, par la flexibilité de sa voix et la faculté d'en articuler les sons.

Fortifié par tous les moyens que lui fournit

son industrie , l'homme , malgré la faiblesse naturelle de sa constitution , devient capable de braver les influences des saisons et des climats. Aussi est-il ce que l'on appelle *cosmopolite.*

L'homme est cosmopolite.

Sa sensibilité est le premier moteur qui l'entraîne vers l'état social ; ainsi ; le sentiment de la reconnaissance , le besoin d'épancher ses peines et de partager ses jouissances, la nécessité de se réunir pour l'attaque et la défense , et le grand œuvre de la reproduction ; sont, avec la facilité des signes communicatifs, les causes qui portent les hommes à se rapprocher. La fécondité de l'espèce humaine , les progrès de la population et la durée de la vie , se rattachent aux nombreux avantages de la société. On doit donc regarder l'état social comme naturel à l'homme, quelles que soient d'ailleurs les raisons spécieuses qui ont porté certains philosophes à embrasser l'opinion contraire.

L'état social lui est naturel.

Histoire des races humaines.

L'homme , mis en parallèle avec lui-même dans les divers climats qu'il habite , est partout différent sous le rapport de sa taille , de la forme de sa tête, de la couleur de sa peau et de ses cheveux, et de la civilisation.

Différence des races humaines.

On en re-
connaitcinq.
On reconnaît cinq races ou variétés principales dans l'espèce humaine.

1°. La race
caucasique.
1°. La race *Arabe-Européenne* ou *Caucasique*. Les hommes qui la composent ont la tête
presque sphérique , le visage ovale , *l'angle
facial* presque droit, le front presque perpen-
diculaire , le nez long et saillant, la bouche petite , les dents incisives perpendiculaires. La
couleur de leur peau est plus ou moins blanche; la teinte de leurs joues est rouge ou rosée ; leurs cheveux sont longs , flexibles , et
diversement colorés du blond au noir foncé.
Cette race a son prototype au voisinage des
montagnes du Caucase , dans la Géorgie et la
Circassie. C'est là que la beauté du visage ,
l'élégance des formes et la blancheur de la
peau se sont conservées dans toute leur pu-
reté. Aussi quelques auteurs sont-ils tentés de
placer dans ce pays le berceau du genre humain.

La race caucasique habite l'Europe et l'Asie
occidentale. On la retrouve encore au nord de
l'Afrique , dans l'Abyssinie , et sur les bords
de la mer Rouge. Noircis par l'ardeur du soleil, les peuples de ces contrées ne conservent
de la tige primitive que la configuration des
traits du visage.

Cette race est la seconde en population; mais

elle est la première pour la civilisation et l'industrie.

2°. La race *Mongole*. Ses caractères sont : une
tête quadrangulaire; un crâne conique, une
face large, et dont les traits déprimés semblent
se confondre ensemble, des pommettes saillantes, des yeux noirs et obliquement dirigés
en dehors, un nez petit et aplati, des dents
écartées, des cheveux noirs, roides et rares. 2°. La race
mongole.

Cette race, la plus considérable de toutes
pour la population, occupe la plus grande
partie de l'hémisphère oriental, l'Asie septen-
trionale, la Chine, le Japon, l'Archipel indien,
et les pays qu'arrosent le Gange et l'Indus.

Ses connaissances remontent aux temps les
plus anciens; mais enchaînée maintenant par
la force des coutumes et le despotisme des gou-
vernemens, elle demeure dans l'enfance de la
civilisation, livrée à son antique routine.

3°. La race *Nègre* ou *Ethiopienne*. Elle se reconnaît facilement aux dispositions suivantes: 3°. La race
nègre.
la tête est comprimée, l'angle facial très aigu;
le front plat, les joues larges et saillantes, le
nez épaté, les mâchoires prolongées en museau,
les lèvres grosses, épaisses et relevées, la peau
plus ou moins noire; les cheveux, semblables
à de la laine, sont noirs, courts, fins et crépus.

Placée entre les Tropiques, elle peuple l'Afri-

que équatoriale, la Guinée, l'Éthiopie, la Ni-
gritie, la Cafrerie, le pays des Hottentots, l'intérieur de Madagascar, etc.

Tourmentée par les feux du soleil et dé-
pourvue de l'intelligence attribuée à une disposition plus heureuse du cerveau, la race
éthiopienne languit dans l'ignorance, la supers-
tition et l'esclavage. Incapable de concevoir un
meilleur sort, elle courbe la tête sous la verge
de ses oppresseurs.

4°. La race hyperboréenne. 4°. La race *Hyperboréenne.* Confinés au nord
des deux continens, les Hyperboréens se re-
connaissent à leur visage plat, rappetissé et
arrondi, à leur nez écrasé, à leur corps trapu
et court, à leurs cheveux noirs et lisses, et à
leur peau brune.

Cette race dégradée comprend tous les peuples qui sont dans le voisinage du pôle Arc-
tique, les Lapons, les Groënlendais, les Es-
quimaux, etc.

Exposés à la rigueur d'un froid intense, et
à l'ingratitude d'un sol couvert de glaces éter-
nelles, ces hommes ne sortiront probablement
jamais de l'état grossier auquel les condamne
le climat malheureux où ils vivent.

5°. La race américaine. 5°. La race *Américaine.* Existe-t-il une classe
d'hommes aborigènes dans le Nouveau-Monde?
ou bien les Mongols auraient-ils peuplé l'Améri-

que en s'y introduisant par le grand Océan équi-
noxial et par la presqu'île du Kamchatka et le
détroit de Berhing? Cette dernière opinion
serait assez probable, d'après quelques con-
formités que les voyageurs ont cru trouver
dans les traits extérieurs, les coutumes et les
arts des Mongols et des Américains.

Les hommes de l'hémisphère occidental ont
le visage triangulaire, le front court, les yeux
enfoncés, le nez épaté, les pommettes proé-
minentes, les cheveux noirs, plats et gros, et
la peau d'un rouge cuivreux. Plusieurs des
peuples du Nouveau-Monde ont la tête aplatie et le menton imberbe. Cela vient, au rapport de quelques voyageurs, de ce qu'égarés
sur les vrais caractères de la beauté, ils compriment la tête des enfans en bas âge, et se
dépilent dans l'âge adulte.

Ils sont naturellement indolens, stupides et
peu capables de réflexion; la haine seule exalte
leur humeur sauvage; la soif de la vengeance
les porte à la cruauté et les conduit aux actions
les plus intrépides. Ces caractères s'effacent de
jour en jour, par le mélange des Américains
avec les Européens.

Telles sont les divisions reconnues dans le
genre humain. Chaque race a son type particulier, ainsi qu'on vient de le voir; mais des va-

riétés nombreuses sont engendrées par le climat,
le genre de vie, les usages sociaux, les mélanges
des races entre elles, les accidens de la génération, les maladies héréditaires et innées, etc.

DE LA ZOONOMIE.

Division de la zoonomie. La *zoonomie* est la science qui s'occupe de
l'organisme animal. On y distingue deux bran-
ches séparées; l'une d'elles, *l'anatomie*, s'occupe de l'organisation physique; 'l'autre, la
physiologie, traite des actions vitales.

Il existe une telle liaison entre les propriétés et les tissus, les actions et les organes, les
fonctions et les appareils, l'organisation et
la vie, que l'anatomie et la physiologie s'éclai-
rent réciproquement dans leur marche, et se
prêtent de mutuels secours dans leurs recherches. Cependant la connaissance des organes devant précéder celle de leurs actions,
nous allons commencer par l'étude de l'anatomie.

DE L'ANATOMIE.

L'anatomie a pour objet la connaissance de
la forme, des rapports et de la structure des
parties. Ses recherches ne se bornent pas à
l'homme; elle les étend encore sur les ani-

maux. De-là, la distinction de l'anatomie humaine et de l'anatomie comparée (1).

C'est par les exercices de l'anatomie pratique que l'on découvre la structure des parties; Divers agens sont employés à cet effet. Leur choix dépend de l'espèce d'organes que l'on veut connaître, et du but qu'on se propose dans ses recherches.

Son but et ses moyens.

La dissection est l'opération la plus fréquente. Ses moyens sont la pince, l'érigne, le scalpel, les ciseaux, la scie et le marteau. Elle consiste à mettre à découvert les parties, et à les isoler pour les étudier ensuite sous différens points de vue.

On emploie encore les injections, la macération, la combustion et l'action des réactifs chimiques. Ces procédés, d'un usage moins général, servent souvent de moyens préparatoires à la dissection.

––––––––––

(1) Il serait à désirer que l'étude de l'anatomie humaine ne fût que le complément des dissections faites sur les animaux. De cette manière on s'éleverait successivement jusqu'au degré le plus avancé de l'organisation. Des résultats féconds et des vues physiologiques certaines seraient la récompense de celui qui tenterait de suivre cette marche. Mais l'élève qui se destine à la médecine, doit spécialement s'occuper de l'homme, comme étant l'œuvre finie et principale à laquelle il doit rapporter toutes ses observations.

Des Elémens organiques.

Elémens chimiques.   Dans toutes nos parties, on rencontre des élémens chimiques, tels que l'oxigène, l'azote, l'hydrogène, le carbone, le phosphore, des acides, des sels, des métaux, etc. On y rencontre de plus, certains composés qui y existent constamment, et qui ne se retrouvent avec tous les caractères qui les distinguent, que dans les substances animales. Ces composés sont ce que

Elémens organiques.   M. le prof. Chaussier appelle les *élémens organiques*. Il y en a quatre principaux : ce sont la gélatine ; la fibrine, l'albumine et la graisse.

Gélatine.   La *gélatine* est une substance visqueuse, collante, d'une couleur grisâtre ou jaunâtre, et d'une saveur fade. Elle se dissout dans l'eau, et se prend en gelée par le refroidissement. Soluble par les acides et les alkalis, elle se concrète par l'action du *tanin*. Abandonnée à elle-même, elle absorbe l'humidité de l'atmosphère, se couvre de moisissure, passe à la fermentation acide, et se putréfie ensuite.

Cette substance est très abondante dans les différentes parties des systèmes fibreux et musculaire.

Le corps du fœtus, à une époque voisine de la conception, est susceptible de se résoudre presque complétement en gélatine.

L'*albumine* est un fluide visqueux, inco- Albumine.
lore, diaphane, légèrement salé, soluble dans
l'eau, les acides et les alkalis, concrescible
par la chaleur et par le contact du gaz acide
muriatique oxigéné, et susceptible de se pu-
tréfier promptement.

On rencontre l'albumine dans le tissu cellulaire, dans le tissu nerveux et dans les humeurs
muqueuses et séreuses.

La *fibrine* est une matière blanchâtre, dia- Fibrine.
phane, insipide, qui se coagule par le froïd, et
prend une consistance tenace en se desséchant.

L'eau froide n'a aucune action sur elle; l'eau
bouillante la raccornit; les alkalis caustiques
et les acides la dissolvent; le feu la raccornit,
et elle brûle comme tous les tissus animaux. Sa
putréfaction est accompagnée de dégagement
de gaz très fétides. •

Cette substance existe dans le tissu musculeux et dans le caillot du sang.

La *graisse* ou l'*huile* est une substance jaune Graisse.
ou jaunâtre, inodore, d'une saveur douce
et fade, moins pesante que l'eau lorsqu'elle
a été liquéfiée par la chaleur; elle s'épaissit
par le refroidissement.

Elle est insoluble dans l'eau, et forme,
avec les alkalis, une matière savonneuse. La

chaleur la fait jaunir , lui fait contracter une odeur piquante et une saveur âcre et acide, en un mot, la *rancit*.

On rencontre la graisse dans le tissu cellulaire et dans l'intérieur des os.

Ces quatre élémens principaux et immédiats existent dans les solides et les fluides. Leur proportion et leurs qualités varient selon les parties d'où on les extrait, et selon l'âge, le tempérament, etc.

Les principes chimiques qui leur sont communs sont l'azote, l'hydrogène, le carbone, une petite quantité d'óxigène et quelques sels à bases de soude , de chaux , etc.

C'est à la combinaison des élémens organiques que toutes nos parties doivent leur origine. Ces parties sont solides ou fluides.

Des Fluides ou Humeurs.

Origine des fluides.

La matière qui s'organise, soit par l'impulsion génératrice, soit par une irritation morbide, est originellement fluide. Les molécules réparatrices passent par cet état avant de devenir solides, et les solides eux-mêmes se résolvent en fluides pour se renouveler par la la nutrition.

Proportion des

D'après cela, on ne sera pas surpris que la masse des fluides soit de beaucoup supérieure à celle des solides. On a évalué la première aux cinq sixièmes du poids total du corps. Quoi qu'il en soit, de leur proportion réciproque, dépendent les conditions de la santé et les qualités principales qui font reconnaître les tempéramens. *(fluides et des solides.)*

Disséminés partout, les fluides remplissent les vaisseaux, humectent les parois des cavités et impregnent le parenchyme de chaque partie. Associés aux organes, ils concourent avec eux à remplir les fonctions auxquelles ces derniers sont appelés. *(Usages des fluides.)*

Il y a des humeurs communes qui sont réparties dans toute l'économie. Telles sont le sang et la lymphe. Il y en a qui sont propres à certaines parties, et qui diffèrent autant par leurs propriétés physiques et leur composition, que par leur origine et leurs usages. Telles sont la bile, l'urine, le sperme, etc. *(Différences, eu égard à leur siége.)*

Certaines humeurs sont dégagées sous la forme de vapeurs. Par exemple, la sérosité, la matière de la transpiration pulmonaire ou cutanée. Il en est d'autres qui sont sécrétées à l'état liquide ; telles que le sang et la lymphe et l'urine. Enfin, on observe chez quelques-unes une demi-consistance. Tels sont la graisse, la bile et le sperme. *(A leurs formes.)*

Les Anciens admettaient quatre humeurs *(Classifications.)*

principales , qui sont : le *sang* , la *pituite* ou le *phlegme* , la *bile jaune* et l'*atrabile*. Ils établissaient une concordance de ces quatre humeurs avec les quatre tempéramens , les quatre âges de la vie , et les quatre saisons de l'année. Cette idée , qui se rattachait à leur théorie des nombres , n'est point aussi chimérique qu'on pourrait le croire ; elle paraît avoir pour fondement des observations médicales très judicieuses et très importantes.

Cette classification a été remplacée par plusieurs autres , dont les meilleures sont celles qui sont fondées sur l'appareil sécréteur et sur les usages de l'humeur sécrétée. Des détails plus étendus seront donnés lorsqu'on traitera des fonctions en particulier.

Des Solides.

Division ancienne des solides. Les anciens anatomistes divisaient les parties solides en *similaires* ou simples, *dissimilaires* ou composées. Il n'existe point, à proprement parler, de parties simples dans l'organisation ; toutes sont plus ou moins composées.

Division ancienne de l'anatomie. L'*anatomie* a spécialement pour objet l'étude des parties solides. On la divisait autrefois en *ostéologie* , ou traité des parties dures et de leurs *annexes*, et en *sarcologie* ou traité des parties molles. La sarcologie se subdivisait en *myologie* ou traité des muscles, *angeiologie* ou traité des vaisseaux, *névrologie* ou traité des nerfs, *splanchnologie* ou traité des organes et des viscères, etc.

A ces divisions adoptées depuis long-temps dans les écoles, et suivies encore par quelques auteurs, Bichat a substitué la distinction plus médicale des *systèmes*, des *organes* et des *appareils* d'organes. Il s'occupe des premiers dans son *Anatomie générale*; et dans l'*Anatomie descriptive* il traite des organes et des appareils. Divisions des modernes.

Des Systèmes.

On entend par *système*, en anatomie, l'ensemble de toutes les parties d'un même tissu, qui, quoique distribuées dans diverses régions du corps, sont analogues par leurs caractères extérieurs, leur organisation, leurs propriétés vitales, leurs usages et leurs maladies.

Il y a deux sortes de systèmes : les *généraux* et les *particuliers*. Le tissu cellulaire, les vaisseaux exhalans, les vaisseaux absorbans, les artères, les veines, les capillaires sanguins et les nerfs se rapportent aux premiers. On range parmi les seconds les tissus osseux, médullaire, fibreux, musculaire, cartilagineux, fibro-cartilagineux, muqueux, séreux, synovial, Divisions.

Systèmes généraux.

Systèmes particuliers.

glanduleux , dermoïde , épidermoïde et pileux (1).

Des systèmes généraux ou générateurs.

Propor-
tions de ces
systèmes
dans les par-
ties.

Ces systèmes n'existent pas tous dans toutes les parties; mais il n'en est aucune où l'on n'en rencontre quelques-uns. Le tissu cellulaire et les vaisseaux exhalans et absorbans. sont les plus répandus ; on ne peut concevoir d'organisation sans leur présence. Les artères et les veines viennent après; et enfin les nerfs, qui manquent en plusieurs endroits. Associés entre eux, ces tissus forment la trame primitive des organes, dans les interstices de laquelle les substances propres à ces derniers sont déposées.

Système
cellulaire.

Système cellulaire. Le tissu cellulaire, appelé aussi *corps muqueux*, est partout continu avec lui-même. Il entoure les organes, en leur formant une sorte d'*atmosphère* qui, tantôt les préserve des maladies des parties voisines, et tantôt les leur fait contracter. Enfoncé

---

(1) Lorsque l'on scrute l'arrangement intime de la plûpart de ces tissus, on trouve qu'ils se décomposent en lames et en fibres, dont le volume décroît insensiblement jusqu'à une extrême ténuité. M. le prof. Chaussier admet quatre espèces de fibres, la *celluleuse*, l'*albuginée*, la *musculeuse* et la *nerveuse*.

dans leur intérieur, il conserve sa vitalité propre, au milieu des autres tissus avec lesquels il s'allie.

On distingue deux espèces de tissu cellulaire : la première est composée de lames contiguës et parallèles, entre lesquelles on ne voit ni cellules ni aréoles. Dans la seconde, outre les lames contiguës, on trouve des filamens dont les entrecroisemens variés forment des cellules, des aréoles et *des vacuoles*, où la graisse et la sérosité sont exhalées et contenues.

Dans son état primordial, le tissu cellulaire est un mucus épais dont la densité augmente jusqu'à ce que les lames et les filamens s'y manifestent. Rempli de sucs albumineux et gélatineux dans le fœtus, la graisse y prédomine chez l'enfant.

Son volume diminue à mesure que l'accroissement du corps fait des progrès. Dans la vieillesse, il est rare, dense et peu contractile.

Système exhalant. Les vaisseaux exhalans font suite aux capillaires artériels. Ils s'ouvrent 1°. à la surface interne des parois des cavités, pour y verser les liquides nécessaires à la lubréfaction des organes et à l'exercice de leurs fonctions ; 2°. dans la substance même des or-

Système exhalant.

ganes, auxquels ils fournissent les élémens de la nutrition.

L'existence des vaisseaux exhalans est prouvée naturellement, par les fluides qu'ils fournissent, et artificiellement par l'exsudation des matières que l'on a poussées vers quelque partie au moyen de l'injection.

Système absorbant. L'ensemble de ce système comprénd les vaisseaux et les ganglións lymphatiques.

Les vaisseaux lymphatiques ou absorbans sont de couleur blanchâtre, et d'une apparence noueuse, à cause des valvules dont leur intérieur est garni. Ils naissent par des orifices imperceptibles, à la surface du corps, sur les parois des cavités intérieures, et dans l'intérieur des organes, partout opposés aux exhalans.

Ils cheminent, les uns à l'extérieur, les autres dans la profondeur du tronc et des membres, et forment ainsi deux plans distincts.

Les parois des vaisseaux lymphatiques sont formées de deux membranes : l'une, externe, est de nature celluleuse; l'autre, interne, est d'une structure analogue à celle de la membrane interne des veines, avec laquelle elle se continue.

Les ganglions lymphatiques, nommés improprement *glandes conglobées*, se rencontrent sur le trajet des vaisseaux précédens. Ils existent, 1°. dans les membres, au niveau des articulations, surtout dans le sens de la flexion ; 2°. dans les cavités du tronc; 3°. dans tous les lieux où le tissu cellulaire est abondant.

Leur volume et leur forme sont variables. Très développés dans l'enfance et chez les sujets lymphatiques, ils sont moins apparens dans l'âge adulte, et ils disparaissent dans la vieillesse.

Le tissu propre de chaque ganglion, inconnu dans sa nature, est contenu dans une capsule celluleuse que traversent les vaisseaux *afférens* et *efférens* qui s'y ramifient.

Sytème artériel. Les artères sont des canaux élastiques, qui partent du cœur dont ils reçoivent le sang pour le distribuer dans les différentes parties du corps.

Par leurs divisions successives, elles ressemblent à une suite de tubes abouchés les uns aux autres et dont le diamètre diminue graduellement.

Ce système comprend deux portions : 1°. les artères à *sang rouge*, qui se ramifient dans toutes les parties; 2°. les artères à *sang noir*, qui se distribuent exclusivement aux poumons.

Chacune de ces portions figure un cône dont

le sommet est au cœur et la base aux dernières ramifications artérielles.

Trois membranes composent les parois des artères : la première, *interne*, est mince et transparente. Elle est en contact immédiat avec le sang; la 2ᵉ, *moyenne*, est dense, fragile et élastique. Sa nature fibreuse ou musculeuse est encore un point de controverse en anatomie; la 3ᵉ, *externe*, est d'une structure entièrement celluleuse.

Système veineux. Les veines rapportent au cœur le sang que les artères ont distribué dans toutes les parties. Elles présentent aussi, comme elles, deux portions, eu égard à la nature du sang qu'elles contiennent. Elles accompagnent les artères dans tout leur trajet; mais, on remarque de plus sous la peau, un plan de veines superficielles qui communiquent par des anastomoses avec les veines profondes qu'elles sont destinées à remplacer dans certains cas.

Comme les artères, les veines ont trois membranes, 1°. l'*interne*, qui est en rapport avec le sang et présente des replis ou *valvules* qui ne se rencontrent pas dans le système précédent; 2°. la *moyenne*, dont la texture est inconnue ; 3°. l'*externe*, qui est formée par du tissu cellulaire condensé.

Système capillaire. Il est formé par les dernières ramifications artérielles, et fait la séparation des deux systèmes dont nous venons de parler.

C'est dans son intérieur que le sang change sa couleur, soit en passant du noir au rouge (*capillaires pulmonaires*), soit en passant du rouge au noir (*capillaires. aortiques*).

La ténuité des vaisseaux capillaires les dérobe aux recherches qui pourraient tendre à constater leur structure.

Ils jouissent d'une action qui leur est propre et sont soustraits à l'influence du cœur.

Système nerveux. Les nerfs sont des cordons blanchâtres, le plus souvent cylindriques, qui. se ramifient dans tous les organes, auxquels ils donnent la double faculté du sentiment et du mouvement. Les uns naissent du cerveau, du cervelet, de la moelle allongée ou de la moelle de l'épine, et se portent dans les différentes parties ; les autres, situés dans les grandes cavités, naissent des *ganglions* nerveux, se distribuent aux viscères *de la vie organique*, et sont indépendans des premiers, avec lesquels cependant, ils communiquent.

Tous les nerfs sont composés de petits tuyaux membraneux qui contiennent la pulpe médullaire. Une enveloppe commune, appelée *nevrilème*, rassemble tous ces tuyaux, et soutient les vaisseaux qui les pénètrent.

Entrelacés en quelques endroits, les nerfs forment des *plexus;* ils offrent dans d'autres points, des renflemens que l'on appelle *ganglions.* Les ganglions sont beaucoup plus nombreux dans les nerfs de la vie intérieure, que dans ceux de la vie animale.

Systèmes particuliers.

Les systèmes ou tissus qui vont nous occuper ont une étendue bien plus resserrée que les précédens; leurs diverses portions isolées et plus ou moins éloignées, entrent dans la composition d'organes très différens par leur structure et leurs usages. Les systèmes cutané, muqueux et fibreux font cependant exception, sous quelques rapports, à ces dispositions générales.

Système osseux. Les os sont les parties les plus dures et les plus résistantes du corps humain dont ils déterminent la forme et l'attitude. Ils soutiennent tous les organes et leur fournissent des abris contre l'atteinte des agens extérieurs. Réunis par les liens qui leur sont propres, les os forment *le squelette naturel;* rapprochés par des liens factices, tels que du fil de laiton, de fer, etc. ils constituent ce qu'on appelle le *squelette artificiel.*

On divise les os, eu égard à l'étendue respective de leurs dimensions, en os *longs*, os *larges* et os *courts*.

Leur surface externe, recouverte d'une membrane fibreuse appelée *périoste*, est parsemée de saillies et de cavités. Les unes et les autres sont destinées à l'articulation des os entre eux, à l'attache des muscles, à la réflexion des tendons, etc.

Le tissu osseux se présente sous trois aspects différens : 1°. la substance *compacte*, placée à l'extérieur; 2°. la substance *spongieuse*, qui occupe les extrémités des os longs, l'intervalle des deux tables des os plats, et toute l'épaisseur des os courts; 3°. la substance *réticulaire*, qui est une modification de la précédente, et que l'on ne trouve que dans la cavité médullaire des os longs.

Les os, en se développant, passent successivement par les états muqueux, cartilagineux et osseux.

Ils doivent leur souplesse au moule gélatineux qui en forme la base, et leur solidité au phosphate et au carbonate calcaire, dont ils se pénètrent pendant le travail de l'*ossification*.

Les *dents* font partie du système osseux, dont elles diffèrent cependant à quelques égards.

Système médullaire.

Système médullaire. Sous ce nom l'on comprend 1°. le lacis vasculaire à mailles très déliées qui se déploie dans la substance spongieuse des os, où il exhale un suc huileux qui en abreuve toutes les cellules.

2°. La membrane dont le canal médullaire des os longs est tapissé. La texture de celle-ci est inconnue. Elle a pour usage de fournir la moelle par l'exhalation qui a lieu à sa face interne.

Système cartilagineux.

Système cartilagineux. Les cartilages sont des substances blanches, souples, élastiques, moins dures que les os, mais plus dures que tous les autres tissus.

Ils se trouvent 1°. à la tête où ils lient solidement les os entre eux ; 2°. sur les surfaces articulaires mobiles où ils sont recouverts d'une membrane synoviale à laquelle ils doivent leur aspect poli et luisant ; 3°. enfin, autour des cavités dont ils concourent à former les parois. Ces derniers, analogues aux os par leurs usages, sont recouverts, comme eux, d'une tunique fibreuse appelée *périchondre.*

Du tissu cellulaire et des vaisseaux blancs composent les cartilages. L'action de l'eau bouillante les ramollit et les fond en gélatine.

Système fibreux.

Système fibreux. Intermédiaire aux muscles

et aux os, ce système est presque partout continu avec lui-même.

Il se présente sous la forme de membrane, dans le périoste, la dure-mère et les aponévroses d'enveloppe des membres et de quelques organes. Il prend la forme de faisceaux dans les tendons et les ligamens articulaires.

Ce tissu est composé de fibres blanches, luisantes et comme perlées, ou bien d'un blanc terne; parallèles dans les tendons, et entrecroisées en tous sens dans les aponévroses.

Susceptible d'une très grande résistance, il ne cède qu'aux efforts les plus violens.

Une ébullition prolongée le fond presque entièrement en gélatine.

Système fibro-cartilagineux. Il participe de la nature des deux tissus précédens, dont quelquefois il remplit en même temps les fonctions. C'est ainsi que les vertèbres, réunies très solidement par des fibro-cartilages, jouissent cependant d'une certaine mobilité les unes sur les autres.

Bichat en admet trois espèces : 1°. les *fibro-cartilages membraneux.* Tels sont ceux qui entourent les ouvertures des oreilles et du nez; 2°. les *inter-articulaires,* qui se remarquent dans les articulations temporo - maxillaire, sterno-claviculaire, etc. ; 3°. ceux qui forment des *coulisses* pour le glissement et la réflexion des tendons.

Système musculaire. Le système musculaire présente deux portions différentes : l'une est soumise à l'empire de la volonté, l'autre est soustraite à cette influence.

La première forme la partie la plus considérable de ce système. Les muscles qui la composent sont placés entre la peau qui les recouvre, et les os sur lesquels ils s'appuient, et qu'ils sont destinés à mouvoir.

Chacun de ces muscles est composé de fibres motrices, rouges ou rougeâtres, droites ou obliques, juxtaposées, rassemblées par le tissu cellulaire, et terminées par des fibres blanches dont la réunion forme les *tendons* et les *aponévroses*.

La seconde est destinée aux mouvemens des organes de la nutrition. Elle se rencontre à la poitrine, dans le cœur et dans l'œsophage, et à l'abdomen, dans le canal digestif, la vessie et la matrice.

Ses fibres à directions variées, rouges dans quelques viscères, très pâles dans d'autres, forment un plan charnu interposé entre les deux membranes, interne et externe, de ces viscères.

Chez le fœtus encore peu éloigné de l'époque de la conception, les muscles sont minces et pâles; ils se colorent peu à peu pendant la grossesse, et la couleur rouge décidée qu'ils prennent à la naissance est due à la respiration.

Système muqueux. La peau en s'enfonçant dans l'intérieur du corps par les diverses ouvertures de sa surface, se continue avec les membranes muqueuses. On rapporte ces membranes à trois divisions isolées entre elles. La première, dite *gastro-pulmonaire*, est la plus étendue et tapisse la surface oculaire, les voies lacrimales, nazales, pulmonaires et digestives.

La deuxième, appelée *génito-urinaire*, se prolonge dans les organes urinaires et génitaux.

La troisième, très courte, s'insinue dans les conduits excréteurs des mamelles.

Ces membranes, rouges, villeuses, et d'autant plus minces qu'on s'éloigne davantage de leur origine, ont une organisation analogue à celle de la peau. Sur les lèvres, l'épiderme peut encore y être soulevé; plus loin, il s'identifie avec le *chòrion* qui est mol, pulpeux et surmonté de papilles plus ou moins saillantes.

Dans l'épaisseur de ce tissu sont contenus de petits grains glanduleux isolés, qui sont la source des mucosités dont les membranes muqueuses sont lubrifiées à leur face interne pour favoriser le cours des matières qui les traversent.

Système glanduleux. *Système glanduleux.* Ce système embrasse un très grand nombre d'organes séparés par leur mode d'organisation, mais rapprochés par l'usage commun qu'ils ont de sécréter du sang, des fluides plus ou moins composés.

Des vaisseaux sanguins et lymphatiques, des nerfs, les radicules des canaux excréteurs, le tout lié par du tissu cellulaire, composent les grains glanduleux. Ces derniers sont intimement unis dans le foie et le rein; ils sont moins adhérens dans les glandes salivaires et le pancréas, où l'on peut les isoler. Quant aux testicules et aux mamelles, leur texture ne peut être comparée à celle des organes précédens.

Le développement de certaines glandes est subordonné aux âges de la vie. Ainsi, le thymus, la thyroïde et les capsules surrénales ont un grand volume dans le fœtus; tandis que les testicules et les mamelles ne prennent leur accroissement qu'à l'âge de la puberté.

Système séreux. *Système séreux.* La forme membraneuse est affectée à ce système. Conformées comme des sacs sans ouvertures, les membranes séreuses se correspondent à elles-mêmes par leur surface interne, qui est sans cesse mouillée par la sérosité.

Distribuées par portions d'inégale étendue, ces membranes revêtent la face interne des cavités splanchniques et la face externe des viscères que ces dernières renferment. Du tissu cellulaire, et des vaisseaux exhalans et absorbans entrent dans leur structure.

Les *capsules synoviales* des articulations et des coulisses des tendons, doivent se ranger parmi les membranes séreuses, puisqu'elles leur ressemblent par leur forme, leur organisation et leurs usages ; si elles en diffèrent, c'est par la densité du fluide onctueux qu'elles versent pour faciliter le jeu des parties qu'elles recouvrent.

Système dermoïde. Sous le nom de système dermoïde on entend parler du corps de la peau. Cette membrane participe, d'une part, à la vie animale, par les nombreuses sensations qu'elle transmet à l'intelligence ; et de l'autre, à la vie organique, soit par le vaste émonctoire qu'elle offre aux matières hétérogènes de l'économie, soit par l'entrée qu'elle donne aux substances étrangères qui pénètrent dans l'intérieur du corps.

Sa face externe, recouverte par l'épiderme, présente des plis en divers endroits ; sa face interne est en contact avec le tissu cellulaire ; des muscles s'y insèrent au visage, pour la faire servir à l'expression des passions. ‥

Trois sortes de parties composent essentiellement la peau.

Chorion. 1°. Le *chorion*, tissu dense, analogue au système fibreux, criblé d'ouvertures étroites et obliques par lesquelles passent les vaisseaux, les nerfs et les poils.

Corps réticulaire. 2°. Le corps *réticulaire*, réseau vasculaire très délicat qui s'associe aux papilles nerveuses. Une portion de ses vaisseaux contient en stagnation un fluide incolore chez les Européens et plus ou moins coloré chez les autres peuples. L'autre portion est pénétrée par des fluides blancs en circulation, qui sont remplacés par le sang, lorsque par une irritation quelconque, la sensibilité de la peau est augmentée. Le visage doit à cette disposition la rougeur subite qu'il prend dans certaines circonstances.

Corps papillaire. 3°. Le corps *papillaire*. On appelle ainsi de petites éminences que l'on croit être formées par les extrémités épanouies des nerfs qui vont se perdre à la peau. Elles sont protégées par l'épiderme, à travers lequel on ne les aperçoit bien qu'à la paume des mains et à la plante des pieds, où elles forment des lignes concentriques, séparées par des sillons peu profonds.

Les petites éminences sèches qui rendent

la peau de quelques personnes rude au toucher, ne doivent point être regardées comme
des papilles; elles sont dues à des tubercules
graisseux ou vasculaires qui soulèvent l'épiderme.

L'aspect lisse et luisant que présente la peau
en quelques endroits, est dû à l'humeur grasse
que sécrètent les *follicules sébacés*, petits sacs
membraneux et vasculaires qui sont enchâssés dans son épaisseur.

La peau du fœtus n'est dans les premiers
temps, qu'une couche muqueuse et transparente. Au deuxième mois de la grossesse, les
fibres du chorion s'y dessinent. Plus tard,
elle prend une couleur rouge foncée, due au
grand nombre des vaisseaux capillaires dont elle
est parsemée. En contact avec les eaux de l'amnios, elle est garantie de leur action irritante,
par l'enduit onctueux dont elle se recouvre.

Aussitôt après la naissance, elle prend une
teinte rosée. Chez l'enfant, l'excès de vitalité
dont elle jouit l'expose à être fréquemment le
siége de diverses éruptions.

Dans l'âge adulte, sa susceptibilité est entretenue par l'attention où nous sommes de la
soustraire à toutes les variations de l'atmosphère.

Enfin, chez le vieillard elle devient sèche et

jaunâtre et ne prend plus qu'une faible part
aux phénomènes de la vie.

Système épidermoïde. Il comprend 1°. l'épiderme extérieur ou *surpeau*, 2°. la pellicule
des membranes muqueuses, 3°. les ongles.

L'*épiderme* recouvre le système dermoïde
dans toute son étendue, et le suit dans les
diverses inégalités de sa surface. C'est une
membrane fine, transparente, inorganique, -
que l'on croit être formée de lamelles im-
briquées. Sa nature est aussi inconnue que
la manière dont il se régénère lorsqu'il a
été détruit. Très adhérent aux corps réticulaire et papillaire, il préserve celui-ci de l'irritation que produirait sur lui le contact immédiat des corps extérieurs. Il livre passage,
par les trous dont il est percé, aux poils et aux
extrémités des vaisseaux absorbans et exhalans.

L'épiderme est d'une ténuité extrême dans
le fœtus. Il est, cependant, épais et dense à la
paume des mains et à la plante des pieds, dès
le moment de sa formation. Sa dessiccation dans
la vieillesse le rend sujet à tomber par écailles
furfuracées.

Les *ongles* sont des appendices de l'épiderme
qui se replie pour les former. Le derme les recouvre à leur racine et sur leurs côtés, puis il

s'enfonce dessous sans y adhérer. Lorsqu'on détache l'épiderme par la macération ou l'ébullition, les ongles se détachent avec lui.

Système pileux. Toute la surface externe de la peau est parsemée de poils dont le nom et la manière d'être varient suivant les régions ; ainsi, à la face on trouve les sourcils, les cils et la barbe ; au crâne on rencontre les cheveux, etc.

Les poils naissent de petits bulbes logés dans le tissu cellulaire sous-cutané ; puis ils franchissent le derme et l'épiderme en passant à travers les ouvertures obliques que nous y avons remarquées.

Chaque poil se compose 1°. d'un tissu vasculaire double dont une portion recèle la matière stagnante de sa coloration, tandis que dans l'autre circulent des sucs blancs qui font place au sang dans la maladie connue sous le nom de *plique polonaise;* 2°. d'un canal membraneux étendu du bulbe jusqu'à l'extrémité du poil. Ce canal renferme immédiatement les petits vaisseaux dont nous venons de parler; 3°. d'une enveloppe extérieure fournie par l'épiderme.

Les cheveux paraissent de bonne heure chez le fœtus, mais la matière colorante n'y existe point encore. Le reste du corps est couvert d'un léger duvet que l'on voit disparaître après la naissance.

Les poils prennent un accroissement rapide à l'âge de la puberté. Chez les vieillards ils redeviennent d'un blanc grisâtre, en perdant leur bulbe et la substance intérieure qui les rapprochait des parties organisées. Réduits, alors, à leur tuyau membraneux, ils ne tardent pas à tomber et ne laissent plus aucun vestige de leur existence.

Supplément à l'Étude des Systèmes anatomiques.

Bien que tous les tissus que nous venons d'examiner embrassent la presque totalité des parties qui composent notre organisation, cependant il en est quelques-unes qui ne peuvent y être rangées. Tels sont, 1°. la *choroïde* qui a quelque similitude de structure avec le tissu réticulaire de la peau et des poils; 2°. la *pie-mère* que l'on pourrait rapprocher du système médullaire de la substance spongieuse des os; 3°. le *crystallin* et le *corps vitré* qui sont sans analogues dans l'économie animale; 4°. le tissu *celluleux et vasculaire* de la verge, du mamelon, du clitoris, de la rate, de l'iris, du placenta, etc.; 5°. les membranes propres de l'humeur aqueuse, de l'oreille interne et des canaux excréteurs; 6°. les *ovaires* et les prétendues *glandes* de *Pacchioni* ou *granulosités cérébrales* ; 7°. les *trompes de Fallope*, etc. etc.

Tous les tissus qui forment l'objet de l'anatomie générale, sont doués, en vertu de leur texture, de certaines propriétés indépendantes de la vie ; telles sont, 1°. l'*extensibilité de tissu*, par laquelle ils peuvent s'alonger et augmenter de volume, lorsqu'une cause mécanique agit sur eux; 2°. la *contractilité de tissu*, par laquelle ils peuvent se resserrer et revenir sur eux-mêmes, lorsqu'ils cessent d'être distendus; 3°. la propriété de se *raccornir*, lorsqu'ils sont en contact avec le feu, un air sec, des acides concentrés, etc.

Propriétés de tissu.

De l'Anatomie descriptive.

Associés au nombre de quatre, de six, de huit, etc. les systèmes anatomiques forment *les organes*. Plusieurs organes, réunis pour une même fonction, composent ce que l'on nomme *un appareil*.

Des organes et des appareils.

L'*anatomie descriptive* s'occupe de la connaissance des organes et des appareils.

La classification des appareils a pour base les fonctions à l'exercice desquelles ils sont destinés.

Ne pouvant entrer dans la description dé-
taillée de chaque organe, nous ferons précéder
chaque fonction de l'examen succinct de l'appareil qui est destiné à la remplir.

DE LA PHYSIOLOGIE.

Définition de la physiologie. La *physiologie* est la partie de la zoonomie qui s'occupe des lois de l'organisme animal. Son *sujet* est l'homme et les animaux ; son *objet*, les propriétés, les actions et les fonctions vitales ; ses *moyens*, l'observation, l'expérience et le raisonnement ; son *but*, la connaissance des phénomènes de l'organisme, coïncidant avec l'état de santé.

De la Vie et de ses Propriétés.

Définition de la vie. La *vie* est un terme abstrait par lequel le physiologiste désigne le mode d'existence pro- pre aux corps organisés. Vainement on cher- cherait à en donner une définition exacte (1). La variété des facultés dont elle a doué les êtres qui en jouissent, la collection immense des phé- nomènes qu'elle tient sous ses lois, et le voile

---

(1) Les définitions sont pour l'ordinaire fautives dans l'histoire naturelle, parce qu'on n'a pas des connaissances assez étendues ni assez justes, pour pouvoir peindre les objets par les traits particuliers qui les distinguent. (*L'Art d'observer*, par Sennebier, tome II.)

impénétrable qu'elle jette sur l'essence de ses attributs, rendront probablement toujours cette tentative infructueuse.

Trois propriétés vitales pénètrent la substance organisée végétale ou animale. Ces propriétés sont la *sensibilité*, la *motilité* et la *caloricité*. Des propriétés vitales.

*Sensibilité.*Toute impression sentie ou éprouvée par un organe est un effet de la sensibilité mise en jeu. De la sensibilité.

Tantôt cette impression est locale et ne s'étend pas au-delà du lieu où elle a été excitée. Alors elle se rapporte à la sensibilité *organique.* Tantôt elle est transmise au cerveau qui en a la conscience. Dans ce cas elle est due à la sensibilité *animale,* ou *percevante.*

Motilité. La faculté d'exécuter des mouvemens dépend de la motilité, que l'on subdivise en *contractilité* ou faculté de se contracter, et en *extensibilité,* ou faculté de se dilater. De la motilité.

Lorsque la contractilité s'exerce sans la participation de la volonté, elle est appelée *organique* ou *involontaire,* et, suivant qu'elle est apparente ou non, elle est dite *sensible* ou *insensible.* Soumise à l'influence du cerveau, elle prend le nom de contractilité *animale* ou *volontaire.* Elle se divise en contractilité.

L'extensibilité s'observe dans des parties de Et extensibilité.

structure différente. C'est ainsi que le tissu cellulaire, le tissu caverneux de la verge et du mamelon, éprouvent une expansion active et pas-
sagère, sollicitée par les plaisirs vénériens,
l'hystérie, les frictions, etc.

Propriétés de la vie organique. La sensibilité et la contractilité organiques
sont les premières conditions de la vie. Les tis-
sus végétaux et animaux les possèdent en commun. Elles sont inséparables des fonctions
nutritives qui existent dans tous ces êtres.
Ainsi, la sensibilité les prévient de l'abord des
molécules réparatrices; la contractilité leur
donne le pouvoir d'absorber et de retenir ces
molécules.

Ces deux facultés s'agrandissent dans les
organes intérieurs des animaux. Elles règlent
les actions sensibles de l'estomac, des intestins,
de la vessie et de la matrice, et elles excitent les
mouvemens intimes et occultes des poumons,
des glandes et des membranes.

Propriétés de la vie animale. La sensibilité et la contractilité animales
sont réservées aux instrumens des relations
extérieures.

La première réside spécialement, et à un très
haut degré, dans les sens de la vue, de l'ouïe,
de l'odorat, du goût et du toucher. Ses effets,
différens dans chacun d'eux, se propagent par
les nerfs jusqu'au cerveau, qui en prend con-

naissance. Faible dans quelques organes profonds, tels que l'estomac, le rectum, la vessie,
elle ne fait éprouver qu'un sentiment obscur
provoqué par le besoin d'entrer en action. Développée accidentellement dans les parties qui
ne jouissent habituellement que des propriétés
organiques, elle ne nous donne que le sentiment de la douleur.

La seconde appartient au système musculaire de la vie extérieure. Étroitement liée à
l'intégrité des nerfs et du cerveau, elle détermine l'action des muscles, sous l'influence
de la volonté; ainsi, la locomotion du tronc
et des membres, la mobilité des traits du visage,
et les mouvemens du larynx pour la production de la voix, se rattachent à cette propriété.

Caloricité. La caloricité est cette faculté par
laquelle les corps organisés et vivans se maintiennent dans la température qui leur est
propre, et résistent aux degrés extrêmes de
chaud et de froid de l'atmosphère.

Cette propriété admise par M. Chaussier, con-
testée par quelques autres physiologistes, ne
doit pas plus être confondue avec la colorifica-
tion, que la sensibilité ne l'est avec les sensations.

Les propriétés vitales modifiées à l'infini
dans les différens tissus, sont de plus sujettes
à des variations continuelles dépendantes de

l'âge, du sexe, des tempéramens, des climats, des saisons, etc.

Causes motrices de toutes les actions de l'économie, elles altèrent les différens phénomènes physiques qui tendent sans cesse à s'y développer.

Principe vital. Cette réaction perpétuelle a été attribuée à la sollicitude d'un être hypothétique *(principe vital)*, auquel on a supposé une existence réelle et prêté des intentions réfléchies (1).

Propriétésvitales des fluides. La vie n'est point exclusivement départie aux solides; les fluides en sont doués aussi, mais à un degré bien plus faible.

Le sang, la lymphe et le chyle surtout en possèdent les rudimens; s'ils étaient inertes, ils ne pourraient stimuler les tissus qui les reçoivent. C'est en vertu de cette nuance de vitalité, que s'entretient leur liquidité tant qu'ils sont en mouvement dans leurs vaisseaux ; qu'ils se décomposent par le repos, et qu'ils s'altèrent avec promptitude par le contact des virus que l'absorption leur apporte.

De la Sympathie et de ses Effets.

Définition de la sympathie. On appelle sympathie un certain *consensus*

---

(1) L'hypothèse du principe vital est à la physique des corps animés, ce que l'attraction est à l'astronomie. (*Nouveaux Élémens de Physiologie*, par M. le prof. Richerand.)

établi entre des organes plus ou moins éloignés et analogues ou dissemblables, soit par leur structure, soit par leurs usages.

Les parties que la sympathie met en jeu, peuvent-être continues, contiguës ou éloignées. (*Sympathies de continuité, de contiguité ou éloignées*, de Hunter.) Elles sont ou le point de départ, ou le terme de ses effets. (*Sympathies actives et passives*, de Tissot.) Enfin, tantôt c'est la sensibilité, et tantôt la motilité qu'elle modifie. (*Sympathies de sensibilité, de contractilité*, etc. de Bichat.)

La *sympathie* est la cause immédiate des *effets sympathiques*. Cette distinction a été faite par M. Roux. On appelle effets sympathiques tous les phénomènes vitaux qui ne se rapportent point à une excitation directe. Subordonnés aux forces vitales, ces effets ne sont pas les mêmes partout. La sensibilité est leur principe. Augmentée ou diminuée, elle décide un changement analogue dans le rythme ordinaire des actions organiques qu'elle influence. Ainsi, la pupille se resserre ou se dilate, selon la quantité de rayons de lumière qui frappent la rétine. Les mamelles se gonflent ou s'affaissent, selon que la matrice entre en action ou reste en repos, etc.

Les maladies entraînent, par voie de *sympathie*, un concours de *perturbations* vitales.

4

dans différens organes. Les suites en sont heureuses ou fâcheuses, selon l'ordre ou le désordre qui règne entre ces perturbations morbides.

Les médicamens opèrent le plus souvent
aussi, par *les effets sympathiques* qu'ils déterminent dans les diverses fonctions (1).

De l'Habitude et de ses Effets.

Définition
de l'habi-
tude.

Tous nos organes sont susceptibles de se
familiariser avec les causes qui les excitent,
et de se perfectionner dans l'exercice de leurs
actions par la réitération des mêmes actes.
Le mot *habitude* exprime cette disposition vitale.

Ses effets
dans la san-
té.

Aucune partie, quelle que soit sa trame et sa
vitalité, ne saurait se soustraire au pouvoir de
l'habitude, dont les effets sont d'affaiblir les
impressions et de rendre les actions plus sûres

---

(1) Barthez a donné le nom de *synergie* aux relations
vitales qu'ont certains organes dont la concurrence d'action est nécessaire, soit pour l'accomplissement d'une fonction, soit pour la constitution et la marche d'une maladie.
En sorte que les actions *synergiques* sont constantes et ab-
solues ; tandis que les *effets sympathiques* sont variables,
et n'ont point une fin utile dans leur invasion. (*Nouveaux
Elémens de la Science de l'Homme,* deuxième édition,
tome II, page 8 et notes.)

et plus faciles. Ainsi, l'estomac, péniblement affecté dans les premiers temps de l'usage d'alimens grossiers et malsains, s'habitue bientôt à leur présence, et finit par les digérer.

Les maladies sujettes à des retours fréquens sont peu dangereuses, par la raison que le système vivant s'est accoutumé à l'action de la cause morbifique qui l'opprime, et à régulariser ses efforts pour la repousser. *Dans la maladie.*

De là vient probablement l'innocuité des affections périodiques enracinées, telles que les fièvres intermittentes, quelques hémorrhagies, certaines névroses, etc.

L'action des médicamens sur l'économie devenant faible ou nulle par l'effet de l'habitude, on sent combien il est important de les varier, d'en suspendre l'usage ou d'en augmenter la dose pour obtenir les effets désirés. *Dans l'action des médicamens.*

Enfin, il n'est pas jusqu'aux poisons dont l'habitude n'affaiblisse et n'épuise l'action délétère, lors, toutefois, qu'ils ne sont pas de nature à désorganiser chimiquement les tissus avec lesquels ils sont mis en contact. *Et des poisons.*

Le *plaisir* et la *douleur*, ces deux grands mobiles de toutes nos actions volontaires, ne peuvent se soustraire aux effets de l'habitude qui tend à les réduire tous les deux à l'*indifférence*. *De l'indifférence.*

Des Fonctions.

Définition des actions vitales.

L'exercice des propriétés vitales, donne naissance à toutes les fonctions de l'économie.

Définition des fonctions.

On appelle *fonction* une série d'*actions vitales* successives ou simultanées concourant toutes à un but commun.

Classification.

Trois grandes séries de fonctions se remarquent dans l'économie humaine : la première comprend la digestion, l'absorption, la circulation, la respiration, les sécrétions et la nutrition, qui sont destinées à entretenir la vie propre de l'individu. La seconde se compose des sensations, de l'action du cerveau, de la voix, des gestes et de la locomotion ; celles-ci établissent les rapports de l'individu avec les êtres extérieurs. La troisième comprend les actions communes et particulières des sexes, lesquelles maintiennent l'existence de l'espèce.

Les physiologistes ont imposé des noms différens à ces classes de fonctions : les premières ont été appelées *assimilatrices*, *organiques* ou *nutritives ;* les secondes, fonctions *relatives*, *animales* ou *sensoriales ;* les troisièmes, fonctions *de l'espèce*, *génératrices*, etc.

Il existe d'autres classifications des phénomènes physiologiques. Les défauts qui leur ont été reprochés, justifient le silence que nous gardons à leur égard.

Des Fonctions de nutrition.

Les fonctions *nutritives* ont pour but, 1°. d'élaborer et d'ajouter à l'économie certains principes étrangers; 2°. d'extraire et de chasser au dehors les matériaux qui ont servi quelque temps à l'organisation. But des fonctions nutritives.

Il y a donc dans la vie *organique* ou *nutritive* deux mouvemens opposés : le premier tend à la composition organique ou à *l'assimilation*; le second tend à la décomposition, ou à la *désassimilation*. Assimilation. Désassimilation.

Les fonctions dont il s'agit sont confiées à un grand nombre d'organes, différens dans leurs formes, leur volume et leur structure, et dont les principaux sont protégés par la profondeur de leur situation. Organes de la nutrition.

Les matériaux de la nutrition sont tous originairement pris au dehors. Matériaux nutritifs.

A mesure qu'ils cheminent dans l'économie, ils sont soumis à l'action de diverses séries d'organes qui leur font éprouver des altérations particulières. De-là, l'admission de plusieurs fonctions nutritives.

De la Digestion.

Définition de la digestion.

La digestion est une fonction par laquelle des alimens liquides ou solides, introduits dans l'économie, y subissent une élaboration particulière, d'où résultent la séparation et l'absorption de leur partie nutritive, et l'évacuation de leur partie excrémentitielle.

Appareil digestif.

L'*appareil digestif* se présente à la tête, dans la poitrine et dans l'abdomen, sous la forme d'un canal continu, renflé ou rétréci dans plusieurs points et entouré de parties accessoires de structure différente.

La bouche.

La *bouche* fait partie de la face; son *ouverture* est formée par les deux *lèvres* qui se réunissent par les *commissures*. Sa *cavité* est bornée en haut par la *voûte palatine*, due à la jonction des os *maxillaires* et *palatins* que revêt la *membrane palatine*; en bas par la *langue*; en avant, par les *arcades dentaires*; sur les côtés, par les *joues*; et en arrière, par le *voile du palais*. Le bord libre et concave de celui-ci se continue dans son milieu avec la *luette*, et se termine sur les côtés par deux *piliers*, entre lesquels est placé un groupe de follicules muqueux appelés *glandes amygdales*. Des os, des muscles très nombreux, des vaisseaux sanguins

et lymphatiques, des nerfs, et pour la langue
des *papilles* de plusieurs sortes, forment les
parties constituantes de la bouche, lesquelles
sont recouvertes d'une membrane muqueuse
qui contient des cryptes muqueux dans plusieurs points.

Les *dents*, enchâssées par leurs *racines* dans   Les dents.
les *alvéoles* des os maxillaires supérieurs et inférieurs, ont leur *couronne* recouverte de l'*émail*.
Cette substance ne se prolonge pas au-delà du
collet qui sépare la racine de la couronne. Il
y a seize dents à chaque mâchoire, dans
l'homme fait, savoir : quatre *incisives* en
avant, deux *canines*, sur les côtés, et huit
molaires en arrière, divisées en *grandes* et *petites*.

Les *glandes salivaires*, au nombre de trois de   Les glandes
chaque côté, sont 1°. la *sublinguale*, que recou- salivaires.
vre la face inférieure de la langue; 2°. la *sous-
maxillaire*, qui est située derrière et au-dessous
de l'angle de la mâchoire inférieure, et dont le
canal excréteur, appelé *canal de Warthon*,
s'ouvre avec plusieurs des petits conduits qu'il
a reçus de la sublinguale, sur les côtés du *frein
de la langue*; 3°. *la parotide*, que l'on trouve
au-devant et au-dessous de l'oreille, derrière
la branche de la mâchoire inférieure, et dont
le canal excréteur ou *conduit de Stenon* a son

orifice à la face interne de la joue, vis-à-vis la troisième dent molaire.

Le pharynx est une cavité évasée qui communique avec la bouche par l'*isthme du gosier;* avec les fosses nasales, par les narines postérieures; avec le conduit aérien, par le larynx; et avec l'oreille, par la trompe d'*Eustache* ou conduit guttural du tympan.

Le pharynx se continue inférieurement avec l'*œsophage,* long conduit qui descend dans la poitrine et traverse le diaphragme pour s'aboucher avec l'estomac.

Le pharynx et l'œsophage sont véritablement un muscle creux, recouvert intérieurement par une membrane muqueuse et extérieurement par le tissu cellulaire.

L'estomac est un viscère creux, large, que l'on compare vulgairement à une corne-muse, obliquement situé à la partie supérieure de l'abdomen, et dont, au reste, le volume, la situation et la direction varient. Il communique avec l'œsophage par le *cardia,* et par le *pylore* avec le duodénum.

Le *duodénum,* qui est fortement assujéti dans sa situation naturelle, le *jéjunum* et l'*iléon,* qui sont flottans dans l'abdomen, constituent l'*intestin grêle;* le *cœcum,* le *colon* et le *rectum,* sont connus sous le nom commun de *gros intestin.*

L'estomac et les intestins sont formés par trois membranes : la première, extérieure, est fournie par le *péritoine*, membrane séreuse dont les replis principaux sont le *mésentère* et les *épiploons*. Ces replis contiennent entre les deux feuillets qui les forment, de la graisse, des vaisseaux sanguins, des nerfs, des vaisseaux et des ganglions lymphatiques ; la deuxième, moyenne, est essentiellement *musculeuse*, et offre plusieurs plans de fibres distincts ; la troisième, interne, de nature *muqueuse*, est le prolongement de la membrane muqueuse gastro-pulmonaire.

Le *foie* est un des viscères les plus considérables du corps. Il occupe l'hypocondre droit, une partie de l'épigastre et de l'hypocondre gauche. La *vésicule biliaire* est annexée à sa face inférieure et reçoit par reflux la bile qu'il sécrète. Le canal excréteur du foie ou canal *hépatique* s'unit au canal *cystique*, qui provient de la vésicule biliaire, pour former le canal *cholédoque*; celui-ci s'ouvre dans le duodénum, auquel il porte la bile.

Le *pancréas*, que l'on a comparé aux glandes salivaires à cause de sa structure et du fluide qu'il sécrète, est situé derrière l'estomac. Il envoie le fluide *pancréatique* au duodénum par le canal *pancréatique*, qui s'ouvre dans cet intestin tout près de l'orifice du canal cholédoque.

La rate. La *rate*, située dans l'hypocondre gauche, est opposée au foie par cette situation. Ses usages et son organisation sont encore entièrement inconnus.

Des alimens. Les *alimens* sont solides ou liquides. Les ali-
Solides. mens solides sont tirés des végétaux et des animaux. Ces substances déjà rapprochées de notre nature par la leur, cèdent facilement ce qu'elles contiennent de nutritif, pourvu toutefois que par la cohésion de leurs molécules, elles ne résistent pas trop à l'action triturante des organes et à l'action dissolvante des fluides digestifs.

Liquides. Les alimens liquides sont pris aussi, à l'exception de l'eau, parmi les êtres organisés : ainsi, les liqueurs douces, fermentées ou alcooliques, proviennent des plantes, et le lait du règne animal.

L'eau est la boisson la plus généralement usitée. Elle mitige les principes stimulans des autres liquides et sert de véhicule aux alimens solides, qu'elle fluidifie. Mélangée par l'agitation avec quelques particules d'air, elle acquiert une vertu stimulante, que lui enlève la distillation ou l'ébullition en la privant de ce gaz. Elle est alors pesante et indigeste.

Simples. Quelles que soient les qualités des alimens et leurs espèces, tantôt ils sont portés à l'intérieur sans aucun apprêt et tels que la nature

nous les présente; et tantôt ils ne sont intro- Composés.
duits qu'après avoir été convertis en *mets* par
l'action du feu et l'addition de quelques *condi-*
mens.

Deux sentimens intérieurs, la *faim* et la *soif*,
nous avertissent du besoin de prendre des alimens solides et liquides.

L'*appétit* précède ordinairement la faim ; De l'appé-
c'est un désir modéré des alimens, accompa- tit.
gné de quelque plaisir. Il intéresse principalement la bouche, où il détermine l'afflux de la
salive et des mucosités et l'érection des papilles
de la langue.

La *faim* n'est pas constamment annoncée De la faim.
par l'appétit. Elle a son siége dans l'estomac,
dont elle fait connaître l'inanition. Si elle n'est
pas satisfaite, elle étend ses effets sur toute
l'économie et donne lieu aux accidens les plus
funestes.

La *soif* est bornée d'abord à la bouche et au De la soif,
pharynx. Elle produit bientôt le dessèchement
de ces parties, l'épuisement de tous les fluides
sécrétés, et porte ensuite ses ravages dans tous
les organes.

Les alimens portés à la bouche et introduits Préhen-
dans sa cavité par ce qu'on appelle *préhen-* sion.
sion, sont d'abord explorés par le sens du goût. Gustation.
Portés ensuite sous les dents par la langue, la

Mastica-
tion.
mâchoire inférieure les presse contre la supérieure pour en opérer l'attrition. Les joues et la
langue les ramènent sans cesse entre les bords
Insaliva-
tion.
dentaires, pendant que la salive, les mucosités
de la bouche et l'air contenu dans cette cavité les pénètrent, et les ramollissent. Lorsqu'ils ont été suffisamment comminués par la
répétition de tous ces mouvemens, les joues
se dépriment et les ramassent sur la langue,
dont la pointe parcourt toutes les sinuosités
de la bouche pour en saisir les parcelles épar-
ses et former le *bol alimentaire*.

Dégluti-
tion.
Ici commence la *déglutition*, dont le mécanisme est très compliqué.

La langue appliquant contre le palais sa
pointe qu'elle recourbe, et portant sa base en
arrière et en bas, offre ainsi un plan incliné sur
lequel glisse le bol alimentaire pour franchir
l'isthme du gosier, facilité dans ce trajet par
les mucosités que fournissent les amygdales et
les parties voisines. L'épiglotte s'abaisse et
ferme le larynx, tandis que le voile du palais
se relève et s'oppose au retour des alimens
par les fosses nazales. Le pharynx, élevé en
même temps que le larynx par l'action de
plusieurs muscles, se porte au - devant des
alimens; il les saisit et se contractant de haut
en bas, et de la circonférence au centre, il les

chasse dans l'œsophage. Tout alors rentre dans son état ordinaire.

Parvenus dans l'œsophage, les alimens parcourent ce conduit, en obéissant à sa contraction, jusqu'à l'estomac, dans la cavité duquel ils se précipitent en traversant le *cardia*, toujours accompagnés par une portion d'air avalée en même temps qu'eux.

En s'accumulant dans l'estomac, les substances alimentaires écartent ses parois et augmentent tous les diamètres de sa cavité. Lorsque la distension est suffisante, on éprouve le sentiment de la *satiété*. Alors le cardia et le pylore se resserrent; les forces de la vie se concentrent dans l'organe, qui se livre à un mouvement tonique, vague, par lequel il embrasse la matière qu'il agite doucement; la chaleur se développe, le suc gastrique est exhalé en abondance. C'est alors que commence le travail de la *digestion* proprement dite.

Ramollie par le concours de toutes ces causes, *la pâte alimentaire* s'animalise et se convertit en une pulpe grisâtre, homogène et d'une odeur acéteuse, qu'on appelle *le chyme*. Le mouvement vague de l'estomac se régularise, et prend une direction constante du cardia au pylore. Celui-ci ne s'ouvre que lorsque la chymification est complétement achevée; alors il livre passage au chyme, qui s'écoule peu à peu dans le duodénum.

Chylifica-
tion.

C'est pendant le séjour que fait le chyme dans le duodénum, que s'opère son mélange avec la bile et le suc pancréatique, qui y affluent en ce moment.

Acquérant par ce mélange un nouveau degré d'animalisation, *le chyme* se sépare en deux portions : l'une plus légère, fluide, ayant l'apparence du lait et se portant toujours à l'extérieur; on l'appelle le chyle. L'autre, grossière et jaunâtre; c'est la partie excrémentitielle, qui occupe le centre de la pulpe alimentaire. Cette pulpe, ainsi préparée, est transmise par le duodénum au jéjunum et à l'iléon. Sa progression favorisée par les mouvemens *péristaltiques* et par les mouvemens de *rétraction* qui se remarquent dans tout le canal intestinal, est ralentie dans l'intérieur des intestins grêles par les replis de leur membrane muqueuse, appelés *valvules conniventes*, et par les nombreuses circonvolutions qu'ils forment. Cette disposition permet aux bouches des vaisseaux inhalans d'absorber tout le chyle, qui occupe, comme il a été dit, l'extérieur du chyme, et se met par conséquent en contact avec la surface interne des intestins.

Déféca-
tion.

Dépouillée de la plus grande partie de sa

portion nutritive, la masse alimentaire arrive au cœcum, premier des gros intestins. Là elle prend le nom et les caractères des matières *stercorales*. Ces caractères se prononcent davantage pendant le séjour qu'elles font dans le colon, par l'absorption du reste de la matière nutritive. C'est dans cet intestin que les matières stercorales se moulent et contractent une odeur fétide.

Le cours des matières stercorales est favorisé dans les gros intestins, 1°. par les mucosités qu'ils sécrètent; 2°. par la stimulation que produit sur leurs parois, la bile, dont la partie colorante et amère se concentre à mesure que les excrémens perdent de leur liquidité en s'apchant du rectum.

Arrivées dans cet intestin, les matières stercorales s'y amassent, deviennent plus denses, et déterminent un sentiment de gêne qui avertit du besoin de s'en débarrasser. Alors le rectum entre en contraction, et aidé par l'action des muscles du bas-ventre et du diaphragme, ils les expulse, en surmontant la résistance que lui opposent les *sphincters* de l'*anus*.

De l'*Absorption et du Trajet du Chyle*.

Le chyle est un fluide blanchâtre, d'une saveur douce et d'une consistance analogue à celle du lait. Ses qualités participent de celles des

alimens dont il a été formé. Retiré du canal
thoracique d'un animal vivant, et livré au
repos., il se sépare comme le sang, en deux
parties : l'une d'elles se concrète et présente
une teinte rosée; l'autre conserve sa fluidité
et a toutes les qualités de la sérosité du sang.

Vaisseaux chylifères. Les vaisseaux lymphatiques des intestins servent, mais pendant la digestion seulement, à
la transmission du chyle dans le systèmé vasculaire sanguin; c'est pourquoi on les a appelés *chylifères*. Ils sont rares dans les gros intestins, rapprochés et très nombreux, au contraire, dans les intestins grèles, notamment
dans l'iléon.

Leurs orifices absorbans s'ouvrent pour la
plupart à la surface des valvules conniventes,
qui, par leurs saillies, s'insinuent dans les
couches les plus externes de la masse chymeuse.

Les vaisseaux chylifères s'anastomosent avec
les vaisseaux et les ganglions lymphatiques des
parties voisines. Ils se terminent dans le canal
thoracique, qui est situé au côté gauche de
la colonne vertébrale, ou dans le tronc lymphatique qui en occupe le côté droit.

Absorption et trajet du chyle. Absorbé par les radicules des vaisseaux chylifères, le chyle est porté par la force tonique
de ces vaisseaux, vers les ganglions lymphatiques nombreux du mésentère; là, il se mêle

avec les sucs lymphatiques rapportés de toutes les régions du corps; il se rend ensuite dans les troncs dont il a été parlé plus haut, et est versé par eux dans la veine sous-clavière droite, où il se met pour la première fois en contact avec le sang. Il se distingue d'abord dans le torrent circulatoire, mais bientôt élaboré convenablement, il change de nature et prend toutes les qualités du sang.

De la Circulation.

Le sang, la lymphe et le chyle parcourent les vaisseaux qui leur sont propres, en vertu d'un mouvement que l'on connaît sous le nom de *circulation*. Ce mot, pris dans une acception plus resserrée, désigne le cours du sang qui se fait du cœur à toutes les parties du corps et de toutes ces parties au cœur. *Définition.*

La circulation commence avec la vie. Elle est le premier signe de la force qui organise, soit dans le fœtus le plus rapproché de l'époque de la conception, soit dans les productions organiques que les maladies engendrent.

L'appareil de la circulation sanguine comprend le cœur, les artères, les capillaires sanguins et les veines. *Appareil de la circulation.*

Le cœur, muscle creux, renfermé dans *le péricarde*, est situé dans la poitrine, entre les *Le cœur.*

poumons et au-dessus du diaphragme sur lequel il est obliquement couché. Sa forme est celle d'un cône, dont la pointe dirigée en bas, en avant et à gauche, répond à l'intervalle de la sixième et la septième côte. On aperçoit sur sa face externe des sillons longitudinaux, transversaux et obliques qui logent des vaisseaux sanguins et des nerfs.

Ses cavités. Ses cavités intérieures sont au nombre de **Ses ventricules.** quatre : deux inférieures ou *ventricules*, distingués en droit ou *pulmonaire*, et en gauche ou *aortique*; deux supérieures appelées *oreil-* **Ses oreillettes.** *lettes*, distinguées aussi en droite et gauche. Chacune de ces dernières cavités communique avec le ventricule correspondant par une ouverture arrondie dont le contour est garni **Ses valvules.** d'une *valvule*. Du côté droit, cette valvule porte le nom de *mitrale*, parce qu'elle a deux appendices ; du côté gauche, elle s'appelle *tricuspide*, parce qu'elle en a trois.

L'intérieur des cavités du cœur est tapissé par une membrane lisse qui se continue avec la membrane interne des artères et des veines. C'est elle qui forme les valvules. La surface externe du cœur est recouverte par le feuillet séreux du péricarde.

Son tissu charnu. Entre ces deux membranes existe le parenchyme du cœur, dont la nature est évidemment musculeuse. Ses fibres sont tellement rapprochées, qu'on ne peut en aucune manière en apercevoir l'arrangement intime. Ce parenchyme est épais et compacte dans les parois des ventricules, dans l'intérieur désquels il forme un grand nombre de faisceaux diversement dirigés, connus sous le nom de *colonnes charnues du cœur*. Il est beaucoup plus mince et plus rare dans les oreillettes.

Le *péricarde* est une membrane fibro-séreuse, qui renferme le cœur, l'assujétit dans sa position, et l'empêche de suivre complétement les diverses inclinaisons du corps. Il est formé de deux couches : l'une, externe, *fibreuse*, se continue avec l'aponévrose moyenne du diaphragme ; l'autre, interne, *séreuse*, envoie sur le cœur un prolongement duquel la surface de ce viscère tient son aspect lisse et luisant.

L'*artère pulmonaire* naît de la base du ventricule droit ou pulmonaire. A l'origine de cette artère se remarquent trois replis membraneux de forme *semi-lunaire* ; ce sont les *valvules sigmoïdes*, dont le bord libre est toujours dirigé du côté de la route que le sang doit suivre. A sa naissance, l'artère pulmonaire est placée au-devant de l'aorte, mais bientôt elle passe derrière et gagne la concavité de sa courbure ; là, elle se partage en deux branches qui embrassent les bronches et pénètrent dans les poumons, où elles se ramifient à l'infini.

L'artère aorte.

De la base du ventricule gauche sort l'artère *aorte*, qui présente aussi trois valvules sigmoïdes à sa sortie du cœur : elle se dirige d'abord en haut et à droite, puis en bas et à gauche, en décrivant une courbure qui se termine au niveau de la seconde vertèbre dorsale. Elle descend ensuite le long de la partie latérale gauche du corps des vertèbres; traverse le diaphragme, et se termine en se bifurquant à l'endroit où la quatrième vertèbre lombaire s'unit à la cinquième.

Divisions de cette artère.

Les troncs principaux fournis par l'aorte sont :

1°. Près de sa racine, les deux artères *coronaires*, qui vont se distribuer dans la substance du cœur ;

2°. De la convexité de sa courbure, trois gros troncs qui sont, l'artère *innominée*, d'où sortent *la carotide* et *la sous-clavière droite*, l'artère *carotide primitive gauche*, et *la sous-clavière* du même côté. Ces trois artères comprises sous la dénomination commune d'*aorte ascendante*, se ramifient au col, à la tête et aux membres supérieurs ;

3°. Dans la poitrine, l'aorte donne les *intercos-*

tales et de petits rameaux qui se distribuent aux bronches, à l'œsophage, au médiastin postérieur et au péricarde ;

4°. Dans l'abdomen, elle fournit les branches nombreuses destinées aux viscères digestifs, et les petites artères lombaires.

Les iliaques primitives résultent de la bifurcation de l'aorte ; elles longent le détroit supérieur du bassin dans la cavité duquel elles envoient, chacune de leur côté, une branche appelée *hypogastrique* ou *iliaque interne*. Ensuite elles sortent du bassin par l'arcade crurale, sous le nom d'*iliaque externe*, et vont enfin se perdre dans les membres inférieurs.

Deux veines considérables, *les veines caves supérieure* et *inférieure*, aboutissent à l'oreillette droite ; la première suit l'aorte ascendante, la seconde, l'aorte descendante.

L'oreillette gauche reçoit les quatre *veines pulmonaires*.

Les veines prennent leur origine dans toutes les parties où les artères ont étendu leurs ramifications. Leur volume va toujours croissant jusqu'au cœur. Les ramuscules s'anastomosent pour former des rameaux ; ceux-ci se réunissent pour former les branches, et les branches par leur réunion composent les troncs principaux dont il vient d'être question.

Les vaisseaux capillaires. Entre les dernières ramifications artérielles et les premiers radicules veineux, existent les vaisseaux capillaires, qui diffèrent des précédens par leur structure et leur vitalité.

Du sang. Le *sang* est un liquide rouge dont les artères, les veines et les capillaires sont remplis. On ne peut déterminer au juste la quantité ni la proportion de ses principes constituans.

Analyse spontanée du sang. Exposé à l'air libre, et en repos dans un vase, il perd son calorique, qui entraîne en se dégageant, une vapeur aqueuse, d'une odeur particulière, connue de quelques auteurs sous *Aura vitalis.* le nom de *aura vitalis*. A mesure qu'il se refroidit, il se partage en deux portions : l'une, fluide, aqueuse, jaunâtre, d'une consistance un peu plus grande que celle de l'eau, contenant de l'alumine et de la gélatine qui s'y trouvent dans un état de solution aqueuse ; *Sérum.* c'est *le sérum*, dont la couleur jaunâtre est produite par une petite quantité de *cruor*, qu'elle a entraînée en se séparant du coagulum. La saveur salée du sérum dépend de la soude, des phosphate et muriate de soude et de chaux, et du nitrate de potasse qu'il tient en dissolution.

Coagulum. L'autre portion du sang est *le coagulum*, substance solide et rouge que le sérum tient en solution dans l'état ordinaire. Elle se sépare par *la lixiviation* en deux parties : l'une est blanche, plastique et présente tous les caractères de la fibrine, qui en forme effectivement la base; l'autre, qui est *le cruor* ou la partie colorante, est rouge, de nature albumineuse, et contient de la soude et du phosphate de fer avec excès de base.

Cruor.

La *circulation* a été comparée avec raison à un cercle; elle n'a ni commencement ni fin. Cependant, pour mettre de la clarté dans l'examen de ses phénomènes, il convient de la supposer commençant à l'endroit où le plus grand effort d'impulsion a lieu; c'est-à-dire au cœur.

Circulation en général.

Le sang rapporté de toutes les parties du corps par les veines caves, et de la substance du cœur par les veines coronaires, est versé dans l'oreillette droite; celle-ci le chasse dans le ventricule droit, qui à son tour le pousse dans l'artère pulmonaire, d'où il se répand dans les capillaires du poumon. Mis en contact avec l'air dans ces viscères, sa couleur noire foncée se change en un rouge rutilant; après quoi il est repris par les radicules veineuses, qui se réunissent en rameaux et en branches, et qui le versent dans l'oreillette gauche par les quatre veines pulmonaires. De l'oreillette gauche, il passe dans le ventricule

Dans les cavités droites du cœur.

Dans l'artère pulmonaire.

Dans les cavités gauches du cœur.

de ce côté, qui le chassant avec force dans l'artère-aorte, l'oblige à parcourir toutes les divisions de cette artère jusqu'aux vaisseaux capillaires auxquels elles aboutissent. Dans ce second trajet, le sang subit une altération inverse de la première. De rouge et écumeux qu'il était, il devient noir, et plus fluide; en un mot, il acquiert les qualités du sang veineux. Dans cet état il parcourt le système veineux qui le verse par les veines caves dans l'oreillette droite, d'où nous l'avons fait partir.

Il résulte de ce qui vient d'être dit, que le cœur est le mobile principal de la circulation artérielle. Son action est telle, que la dilatation ou *diastole* a lieu dans les deux ventricules, en même temps que la contraction ou *systole* a lieu dans les deux oreillettes; en sorte que les artères pulmonaire et aorte reçoivent le sang des ventricules, lorsque les veines caves et pulmonaires versent dans les oreillettes celui dont elles sont remplies.

Il faut observer que pendant la contraction des cavités du cœur la rétrogradation du sang est empêchée par le redressement des valvules qui font alors l'office de *soupapes*.

Les mouvemens partiels du cœur et l'effort du redressement de la crosse de l'aorte, déterminent la secousse totale de ce viscère, laquelle devient sensible au toucher par le choc que sa pointe produit entre la 6ᵉ et la 7ᵉ côte.

L'impulsion que le sang a reçue de la part du ventricule gauche, se communique de proche en proche à toutes les colonnes du même liquide contenues dans les divisions de l'aorte. Les courbures de celles-ci tendent à se redresser. Leurs parois légèrement écartées, réagissent sur le liquide; ce qui, joint à la résistance au déplacement, que les artères trouvent dans les parties voisines, produit le *pouls artériel* ou le *pouls* proprement dit. *(Mécanisme de la circulation dans les artères. — Du pouls.)*

Cet effet de la circulation est surtout apparent aux endroits où les artères superficielles ne sont séparées des os que par très peu de parties molles; ainsi qu'on l'observe à l'artère radiale et à l'artère labiale.

Les causes qui ralentissent la circulation sont : 1°. l'éloignement du sang de son centre d'impulsion; 2°. la division successive des artères qui est accompagnée d'une augmentation réelle dans la capacité totale du système artériel; 3°. l'étendue plus grande des surfaces de frottement; 4°. les flexuosités plus considérables des branches artérielles; 5°. enfin, les anastomoses qui deviennent plus fréquentes à mesure que les artères sont plus petites. *(Causes qui ralentissent le cours du sang dans les artères.)*

Parvenu dans le système capillaire, le sang

Mécanisme de la circulation dans les vaisseaux capillaires.

a perdu sa vélocité. Il ne circule plus qu'en vertu de l'action tonique des parties, et il serait très sujet à engorger ses vaisseaux, si ceux-ci ne lui offraient par leurs anastomoses de nombreux débouchés. Au reste, cette *circulation capillaire* varie dans les diverses parties, suivant leur structure intime et le degré actuel de leur vitalité.

Passage du sang des capillaires dans les veines.

Le passage du sang des vaisseaux capillaires dans les veines, se fait par l'action tonique des premiers, lorsque les vaisseaux exhalans et sécrétoires y ont puisé les divers matériaux de leurs fonctions.

Mécanisme de la circulation dans les veines.

La marche du sang dans les veines est très lente. Il n'existe point ici d'organe d'impulsion. Les contractions lentes des capillaires, et la réaction des parois des veines sont les premières causes de son mouvement. D'autres causes tendent à faciliter son cours et à accélérer sa marche.

Causes qui favorisent la circulation veineuse.

Ces causes sont : 1°. l'existence des valvules qui divisent les colonnes du sang ; 2°. l'élasticité des parois veineuses ; 3°. la rectitude des veines, qui est en opposition avec les flexuosités observées dans les artères ; 4°. le rétrécissement successif de la capacité totale du système veineux par la réunion des rameaux en branches et de celles-ci en troncs ; 5°. les battemens des artères voisines ; 6°. enfin, la con-

traction des muscles entre lesquels les veines
sont placées.

La progression mécanique du sang n'est pas
le but unique de la circulation. Elle a d'autres
usages bien plus importans. C'est par elle,
1°. que le sang apporte dans tous les organes,
les élémens de leur nutrition; 2°. que les matières
qui sont devenues étrangères à notre organisation, rentrent dans la masse du sang pour être
ensuite expulsées par les différens émonctoires;
3°. que le sang se met en contact avec l'air pendant la respiration, et qu'il recouvre les qualités que lui avait fait perdre le travail de la
nutrition. *Usages gé-néraux de la circulation.*

La circulation n'est pas la même partout;
elle est subordonnée dans les différens tissus à
leur vitalité propre et à leur organisation intime. Devenue plus active dans quelques organes, tels que la verge, le clitoris, l'iris, etc.
elle y produit une turgescence momentanée qui
les rend propres à remplir leurs fonctions. *Différences de la circu-lation dans les tissus.*

De la Respiration.

La respiration est une fonction par laquelle
l'air entre dans la poitrine par l'inspiration,
y séjourne pour révivifier le sang, et en sort
ensuite par l'expiration. *Définition de la respi-ration.*

C'est une des fonctions les plus essentielles

à la vie. Elle commence aussitôt après la naissance ; son trouble ou sa suspension compromet l'existence, et la mort est l'effet inévitable de sa cessation.

Appareil respiratoire. L'*appareil respiratoire* comprend deux sortes d'organes : les uns sont accessoires, tels que les os, les cartilages, les muscles et les membranes des parois du thorax ; les autres sont essentielles : tels sont la trachée artère, les bronches et les poumons.

Le thorax. Le *thorax* ou la poitrine est communément considéré comme une espèce de cage osseuse et cartilagineuse. Sa forme approche de celle d'un cône aplati en avant et en arrière, arrondi sur les côtés et dont la base, située en bas, est obliquement coupée de haut en bas et d'avant en arrière, tandis que son sommet est tronqué et oblique en sens inverse.

Les os de la poitrine sont : en arrière, les douze *vertèbres dorsales ;* en avant, le *sternum,* et sur les parties latérales, les côtes, distinguées en *vraies* ou *sternales,* et en *fausses* ou *asternales.*

Des ligamens et des cartilages articulaires unissent les côtes aux vertèbres. Le sternum s'articule avec les côtes par d'autres cartilages dont la nature est différente des premiers : on les appelle *cartilages des côtes.*

Parmi les muscles de la poitrine, les uns sont nommés *inspirateurs*, eu égard à leurs usages ; ce sont les scalènes, les sous-claviers, les grands dentelés, les pectoraux, les grands dorsaux, les dentelés postérieurs supérieurs, les intercostaux, le diaphragme, etc. *(Les muscles inspirateurs.)*

Les autres servent à l'expiration et sont nommés *expirateurs* pour la même raison : tels sont les petits dentelés postérieurs inférieurs, les triangulaires du sternum et les muscles qui, du bassin viennent s'insérer au sternum ou aux côtes, comme les muscles droits et obliques du ventre, etc. *(Les muscles expirateurs.)*

Le *diaphragme* est le plus puissant moteur de la respiration ; il est obliquement tendu à la partie inférieure du thorax, qu'il sépare à lui seul de la cavité abdominale. Ses parties latérales, charnues, sont courbées de manière que leur face supérieure est convexe, et leur face inférieure, concave ; sa partie moyenne, ou *centre aponévrotique*, ressemble à un trèfle dont le pédicule serait remplacé par une échancrure. Des parties latérales de cette échancrure partent les deux *piliers* du diaphragme, qui sont formés de faisceaux charnus et de quelques fibres tendineuses. *(Le diaphragme.)*

La *trachée-artère* fait suite au *larynx* ; c'est un conduit formé de segmens cartilagineux *(La trachée-artère et les bronches.)*

terminés postérieurement et réunis entre eux par une membrane de nature *fibreuse*, et tapissés intérieurement par une membrane mu - queuse, qui est un prolongement de celle de la bouche. La trachée-artère s'étend de la partie moyenne du col à la poitrine, où elle se bifurque pour former les *bronches* ; celles - ci se rendent aux poumons, où elles se divisent et subdivisent à l'infini.

Les poumons. Les *poumons* remplissent les deux cavités du thorax. Celui du côté droit présente trois *lobes;* le gauche n'en a que deux. Les vaisseaux et les nerfs pulmonaires et bronchiques et les conduits aériens pénètrent dans ces viscères par leur partie supérieure interne, appelée *racine du poumon.*

Les plèvres et les médiastins. Les *plèvres* sont deux membranes séreuses qui recouvrent d'une part la face interne du thorax (*plèvre costale*), et de l'autre tapissent les poumons et les principaux vaisseaux de la poitrine (*plèvre pulmonaire*); elles s'adossent l'une à l'autre au milieu du thorax, et laissent en avant et en arrière de cet adossement des intervalles connus sous le nom de *médiastins antérieur* et *postérieur.*

De l'air *L'air* est l'aliment naturel de la respiration : c'est un gaz composé de 0,78 d'azote, 0,21 d'oxigène et 0,01 ou 0,02 d'acide carbonique.

Il environne notre globe en formant autour
de lui une couche plus au moins épaisse, appelée *atmosphère*. Celle-ci est, en quelque sorte,
un vaste récipient où se mélangent les émanations nombreuses que la chaleur dégage des
trois règnes de la nature.

L'*inspiration* est le premier acte de la res- Mécanisme
piration. Dans ce mouvement, les côtes s'élè- de l'inspira-
vent et s'éloignent de l'axe de la poitrine. Elles tion.
éprouvent en même temps une torsion qui
dirige en haut leur face externe et en dehors
leur bord inférieur. Le sternum exécute un
mouvement de bascule qui porte son extrémité inférieure en avant et en haut. Les côtés
charnus du diaphragme se contractent, s'abais-
sent et refoulent en avant et en bas les viscères abdominaux. La cavité pectorale acquiert ainsi de l'amplitude ; les poumons contigus à ses parois, obéissent à ce mouvement,
et l'air s'y précipite par son propre poids,
échauffé et humecté en passant par la bouche,
les fosses nasales et la trachée-artère.

L'air ainsi répandu dans le tissu pulmo- Phénomè-
naire y séjourne pendant quelques secondes, nes chimi-
et se met en contact presqu'immédiat avec le ques de la
respiration.
sang noir ou veineux dont il opère la conversion en sang artériel, qui est rouge vermeil
et écumeux.

Hypothèse des chimistes.

Ce changement est-il dû à une opération chimique instantanée dont les poumons seraient, en quelque sorte, le *laboratoire?* ou bien dépend-il de l'exhalation des matières hétérogènes dont le sang s'est chargé dans le cours de la circulation, et de l'absorption par les lymphatiques, de l'oxigène fondu dans les mucosités des bronches?

Hypothèse des physiologistes.

Dans cette dernière hypothèse, l'oxigène serait déposé par les lymphatiques dans les veines, pour se mêler au sang noir, d'où il serait porté derechef dans le parenchyme des poumons, pour sa combinaison plus intime avec le sang, et de là dans toutes les parties du corps, dans lesquelles il concourrait au développement de la chaleur et à l'entretien de la vie.

Cette opinion compte en sa faveur l'autorité de Haller et de M. Chaussier. On peut sans prévention, l'adopter, parce qu'elle est appuyée sur des recherches approfondies, et que d'ailleurs elle est justifiée par l'application des lois générales de la nature vivante.

Mécanisme de l'expiration.

L'*expiration* s'effectue par le relâchement du diaphragme et des muscles élévateurs des côtes; celles-ci retournent à leur place naturelle, en obéissant à leur élasticité propre et à celle de leurs cartilages. Les espaces intercostaux se rétrécissent; le diaphragme remonte, et les parois du thorax comprimant les poumons de toutes parts, forcent ces viscères à se débarrasser de l'excédant de l'air consommé dans le travail respiratoire.

L'air expiré entraîne avec lui l'eau et l'acide carbonique dont le sang était surchargé. Il a perdu alors huit ou dix centièmes d'oxigène ; l'azote reste dans la même proportion, et l'acide carbonique paraît remplacer à peu près la perte de l'air vital. On trouve encore dans l'air expiré une petite quantité d'hydrogène, une vapeur aqueuse plus ou moins abondante, appelée *transpiration pulmonaire*, enfin des matières animales incoërcibles, capables de vicier l'air où elles se répandent.

Nature de l'air expiré.

L'expiration est séparée de l'inspiration suivante par un intervalle qui est à peu de chose près égal en durée à l'inspiration et à l'expiration réunies. C'est pendant ce repos des organes extérieurs que se continuent l'élaboration et l'absorption de la petite quantité d'air échappée à l'action expiratoire et restée en réserve dans les lobules du poumon.

Intervalle de l'expiration à l'inspiration.

Il est certains phénomènes accessoires à la respiration, parmi lesquels les uns sont liés à l'inspiration dont ils sont la cause ou l'effet. Tels sont l'odoration, le bâillement et la succion : d'autres se rattachent à l'expiration ; tels

Phénomènes dépendans de la respiration.

6

sont la voix, la parole, l'éternument; d'autres enfin, mettent en jeü ces deux mouvemens; de ce nombre sont le hoquét, le rire, le sanglot, etc.

Des Sécrétions.

Définition. On entend par *sécrétion* en général, la *confection* d'un fluide dont les matériaux sônt pris dans la masse du sang.

Division des fluides sécrétés. Les fluides sécrétés ont trois destinations différentes : 1°. Les uns restent dans l'intérieur du corps (fluides *récrémèntitiels*); 2°. les autres sont *excrétés* ou chassés au dehors (fluides *excrémentitiels*); 3°. d'autres enfin sont en partie excrétés et en partie conservés dans l'économie (fluides *récrément-excrémentitiels*).

Division des sécrétions. D'après la considération de leurs appareils, les sécrétions sont divisées, 1°. en sécrétion simple ou *perspiration*, laquelle a lieu dans le tissu cellulaire et dans les membranes séreuses, muqueuses, synoviales et cutanées; 2°. en sécrétion *folliculaire*, dont les follicules muqueux et sébacés sont le siége; 3°. en sécrétion *glandulaire*, qui s'opère dans les glandes dites *conglomérées*.

1°. Perspiration ou exhalation. 1°. La *perspiration* ou *l'exhalation* est une sorte de transsudation vitale de fluides existans presque tout, formés dans le sang, et que fournissent presque immédiatement, les ca- pillaires artériels par l'intermède des *exhalans*. L'humeur qui en résulte reste à l'état liquide. dans les parties profondes; elle passe ordinai- rement à l'état de vapeur sur les membranes exposées au contact de l'air.

La perspiration prend à la peau et au pou- mon le nom de *transpiration*. On l'appelle *in- sensible* lorsque le fluide est vaporisé de suite (1). Lorsqu'il est condensé en goutelettes, sur la peau, il prend le nom de *sueur*. L'élévation de la température de l'atmosphère, l'exercice, les boissons chaudes prises avec excès, don- nent lieu à ce dernier effet.

Les transpirations pulmonaire et cutanée se suppléent réciproquement; de telle sorte que dans un air froid et humide, par exemple, la première est augmentée, tandis que la se- conde est diminuée; et *vice versâ*. La même sympathie existe entre ces deux sécrétions et les sécrétions des appareils digestif et uri- naire.

Les nombreuses expériences des physiolo-

(1) L'existence de la transpiration insensible se prouve facilement par la couche humide que l'application des doigts ou l'expiration déposent sur les corps polis et froids, tels que les glaces et le marbre.

gistes, et notamment de Sanctorius, ont prouvé que les fluides perspiratoires de la peau et du poumon formaient la partie la plus considérable de toutes les excrétions. La quantité et même la nature de ces fluides est, au reste, susceptible de varier d'après une foule de circonstances.

- Perspiration du tissu cellulaire. La perspiration dans *le tissu cellulaire*, donne naissance à deux fluides différens, qui sont la *graisse* et la *sérosité*.

De la graisse. La *graisse* varie par sa consistance et sa couleur, suivant les régions du corps où on la considère.

Plus abondante chez l'enfant et la femme, dans les tempéramens lymphatique et sanguin, et chez les peuples du nord, elle protège les organes, conserve la température du corps, diminue la susceptibilité nerveuse, entretient la souplesse des parties et fournit aux besoins de la nutrition.

De la sérosité. La *sérosité* du tissu cellulaire se rencontre partout où la graisse se trouve ; mais il est quelques endroits où elle existe isolément. Tels sont les paupières, le scrotum et les parties susceptibles de dilatation.

La sérosité donne au tissu cellulaire toute la souplesse et la laxité nécessaires aux mouvemens des organes que ce tissu environne.

Dans l'état de santé, son exhalation et son absorption se maintiennent en équilibre.

La *moelle* du canal des os longs est due à la perspiration de leur membrane médullaire. Quoique assez consistante par elle-même, elle est encore soutenue par les fibres et les lames de la substance réticulaire, qui en préviennent l'affaissement. *Perspiration du tissu médullaire. De la moelle.*

Le *suc médullaire* de la partie spongieuse des os, est un fluide oléagineux qui en remplit les cellules. *Du suc médullaire.*

Ces deux fluides paraissent avoir dans les os les mêmes usages que la graisse et la sérosité dans le tissu cellulaire.

L'exhalation ou perspiration qui a lieu à la surface libre des *membranes séreuses* et des *capsules synoviales*, donne naissance à un fluide essentiellement albumineux, qui permet aux différentes portions de ces membranes de glisser les unes sur les autres. *Perspiration des membranes séreuses et des capsules synoviales.*

Les *humeurs de l'œil* sont également préparées et fournies par leurs membranes propres et se rapprochent beaucoup, sous ce rapport, des fluides perspiratoires précédens. *Perspiration des humeurs de l'œil.*

2°. La *sécrétion folliculaire* a lieu, comme son nom l'indique, à la surface interne des *follicules* ou *cryptes* muqueux et sébacés. On en reconnaît deux espèces. *2°. Sécrétion folliculaire.*

Muqueuse. La première se remarque dans toute l'étendue des membranes muqueuses, où les follicules
sont tantôt isolés comme dans le canal digestif
et dans les voies aériennes, nasales, urinaires
et génitales; et tantôt groupés, comme à la
bouche où ils forment les *amygdales*, et dans
le larynx où ils sont rangés sur deux lignes dis-
posées en équerre. Peut-être même la glande
prostate ainsi que les glandes de Cowper, ne
sont-elles autre chose qu'une collection de follicules intimement unis.

Le fluide muqueux a l'aspect du blanc d'œuf.
Ses usages sont de lubréfier les surfaces qui
doivent livrer passage aux corps extérieurs ou
aux matières excrémentitielles, et de prévenir
l'irritation que pourrait produire le contact immédiat de ces matières.

Sébacée. La seconde espèce de sécrétion folliculaire,
moins générale que la précédente, est confiée
à des follicules enchâssés dans l'épaisseur de
la peau. Ceux-ci sont réunis dans les caroncules lacrymales, et rangés sur la même ligne
dans les *glandes de Meïbomius* qui garnissent
le côté interne du bord libre des paupières.
Ils sont séparés sur les côtés du nez, dans
le conduit auditif, au pourtour de l'anus et
sur les parties génitales externes.

L'humeur grasse et jaune que fournit cette

seconde espèce de follicules, est une sorte d'huile propre à oindre les parties et à prévenir les dangers du frottement.

3°. La *sécrétion glandulaire* se fait par le moyen des *glandes;* celles-ci sont placées au voisinage des appareils, aux fonctions desquels elles participent. Le volume des *glandes* n'est pas en rapport avec la quantité du fluide qu'elles doivent sécréter, mais bien avec la nature ou la composition de ce fluide.

Les *conduits excréteurs* des glandes sont tantôt uniques, comme on le voit à la parotide et au pancréas ; et tantôt multiples, comme dans les glandes lacrymales, et sublinguales. Le foie, les reins et les testicules, présentent, de plus, un réservoir pour la liqueur qu'ils sécrètent. Il est certains organes qui sont privés de conduits excréteurs, et dont les véritables usages sont encore ignorés ; de ce nombre sont le thymus, les capsules surrénales et la thyroïde.

Les artères des glandes abordent ordinairement à ces organes par leur base, et se divisent en plusieurs rameaux avant de pénétrer dans leur intérieur. Elles apportent en même temps les matériaux de nutrition et les élémens des sécrétions. Le foie fait cependant exception à cette règle générale.

Veines.   Les veines n'ont ici, rien qui mérite une attention particulière.

Nerfs.   Les nerfs émanent des deux *systèmes nerveux*. Dans certaines glandes, les nerfs de la vie animale prédominent sur ceux de la vie organique ; dans d'autres, le contraire a lieu.

Les sécrétions glandulaires peuvent être divisées, d'après la disposition de leurs appareils, en *simples* et en *composées*. Les premières comprennent les sécrétions *lacrymale*, *salivaire*, *pancréatique* et *lactée* ; les secondes les sécrétions *biliaire*, *urinaire* et *séminale*.

Sécrétion des larmes. Glande lacrymale.   *Sécrétion des larmes.* Cette sécrétion est opérée par une petite glande située dans la fossette externe de la paroi supérieure de l'orbite, et plongée dans la graisse molle et blanchâtre de cette cavité.

Les vaisseaux et les nerfs de cette glande y pénètrent par la partie postérieure de son contour. Ses canaux excréteurs, au nombre de sept à huit, sortent de sa partie antérieure, et percent la conjonctive de la paupière supérieure, pour verser les larmes au-devant de l'œil, sur lequel le clignottement les répand uniformément.

Excrétion des larmes.   L'air extérieur enlève une partie des larmes par l'évaporation. Le reste est aspiré par les *points lacrymaux*, qui sont les orifices tuberculeux des conduits du même nom. Les *conduits lacrymaux* portent les larmes dans le *sac lacrymal*, d'où elles passent par le *canal nasal* dans les fosses nasales, pour se mêler au mucus de ces cavités, dont elles entretiennent la fluidité.

Sécrétion de la salive. (Voyez ce qui en a été dit page 55.)

Sécrétion de la salive.

Sécrétion du fluide pancréatique. (Voyez ce qui en a été dit page 57.)

Sécrétion du fluide pancréatique.

Sécrétion du lait. Les mamelles, placées sur la poitrine, doivent leur forme à un corps glanduleux entouré d'un tissu cellulaire graisseux très abondant. Ce corps glanduleux est composé de lobules réunis par du tissu cellulaire, et des canaux *lactifères* qui se dilatent avant de s'ouvrir sur la convexité du mamelon.

Sécrétion du lait.

Glande mammaire.

On pense que, hors le moment de la *lactation*, le lait est déposé dans le tissu cellulaire, où il s'amasse, ainsi que dans les renflemens des canaux lactifères, jusqu'à ce que la succion exercée par l'enfant, en détermine l'évacuation.

Excrétion du lait.

Sécrétion de la bile. (Voyez ce qui a déjà été dit du foie et de la vésicule, page 57.)

Sécrétion de la bile.

Il n'est point encore prouvé que le foie puise séparément les matériaux de sa nutrition dans le sang rouge de l'artère hépatique, et ceux de sa sécrétion dans le sang noir de la veine-porte.

Doutes sur l'espèce de sang qui fournit la bile.

L'opinion de plusieurs physiologistes est que ces deux espèces de sang servent concurremment à la sécrétion de la bile et à la nutrition de l'organe.

Cours de la bile.

Quoi qu'il en soit, la bile sécrétée dans le foie en plus grande quantité pendant la digestion que dans toute autre circonstance, parcourt le canal hépatique, et vient se mêler avec la bile de la vésicule, dans le canal cholédoque, d'où elle est versée dans le duodénum.

Pendant le séjour des alimens dans cet intestin, la bile *hépatique* y est portée en totalité, ainsi que la bile *cystique*. Hors ce temps, il n'y passe qu'une très petite quantité de bile hépatique. La majeure partie reflue du canal cholédoque dans la vésicule, où elle devient plus amère, plus épaisse, et prend une couleur plus foncée par l'absorption de ses parties aqueuses.

Byle hépatique.
Byle cystique.

Sécrétion de l'urine. Les *reins*, placés sur les côtés de la colonne vertébrale et au-dessous du foie et de la rate, sont composés de trois substances : la première, externe, rougeâtre, *corticale ;* la seconde, moyenne, grisâtre, *tubuleuse ;* la troisième, interne, *mamelonnée.* Celle-ci est formée de petits tubercules arrondis en forme de *mamelons*, dont la base est entourée de petits *entonnoirs* ou *calices*

Sécrétion de l'urine.
Des reins.

membraneux qui se continuent avec le *bas-sinet*, partie évasée de l'uretère.

Une artère très courte et grosse se porte directement à la petite courbure du rein. La veine et les nerfs de cet organe n'ont rien de remarquable.

Les *uretères* s'étendent du rein jusqu'à la vessie. Ils descendent sur les côtés de la colonne épinière, entrent dans l'excavation du bassin, et gagnent les côtés de la vessie pour s'ouvrir sur les parties latérales du *bas-fond* de sa cavité.

Des uretères.

La *vessie* occupe l'excavation du bassin. Elle est placée derrière le pubis et au-devant du rectum, dont elle est séparée par la matrice chez la femme. Sa cavité présente en bas et en arrière l'orifice des uretères, en bas et avant l'ouverture de son *col*; celui-ci se continue avec le *canal de l'urètre*.

De la vessie. Rapports.

La vessie est composée d'une membrane interne, *muqueuse*, d'une moyenne, *musculeuse*, et d'une externe, *séreuse*, due au péritoine.

Et structure.

L'*urètre* est le canal excréteur de l'urine, et du sperme chez l'homme. Il s'étend depuis le col de la vessie jusqu'à l'extrémité de la verge, où il se termine par le *méat urinaire*. On distingue trois portions : la pre-

De l'urètre.

Ses trois portions.

mière, qu'on pourrait nommer *prostatique*, est entourée par la prostate ; la seconde, que l'on appelle *membraneuse*, est fortifiée par un tissu membraneux , sur lequel s'entrelacent quelques fibres tendineuses ; la troisième, que l'on appelle *spongieuse*, doit son nom à un tissu de même nom qui existe autour de lui.

Le tissu spongieux de l'urètre commence par un renflement appelé *bulbe* de l'urètre, et se termine en s'épanouissant, pour former le *gland*.

De l'urine. L'*urine*, sécrétée par la substance corticale du rein , élaborée par la substance tubuleuse, suinte de toute la convexité des mamelons

De son cours. dans les calices, d'où elle passe dans le bassinet , et de là dans l'uretère , qui la dépose dans la vessie. Son cours est favorisé, 1°. par là direction presque verticale de l'uretère ; 2°. par le battement des artères voisines; et 3°. par les mouvemens des intestins et du diaphragme.

Accumulée dans la vessie , l'urine y fait un séjour d'autant moins long qu'elle est plus irritante , et la membrane interne de cet organe plus sensible. Son évacuation définitive se fait par un mécanisme analogue à celui de l'excrétion des matières alvines.

De sa composition. L'urine est un fluide très composé, d'une odeur particulière et d'une saveur salée. Elle contient un grand nombre de substances acides, alkalines, salines et animales.

Les usages de l'excrétion urinaire sont d'entraîner au dehors l'excédant des liquides employés à la nutrition, et d'éliminer les molécules trop animalisées que les absorbans reprennent dans toutes les parties. *Usages de l'excrétion urinaire.*

Sécrétion du sperme. Les *testicules*, suspendus au milieu des bourses, ont une forme ovoïde, et sont d'un aspect lisse et luisant. Plusieurs membranes les recouvrent. On trouve, en procédant de l'extérieur à l'intérieur, 1°. le *scrotum*; 2°. le *dartos*; 3°. la tunique *érythroïde*; 4°. la tunique *vaginale*; 5°. enfin, la tunique *albuginée*, dans l'intérieur de laquelle est contenue la substance propre du testicule. *Sécrétion du sperme. Des testicules. Et de leurs membranes.*

La substance propre du testicule est composée de petits vaisseaux appelés *séminifères*. Ils se rendent tous dans le *corps d'Hygmore*. Celui-ci communique avec l'*épididyme*. Ces deux corps sont des parties différentes d'un même conduit. Le canal *déférent* qui leur fait suite, entre dans l'abdomen par l'anneau inguinal, en formant avec les vaisseaux et les nerfs du testicule, le *cordon spermatique*. Le canal déférent se sépare bientôt de ce dernier pour se porter derrière la vessie, en se rappro- *Structure propre. Corps d'Hygmore. Epididyme. Canal déférent. Cordon spermatique.*

chant du canal déférent du côté opposé. Il s'ouvre, d'une part, dans la vésicule séminale, et de l'autre, dans le canal de l'urètre, sous le nom de *conduit éjaculateur.*

Des vési-
cules sémi-
nales.

Les *vésicules séminales* sont deux petits réservoirs adossés l'un à l'autre, situés derrière le bas-fond de la vessie et dirigés de manière que leur base est tournée en haut et en dehors, et leur sommet en dedans et en bas, près la glande prostate. Leur cavité est partagée en plusieurs petites loges qui communiquent avec le canal déférent, comme il a été dit plus haut, et, de plus, avec l'urètre,

Conduit
éjaculateur.
Du sperme.
De son
cours.

par l'intermède du conduit éjaculateur.

Le *sperme* sécrété par les vaisseaux du testicule, passe successivement par le corps d'Hygmore, l'épididyme, et le canal déférent, qui le dépose dans les petites loges des vésicules séminales, où il est modifié par l'absorption de quelques-uns de ses principes.

La couleur jaune qu'on lui trouve constamment, lorsqu'on le recueille dans les vésicules séminales d'un cadavre, semble prouver qu'il n'entre qu'en petite quantité dans l'humeur dont la copulation provoque l'effusion.

De la Calorification.

La *calorification* est l'action par laquelle les corps organisés conservent leur chaleur propre au milieu des variations de température de l'atmosphère. Définition.

Le calorique est introduit dans notre corps avec les substances sur lesquelles s'exercent la respiration, l'absorption et la digestion. Origine du calorique intérieur.

La respiration est le plus puissant moyen de calorification. Introduit en grande quantité par cette voie, le principe de la chaleur circule avec le sang. Chaque partie le dégage et, pour ainsi dire, le sécrète elle-même.

Le feu extérieur ne contribue à la calorification qu'en s'opposant à la sortie du feu inté-rieur, et en entretenant la force tonique des organes ; force qui est nécessaire pour que cette espèce de sécrétion ait lieu. Action du calorique extérieur.

D'après cela, on voit qu'il faut admettre quelque différence entre le calorique intérieur ou *vital*, et le calorique extérieur ou *physique*.

La chaleur intérieure se soutient d'autant mieux, que l'activité vitale est plus grande et que les fonctions sont plus libres. Elle se répand uniformément dans toutes les parties, de telle sorte que celles qui en ont plus, en cèdent à celles qui en ont moins. Répartition du calorique vital.

Tempéra-
ture hu-
maine.

Le degré ordinaire de la température humaine est de 32 + o th. de Réaumur, et 40 + o th. centigrade.

Expulsion
du calorique
intérieur.

Les excrétions, en général, mais particulièrement les transpirations pulmonaire et cutanée, sont les voies par lesquelles s'échappe au dehors le calorique qui excède la quantité nécessaire. Ainsi, lorsque nous sommes plongés dans une atmosphère d'une température très élevée, les vaisseaux exhalans de la peau entrent en action, et la sueur qui en résulte entraîne avec elle une grande quantité de calorique. Une autre portion de ce principe est encore soutirée pour servir à l'évaporation de la sueur, conjointement avec le calorique de l'atmosphère.

Variations
de la tempé-
rature hu-
maine.

Certaines maladies font varier la température humaine, soit en plus, soit en moins. Il faut cependant remarquer que ces variations sont, souvent, moins réelles qu'apparentes, et qu'elles sont dues aux altérations de la sensibilité plutôt qu'à une diminution véritable ou à une augmentation de quantité du calorique intérieur. En effet, le thermomètre, dans tous ces cas, marque ordinairement à peu près le même degré.

De là Nutrition.

La *nutrition* est la fin commune de toutes les autres fonctions qui nous ont occupés jusqu'à présent.

De la nutrition.

Le chyle extrait des alimens, les substances puisées dans l'air atmosphérique, et celles qui ont été reprises dans diverses parties de l'économie, sont les matériaux de cette fonction. Tous ces matériaux sont portés dans le système circulatoire. Le sang les modifie, les altère et se les approprie, pour obvier aux déperditions continuelles qu'il éprouve. C'est dans cette métamorphose des substances étrangères en sang, que consiste véritablement la *san-guification*.

Origine de ses matériaux.

De la san-guification.

Les molécules nutritives n'existent pas toutes formées dans le sang, et ne présentent pas dans ce fluide tous les caractères qui les distinguent, lorsqu'on les examine dans le parenchyme des parties. Ainsi, l'albumine du cerveau, la géla-tine des cartilages, le phosphate calcaire des os, etc. sont le résultat d'un travail particu-lier à chacun de ces organes, qui en a dis-tingué dans le sang les matériaux, et qui les a sécrétés et identifiés à sa substance propre. Il n'y a donc pas d'unité dans la matière nutri-tive ; car dans cette unité représentée par le

Confection particulière des maté-riaux nutri-tifs.

7

chyle, d'après Hippocrate (1), sont renfermés une multitude d'alimens secondaires.

Séjour des matériaux nutritifs. Retenues dans les tissus, les molécules nutritives n'y restent stationnaires que pendant un temps déterminé. Ce temps est d'autant plus court que leur animalisation est plus avancée, et que la vitalité particulière de Leur résorption. l'organe est plus énergique. Résorbées ensuite par les vaisseaux lymphatiques, et rapportées dans le torrent de la circulation, elles peuvent servir à nourrir d'autres parties, différentes par leur nature, de celles d'où elles sortent, ou bien elles sont chassées au dehors par la voie des excrétions.

Rénovation perpétuelle due à la nutrition. Les deux mouvemens opposés dont se compose le travail de la nutrition, renouvellent sans cesse les organes, et au bout d'un certain temps, la totalité du corps a été changée. Cette rénovation universelle a été fixée par quelques auteurs à la révolution de sept années ; d'autres en ont abrégé le terme en ne le portant qu'à la période de trois ans.

Causes qui la font varier. Il est probable que l'époque en doit varier pour chaque organe, en raison de sa vitalité particulière, et pour le système général, en

______

(1) Il n'y a qu'un aliment, mais il y a plusieurs espèces d'alimens.

raison de l'âge , du sexe et d'une foule de circonstances. On conçoit, en effet, que la nutrition, qui, comme les autres fonctions, se trouve sous la dépendance immédiate des forces de la vie, ne doit pas présenter plus de constance qu'elles dans la marche et la durée des différens actes qui la composent.

L'accroissement du corps dans la jeunesse, l'embonpoint dans l'âge adulte, la consolidation prompte des plaies et des fractures dans ces deux âges, annoncent qu'à ces époques de la vie il y a une prédominance marquée du mouvement d'*exhalation nutritive* sur celui de l'absorption correspondante (1).

Un effet opposé a lieu dans la vieillesse, dans l'amaigrissement , dans l'atrophie ou dans l'ulcération lente et spontanée des organes.

Le mécanisme de la nutrition ne tombe pas plus sous les sens que celui des sécrétions :

[note marginale : Promptitude de la nutrition dans la jeunesse et dans quelques maladies.]

[note marginale : Lenteur de cette fonction dans la vieillesse.]

[note marginale : Son mécanisme.]

______

(1) Cette mobilité perpétuelle de la matière organisée, est prouvée par une expérience bien facile à répéter. On nourrit un animal avec de la garance, ses os se colorent en rouge. On cesse l'usage de ce végétal , les os reprennent leur teinte ordinaire. Le principe colorant accompagne, dans cette expérience , les matériaux ordinaires de la nutrition, qui obéissent au mouvement de composition et à celui de décomposition.

Les fibrilles des tissus sont trop déliées et les matières nutritives trop divisées lorsqu'elles y arrivent, pour qu'on puisse jamais découvrir si ces dernières sont apportées par les vaisseaux exhalans ou par les capillaires, ou bien si, par une sorte d'*affinité vitale*, les molécules nouvelles viennent se précipiter sur celles qui sont déjà fixées dans le *moule parenchymateux* qui forme la base de chaque organe.

Théories. Les théories les plus ingénieuses ont été inventées sur ce sujet, et, après un règne plus ou moins court, elles ont été renversées par de nouvelles hypothèses.

Des Fonctions de relation.

But de ces fonctions. Les fonctions de relation ont pour but de perfectionner l'intelligence de l'homme et d'établir ses rapports avec tous les êtres qui l'environnent.

Elles sont de trois sortes. Elles se composent 1°. des actions d'*impression*, qui comprennent toutes les sensations ; 2°. des actions de *combinaison*, lesquelles renferment les diverses fonctions cérébrales ; 3°. des actions d'*expression*. Telles sont la voix et la parole, la locomotion et les gestes.

Des Sensations.

On entend, en général, par sensation, toute *Définition.*
impression pénible ou agréable, qui résulte
de l'exercice de la sensibilité animale.

Les sensations ont leur siége 1°. dans les *Siéges des sensations.*
organes intérieurs, qui, comme il a déjà été
dit (page 47), transmettent au cerveau des
sentimens obscurs plus ou moins agréables
ou douloureux. Tels sont, par exemple, les *Sentimens intérieurs.*
sentimens que provoquent la faim et la soif,
et ceux qui résultent de la plénitude de l'estomac, de la matrice, de la vessie, etc.

2°. Dans les organes extérieurs ; ceux-ci, *Sensations proprement dites.*
au nombre de cinq, sont le siége des *sensa-*
tions proprement dites. Elles comprennent la
vue, l'ouïe, l'odorat, le goût et le toucher.

De la Vision.

La vision est la sensation qui nous fait dis- *Définition.*
tinguer par le secours de la lumière les qualités extérieures des corps.

L'*appareil* de la vision se compose de par- *Appareil de la vision.*
ties accessoires et de parties essentielles. On
met au rang des premières l'orbite, les sourcils, les paupières et leurs follicules sébacés,
la caroncule lacrymale, les voies lacrymales

et les muscles de l'œil. Les secondes comprennent les membranes, les humeurs, les vaisseaux et les nerfs qui constituent essentiellement le globe de l'œil.

L'orbite. L'*orbite* est une cavité osseuse qui a la forme d'une pyramide quadrangulaire, dont la base, située en avant, est coupée obliquement en dehors, tandis que le sommet est dirigé en arrière et en dedans. Elle contient une partie des voies lacrymales, le globe oculaire, les muscles, les vaisseaux et les nerfs qui se rendent à ce dernier, et enfin la graisse qui environne toutes ces parties.

Le sourcil. Le *sourcil* est une petite éminence arquée qui est placée au-dessus de la base de l'orbite. Les poils qui le garnissent modèrent l'intensité de la lumière, et arrêtent les corps étrangers qui tendent à tomber sur l'œil.

Les paupières. Les *paupières* sont des espèces de voiles mobiles tendus au-devant de l'œil. On les distingue en supérieure et inférieure. Fixées à la base de l'orbite, elles se réunissent par leurs extrémités pour former les *commissures*. Leur bord libre est surmonté par des poils roides, appelés *cils*, dont les usages sont les mêmes que ceux des sourcils.

Les follicules sébacés dont ce bord est garni du côté interne, et ceux qui composent la *caruncule lacrymale*, fournissent un fluide onctueux qui favorise les mouvemens des paupières et prévient l'effusion des larmes sur les joues.

Les paupières servent à intercepter la lumière et à suspendre volontairement la vision. Elles protègent l'œil et facilitent ses mouvemens.

Les *voies lacrymales*. (Voyez page 88.)

Les *muscles* renfermés dans l'orbite sont au nombre de sept ; savoir : les quatre muscles *droits*, distingués en élévateur, abaisseur, adducteur et abducteur ; les deux *obliques* ou rotateurs de l'œil, et le *releveur* de la paupière supérieure. Les muscles de l'œil.

Le globe de l'œil est logé dans la partie antérieure et interne de la cavité orbitaire ; il a la forme d'une sphère légèrement aplatie en plusieurs sens, et dont la partie antérieure se continuerait avec un segment de sphère beaucoup plus petite. Le globe oculaire.

On divise les parties qui forment cet organe en *membranes* et *humeurs*.

La première des membranes est la *conjonctive*. Elle est de nature muqueuse. Déployée à la face interne des paupières, elle se réfléchit sur le devant de l'œil, et forme vers son angle interne un pli triangulaire appelé *membrane clignotante*. La conjonctive.

La cornée transparente..

La seconde est la *cornée transparente*. Elle est enchâssée dans l'ouverture antérieure de la sclérotique, et formée de lames superposées. Sa nature est inconnue.

La sclérotique.

La troisième est la *sclérotique* ou *cornée opaque*, qui fait partie du système fibreux. Elle donne attache aux tendons des muscles droits et obliques de l'œil, et présente deux ouvertures : l'une, antérieure qui est occupée par la cornée transparente ; l'autre, postérieure qui donne passage au nerf *optique* et à l'artère *ophtalmique*.

La choroïde.

La quatrième est la *choroïde*, dont le tissu est imprégné d'une matière noirâtre, désignée par Bichat sous le nom de *fluide choroïdien*.

La rétine.

La cinquième est la *rétine*, membrane nerveuse qui se continue avec le nerf optique, dont elle est l'épanouissement, selon l'expression commune.

L'iris.

La sixième, enfin, est l'*iris*, sorte de diaphragme placé dans l'intérieur de l'œil. Sa circonférence adhère à la face interne de la sclérotique par le *ligament ciliaire* ; son centre est percé d'un trou connu sous le nom de *pupille*. Sa face antérieure est diversement colorée ; sa face postérieure donne attache à de petits appendices membraneux appelés *procès ciliaires*.

Ligament ciliaire.

Pupille.

Procès ciliaires.

Les humeurs de l'œil sont au nombre de *Les hu-*
trois, renfermées chacune dans une mem- *meurs de l'œil.*
brane propre : 1°. l'*humeur aqueuse*, qui est *Humeur*
placée dans la *chambre antérieure* de l'œil, *aqueuse.*
entre la cornée transparente et l'iris, et dans
la *chambre postérieure*, entre l'iris et le crystallin.

2°. Le *crystallin*, espèce de lentille diaphane *Crystallin.*
formée de couches concentriques, et d'autant
plus denses qu'elles s'approchent plus du centre de ce corps.

3°. Le *corps vitré*, qui occupe plus des trois *Corps vitré.*
quarts postérieurs de l'œil. Cette humeur est
d'une consistance plus grande que celle de
l'humeur aqueuse, et moins grande que celle
du crystallin.

La *lumière* est l'excitant particulier de la *De la lu-*
vision ; c'est un fluide ou principe subtil, lancé *mière.*
dans l'espace par le soleil et les étoiles fixes,
ou dégagé des corps terrestres par l'électricité,
la combustion, etc.

Elle est *directe*, lorsqu'elle arrive à l'œil *Directe.*
sans obstacle, et immédiatement du corps lumineux qui la produit ; *réfractée*, lorsqu'elle *Réfractée.*
a passé préalablement à travers un corps diaphane qui lui a fait perdre sa première direction ; et *réfléchie*, quand elle a été renvoyée *Réfléchie.*
par un plan opaque, sur lequel elle est tombée.

 La lumière marche en ligne droite. Sa vitesse est telle, qu'elle franchit soixante-douze mille lieues par seconde. Sa réflexion se fait toujours sous un angle égal à celui d'incidence. Sa réfraction varie en raison de la densité, de la combustibilité et de la figure du nouveau milieu.

 Réfractés par un prisme, les rayons lumineux se décomposent en sept couleurs primitives, appelées collectivement *spectre solaire*. Ces couleurs sont : le *rouge*, l'*orangé*, le *jaune*, le *vert*, le *bleu*, l'*indigo*, le *violet*. Leur réunion forme le *blanc*; de leur absence résulte le *noir*; de leurs combinaisons diverses naissent les couleurs secondaires.

 De tous les points d'un objet éclairé partent dés cônes de lumière dont la base s'appuie sur la cornée transparente. Afin de rendre plus intelligible l'explication du mécanisme de la vision, il faut supposer trois cônes : un pour le milieu de l'objet placé vis-à-vis de l'œil, et deux pour ses extrémités. Chacun de ces cônes a nécessairement trois rayons principaux, un central, qui en est l'axe, et deux autres qui en forment les côtés.

 Le rayon central du cône moyen est nommé *axe visuel* ou *optique*. Comme il arrive perpendiculairement sur la cornée, il traverse tout l'intérieur de l'œil et arrive à la rétine, sans avoir éprouvé aucune réfraction.

Les deux autres rayons, qui ont une direction oblique, sont réfractés et rapprochés du rayon central, en traversant la cornée, qui est convexe et dense. L'humeur aqueuse leur conserve cette première convergence. Ils franchissent la pupille, et passent à travers le crystallin, où ils éprouvent une convergence beaucoup plus grande que la première. Le corps vitré la leur conserve encore, et ils vont enfin tomber sur le même point de la rétine, où ils déterminent l'impression.

D'après ce qui vient d'être dit, il est clair que les rayons lumineux, au moyen desquels nous apercevons les corps, forment deux cônes, l'un extérieur, qui a son sommet à l'objet, c'est le *cône objectif*; l'autre intérieur, qui a le sien à la rétine, c'est le *cône visuel.*

Quant au rayon central des deux autres cônes, il subit, ainsi que leurs rayons latéraux, des réfractions très grandes, en raison de l'obliquité de leur incidence; de telle manière qu'ils se croisent au-delà du crystallin, se séparent et s'éloignent ensuite, pour, après cette décussation, aller frapper des points différens de la rétine.

Les physiciens, qui expliquent la vision par

la peinture d'une image au fond de l'œil, disent que les objets sont renversés sur la rétine, et que si nous les voyons droits, c'est que par le toucher nous avons insensiblement rectifié cette erreur (1).

Il paraît plus raisonnable de penser que cet effet tient à ce que nous rapportons l'impression au point de l'objet qui l'a fait naître.

L'impression d'un objet se fait sur les deux yeux à la fois, et cependant nous voyons les objets simples. Cela tient à ce que chaque axe optique tombe sur des points analogues des deux rétines, qui sont ainsi habituées à rapporter au cerveau une double impression, que cet organe juge comme si elle était simple.

Les deux axes optiques, en partant d'un objet éclairé, forment entre eux un angle d'autant plus grand, que l'objet est plus près de nous. Aussi dit-on que c'est par là mesure que nous faisons instinctivement de cet *angle*

visuel, que nous parvenons à juger des distances. Ce jugement, pour être exempt d'erreur, a besoin d'être confirmé et souvent rectifié par le toucher.

---

(1) La vision ne consiste pas plus dans la peinture d'une image au fond de l'œil, que l'audition ne dépend de la répétition des sons dans les anfractuosités de l'oreille interne,

Si les axes optiques ne tombent pas sur le Strabisme.
même point dans les deux rétines, il en résulte le *strabisme*.

Si le cône formé par la convergence des rayons qui traversent les humeurs de l'œil, se trouve n'è pas avoir son sommet précisément sur la rétine, il en résulte du trouble dans la vision. On appelle *myopie* l'état dans lequel, Myopie. à cause de la force réfringente trop considérable de l'œil, les rayons sont réunis avant d'être arrivés à la rétine. On emploie les lunettes à verres concaves pour corriger ce défaut.

On donne le nom de *presbytie* à l'état con- Presbytie. traire, c'est-à-dire à celui dans lequel les rayons tombent sur la rétine avant d'avoir pu se réunir. On y remédie par les verres convexes.

Lorsque les rayons lumineux sont trop in- Action de l'iris. tenses, ils affectent péniblement la rétine. Le tissu de l'iris, sympathiquement mis en action, se gonfle et resserre la pupille : le rétrécissement de cette ouverture, s'oppose au passage d'une partie des rayons.

Lorsque la lumière est très faible, l'iris se resserre, la pupille est dilatée et donne accès à un plus grand nombre de rayons, qui font alors sur la rétine une impression suffisante.

La vision nous donne les notions relatives Usage de la vision.

à la couleur, à la grandeur, à la forme, à la distance, et aux mouvemens des corps.

Elle ne se perfectionne que par une longue éducation du sens.

Les erreurs dans lesquelles elle nous fait tomber, sont rectifiées par le toucher, pour les corps qui sont à notre portée, et pour les autres, par l'habitude et le jugement.

De l'Audition.

Définition. L'*audition* est la sensation par laquelle nous acquérons la connaissance des qualités sonores des corps. Son appareil est divisé en trois par-

Appareil de l'audition. ties : 1°. l'*oreille externe*; 2°. l'*oreille moyenne* ou *cavité du tympan*; 3°. l'*oreille interne* ou *labyrinthe*.

L'oreille externe. L'oreille externe comprend l'oricule et le conduit auriculaire externe.

L'oricule. L'*oricule* est cette espèce de pavillon que l'on désigne communément par le nom simple d'oreille. Les éminences et les enfoncemens qu'elle présente à sa face externe, sont, en procédant d'arrière en avant, et de haut en bas, l'*hélix* et la *rainure de l'hélix*, l'*anthélix* et la *fosse naviculaire*, l'*antitragus* et la *conque*; au-devant de la conque est le *tragus*, et au-dessous le *lobule*, qui termine inférieurement l'oreille.

Trois muscles extrinsèques s'attachent à la face interne de l'oricule : ce sont les *auriculaires supérieur*, *antérieur* et *postérieur*, et cinq muscles intrinsèques qui sont bornés à chacune des éminences énoncées plus haut, et dont ils prennent les noms.

Le *conduit auriculaire* a son orifice au fond de la conque ; il se dirige obliquement d'arrière en avant, et dehors et en dedans ; son fond est bouché par la membrane du tympan ; il est en partie fibro-cartilagineux et en partie osseux ; la peau qui le tapisse est parsemée de follicules sébacés, d'où sort le *cérumen*.

La *caisse du tympan* est une cavité hémisphérique creusée à la face externe du *rocher* de l'os temporal. Elle est séparée du conduit auriculaire par la membrane du tympan. Ses parois, presque entièrement osseuses, sont percées de plusieurs trous : les plus remarquables sont, en arrière, l'*orifice* des *cellules mastoïdiennes* ; en avant, l'*orifice* de la *trompe d'Eustache* ; en dehors, la *scissure glénoïdale* ; en dedans, la *fenêtre ovale* et la *fenêtre ronde*. Ces deux dernières sont, dans l'état frais, fermées par la membrane fibro-muqueuse, qui se déploie dans la cavité du tympan.

La caisse du tympan contient quatre osselets articulés entre eux : ce sont le *marteau*,

Muscles des osselets. l'*enclume*, le *lenticulaire* et l'*étrier*. Trois muscles infiniment petits sont destinés aux mouvemens de ces osselets : deux appartiennent au marteau et un à l'étrier.

Le labyrinthe. Le labyrinthe comprend trois espèces de cavités qui existent dans l'épaisseur du rocher : ce sont, en arrière, les *canaux semi-circulaires ;* au milieu, le *vestibule ;* et en avant, le *limaçon.*

Son fluide. Ces trois cavités communiquent entre elles, et sont remplies d'un fluide particulier appelé *lymphe de Cotunni,* qui occupe aussi les *Ses aqué-ducs. aquéducs,* petits conduits osseux et membraneux qui aboutissent au vestibule et au limaçon.

Nerf acoustique. Le *nerf acoustique* entre dans le labyrinthe par le conduit auditif interne; il s'y répand en filets pulpeux, qui baignent dans la lymphe de Cotunni.

Vaisseaux de l'oreille. Les vaisseaux sanguins qui se distribuent aux trois parties de l'oreille, proviennent des artères et des veines des parties voisines.

Du son. Le *son* est l'excitant de l'audition. Il résulte des vibrations des molécules des corps, qui se succèdent de proche en proche jusqu'à l'oreille, où elles font naître l'impression. La percussion et le frottement subit des corps sonores en sont les causes productrices.

Les sons diffèrent entre eux par la force, le ton et le timbre.

La première différence tient à l'étendue des vibrations ; la seconde à leur nombre dans un un temps déterminé ; la troisième à la matière du corps qui les produit.

La propagation du son se fait en ligne droite, et avec une vitesse telle, qu'il parcourt dans l'atmosphère 170 toises par seconde. L'air en est le véhicule ordinaire ; cependant les corps solides, et même les liquides, peuvent encore servir à sa transmission.

Lorsqu'il rencontre quelque surface solide sur son passage, il est réfléchi sous un angle égal à celui d'incidence, ce qui donne naissance au phénomène qu'on appelle *écho*.

La connaissance de la structure de l'oreille ne conduit point, ou au moins que très imparfaitement, à l'explication claire du mécanisme de l'audition. Voici, cependant, de quelle manière les physiologistes s'en rendent compte.

Les *rayons sonores* qui tombent sur l'oricule, se rassemblent dans la conque, d'où ils passent dans le conduit auriculaire, qui leur conserve le degré d'intensité déjà acquis par leur réunion. Concentrés dans ce conduit, ils se propagent jusqu'à la membrane

8

Mouve-
mens de la
membrane
du tympan.

du tympan, dont ils déterminent l'ébranlè-
ment. Celle-ci se tend ou se relâche, suivant
que le son est aigu ou grave.

Et des osse-
lets.

L'ébranlement de la membrane du tympan
détermine l'agitation des osselets de l'ouïe, et
la vibration de l'air contenu dans la caisse et
dans les cellules mastoïdiennes. Au même
instant, une secousse est communiquée aux
parois osseuses de la caisse et aux petites membranes qui bouchent la fenêtre ronde et la fenêtre ovale; cette secousse est aussitôt reçue
par la lymphe de Cotunni, qui la transmet aux
filets du nerf acoustique, sur lesquels se produit enfin l'impression auditive.

Rapport
de l'ouïe
avec l'intel-
ligence.

Le sens de l'ouïe a reçu avec raison le nom
de sens de l'intelligence. Si les notions qu'il
nous donne sur les qualités physiques des
corps sont très légères, en revanche les connaissances morales qu'il nous fait acquérir
n'ont point de bornes. De concert avec l'organe vocal, à l'éducation duquel il préside, il
établit entre les hommes un commerce de pensées qui agrandit leur être moral, en mul-
pliant les ressources de l'intelligence.

De l'Odorat ou de l'Olfaction.

Définition
de l'odorat.

L'*odorat* est le sens par lequel nous recon-
naissons les odeurs des corps.

L'appareil olfactif comprend le nez et les Appareil.
fosses nasales.

Le nez est la partie externe de cet appa- Le nez.
reil ; il est principalement formé 1°. par deux
os propres, articulés ensemble ; 2°. par cinq
cartilages dont quatre, pairs, placés sur les
côtés, et un impair situé entre les ouvertures des narines ; 3°. par plusieurs muscles ;
4°. par la peau qui le revêt en dehors, et par
la pituitaire qui le tapisse en dedans.

Les fosses nasales occupent le milieu de la Les fosses
région profonde de la face. On leur distingue nasales.
six parois : une interne, droite, presque plane ; Parois.
une externe, oblique, où se remarquent les
trois *cornets*, que l'on distingue en *supérieur* Cornets.
moyen et *inférieur*, et les trois gouttières ou
méats qui les séparent ; une antérieure et une Et méats.
postérieure, qui offrent les ouvertures antérieures et postérieures des fosses nasales ;
une supérieure, étroite, que l'on appelle la
voûte, et une inférieure, très allongée, appelée le *plancher*.

C'est sur la paroi externe et la paroi supérieure que s'ouvrent les *sinus*, qui sont des
cavités accessoires aux fosses nasales.

Une *membrane fibro-muqueuse*, appelée *pituitaire*, se déploie dans toutes leurs parties,
qu'elle tapisse.

Nerf olfac-
tif.

Le *nerf olfactif* occupe la voûte ; ses filets , très déliés et très mols , sont logés dans des canalicules osseux ou dans des gouttières que la couche fibreuse de la pituitaire convertit en canaux.

Des odeurs.

Les *odeurs* sont des émanations subtiles, dégagées des corps par l'action de la chaleur, et dissoutes dans l'air atmosphérique. Le frottement, la dissolution , la combustion , etc. ne sont que des procédés pour appliquer le calorique propre à les faire naître.

Source des odeurs.

Les animaux fournissent très peu d'odeurs ; les végétaux en exhalent beaucoup et de très agréables ; c'est surtout pendant le temps que ces êtres se reproduisent, qu'ils en dégagent en abondance. Les minéraux ne donnent guère que des odeurs fortes et irritantes.

Théorie de l'olfaction.

L'air chargé de parties odorantes , et attiré par l'inspiration , passe dans les fosses nasales pour se précipiter dans les poumons. Dans ce trajet , la chaleur raréfie et *sublime* en quelque sorte les corpuscules odorans vers la voûte nasale , où les mucosités les enchaînent et les fixent sur les extrémités nerveuses, épanouies dans la pituitaire.

Lorsque les odeurs plaisent , la bouche se ferme ; on inspire seulement par le nez , où l'air entre par de petites secousses redoublées ;

l'expiration se fait par la bouche pour ne pas
troubler la sensation. Le contraire a lieu lorsque nous sommes au milieu d'un air impur et
altéré par des odeurs fétides.

L'odorat est un des sens dont les usages *Usages de l'odorat.*
sont les plus variés. Il nous flatte par l'impression agréable des odeurs ; il constate les
qualités respirables de l'air ; il précède le goût
dans l'exploration des alimens ; enfin, on connaît son influence sur le système nerveux,
principalement chez les femmes.

Du Goût ou de la Gustation.

Le *goût* est le sens qui reçoit l'impression *Définition.*
des saveurs ; il a été à bon droit nommé,
avec l'odorat, *sens chimique ;* en effet, l'un
et l'autre ne s'exercent que sur des molécules détachées de la substance des corps,
dont ils font en même temps connaître la
composition chimique.

La *langue*, organe principal du goût, est *Appareil. La langue.*
placée dans la concavité de la courbure du
bord dentaire inférieur ; sa face inférieure
donne attache au *frein* ou *filet ;* sa face supérieure, libre, est semée de *cryptes* muqueux et
de *papilles* variables par leur nombre et leur *Ses papilles.*
forme.

Les muscles de cet organe sont de chaque *Ses mus-cles.*

côté , le *stylo-glosse* ; le *génio-glosse* et l'*hyo-glosse* ; le *lingual* occupe le centre. Des vaisseaux et des nerfs considérables se distribuent dans ces muscles ; leurs dernières divisions se perdent dans la membrane muqueuse qui revêt la langue, et dans les papilles qui la surmontent.

Des sa-veurs.

Les *saveurs* sont aussi nombreuses et aussi variées que les odeurs ; et il est d'autant plus impossible d'en donner une bonne classification, que nous manquons de termes pour exprimer toutes les variétés des impressions sapides. La solubilité des corps est une condition nécessaire de la sapidité.

Théorie de la gustation.

Quoi qu'il en soit, la gustation s'opère lorsque les alimens, introduits dans la bouche, sont soumis à la mastication et dissous par la salive ; alors leurs molécules sapides agissent sur les papilles nerveuses, qui entrent en action et reçoivent l'impression.

La sensation du goût ne se développe donc que par l'application immédiate des corps sapides. L'exercice et l'habitude peuvent la perfectionner.

Usages de ce sens.

Le goût constate les qualités favorables ou nuisibles des alimens ; les jouissances qui sont attachées à son exercice, se concentrent dans l'organe ; l'ame n'en retient que peu ou point du tout le souvenir ; de-là l'attrait toujours nouveau qu'ont pour nous les alimens. Si on les recherche, c'est moins pour le plaisir qu'ils ont donné, que pour celui qu'ils promettent.

Du Tact et du Toucher.

Le *tact* donne la connaissance de certaines qualités physiques des corps, appelées *quali-tés tactiles*.

Du tact.

Toutes les parties du corps peuvent être accidentellement le *siége du tact* ; mais ses organes *naturels* sont la peau et les membranes muqueuses.

Son siége.

Les *qualités tactiles*, qui sont les excitans du tact, sont la température, la consistance, le volume et la forme des corps.

Des qualités tactiles.

La manière dont il s'exerce est on ne peut plus simple ; il suffit en effet, de l'application d'un corps plus ou moins solide sur quelque partie, pour déterminer cette sensation qui est aussi elle-même très-simple.

Mécanisme du tact.

Le *toucher* n'est autre chose que le tact per-fectionné. Tout organe très-sensible, et qui par sa conformation est susceptible d'embrasser les corps par le plus grand nombre de points possibles, est nécessairement un organe du toucher ; telles sont par exemple, les lèvres où il est très-développé, et le pli des articulations

Le toucher.

Son siége.

où il est plus faible en raison du défaut d'exercice.

La main. La *main* réunit ces conditions au plus haut
degré. En effet, les papilles nerveuses dont les
doigts sont garnis, le grand nombre d'articulations qu'on y remarque, et surtout la faculté
d'opposer le pouce aux autres doigts, en permettant à la main de varier sa forme à volonté,
lui donnent le moyen de mieux saisir les corps
et d'apprécier avec plus de délicatesse et de
précision les différentes nuances qui existent
dans leurs qualités *tactiles*.

Usages et rapports de ce sens avec la vue. Le toucher et la vue s'aident mutuellement
dans leurs actions. On touche ce qu'on ne
peut voir ; on regarde ce qui embarrasse ou
trompe le toucher.

Des fonctions cérébrales ou intellectuelles.

Ces fonctions, confiées au cerveau, sont
dirigées par le principe intelligent dont le mode
d'exercice et les opérations sont au-dessus de
toutes les spéculations de la physiologie et de
la psychologie.

De l'encé-phale. Le *cerveau* ou *encéphale* est le viscère le plus
volumineux et celui dont le parenchyme est le
Ses divi-sions. plus délicat. Il comprend : 1°. le *cerveau* proprement dit ; 2°. la moelle *allongée* ou *mésocéphale* ; et 3°. le *cervelet*. Ces trois parties con-

tinues entre elles sont renfermées dans la cavité du crâne. La *moelle épinière* ou *prolongement rachidien*, est une continuation du mésocéphale. Elle est logée dans le canal formé par les vertèbres.

La surface externe du cerveau est parsemée d'*anfractuosités* et de *circonvolutions* onduleuses ; dans son intérieur on trouve des cavités appelées *ventricules* dont les parois contiguës offrent des éminences et des enfoncemens de diverses formes.

Deux substances molles et pulpeuses composent le parenchyme cérébral, l'une extérieure, grisâtre, est nommée *corticale*, l'autre, intérieure, blanche, est nommée *médullaire*. Dans quelques points de l'organe, ces substances semblent se mélanger et se confondre. Substances du cerveau.

Des artères volumineuses apportent le sang au cerveau, elles se divisent à l'infini avant de pénétrer dans son tissu. Les petites veines qui en sortent sont dépourvues de valvules, elles dégorgent le sang dans des canaux fibreux appelés *sinus*. Ses vaisseaux.

Trois membranes enveloppent cet organe : la première, fibreuse, dite la *dure-mère* ou *menynge* ; la deuxième, séreuse, est l'*arachnoïde*; la troisième, cellulaire et vasculaire, est la pie-mère ou *menyngine*. Ses membranes.

Ses nerfs. C'est du cerveau, de la moelle allongée et de la moelle de l'épine, que naissent tous les nerfs *sensitifs* et *moteurs*, destinés aux différens organes de la vie animale. (*Voyez* page 29.)

Fonctions de l'intelligence. Les opérations de l'esprit, les passions et les volitions, composent toutes les fonctions de l'intelligence.

Les sensations transmises au *sensorium commune* par l'intermède des nerfs, déterminent une sorte de réaction cérébrale qui constitue *Perception.* la *perception*; alors la sensation est complète, et il en résulte une *idée*.

Cette réaction ne peut avoir lieu sans que le principe *pensant* ne se dirige en quelque sorte vers l'organe où s'est faite l'impression; de là *Attention.* naît l'*attention*, qui est la première condition de la perception, et sans laquelle les sensations ne pourraient se transformer en idées.

De la mémoire. On appelle *mémoire* la faculté de conserver et de se rappeler les sensations passées et les différens phénomènes intellectuels qu'elles ont produits.

Du jugement. Le *jugement* est la faculté d'apprécier les rapports qui existent entre toutes les parties d'une chose isolée, ou entre plusieurs choses *De la comparaison.* rapprochées. Son premier degré est la *comparaison*; lorsque celle-ci est soutenue et très *De la réflexion.* active, on lui donne le non de *réflexion*.

Une série de jugemens, conséquens les uns aux autres, porte le nom de *raisonnement*. Du raison-
nement.

La *raison*, ce principe des qualités morales et de la perfectibilité de l'esprit, n'est autre chose que le jugement, puisqu'elle consiste dans la faculté d'apprécier le bien et le mal de nos actions. De la rai-
son.

L'*imagination* est cette faculté qui nous rend aptes à créer des idées nouvelles, et à trouver des rapports inconnus entre les idées ou les faits déjà connus. De l'ima-
gination.

Tempérée par la réflexion et réglée par le jugement, l'imagination devient *génie*. On appelle ainsi cette faculté qui fait découvrir le *beau* dans les arts agréables, et le *vrai* dans les sciences exactes. Du génie.

Le *discernement*, le *talent*, etc. ne sont que des degrés de perfection dans les opérations mentales.

De toutes ces actions cérébrales, résultent des sentimens pénibles ou agréables.

Lorsque ces sentimens sont portés à un certain degré, ils prennent le nom de *passions*.

Les *passions* ont leur principe dans les sensations et dans les inclinations; elles s'accroissent avec le temps et se fortifient par l'habitude de s'y livrer. Des pas-
sions.

On les distingue, eu égard à leurs effets sur Distinguées
en irritantes

l'économie, en *excitantes*, comme la joie,
l'amour, et la colère; et en *débilitantes*, telles
que la tristesse et la crainte.

Sous le rapport de leurs degrés, les unes
sont fortes, comme l'amour et la joie ; les
autres sont douces, comme la pudeur, l'amitié, et l'espérance.

Chaque passion exerce une action sympathique sur quelque partie, dont les changemens
décèlent l'état de l'ame.

Ainsi, la face et les yeux rougissent ou pâlissent
dans la colère ; le front se colore dans la pudeur ;
les larmes coulent dans le chagrin ; les muscles
volontaires se contractent convulsivement dans
la colère ; ils sont, au contraire, inertes dans
la crainte et la frayeur ; tandis que les muscles
intérieurs, tels que le cœur, les intestins, la
vessie, éprouvent des spasmes qui donnent
naissance à divers accidens, etc. etc.

Les passions excitantes portent leurs atteintes sur les organes de la poitrine, où elles causent des mouvemens désordonnés.

Les passions débilitantes ou tristes affectent,
au contraire, les viscères de l'abdomen, qui
en éprouvent à la longue des lésions profondes.

Les passions fortes mettent souvent la raison
en défaut ; leurs excès rabaissent l'homme au-
dessous des espèces qui lui sont soumises.

L'*instinct* n'est point étranger à l'homme; De l'in-stinct. mais les progrès de sa raison en affaiblissent les conseils. Cette faculté guide les animaux dans la plupart de leurs actions, et leur donne, *ab ovo*, une plénitude d'instruction, pour tendre constamment vers tout ce qui leur est utile. C'est l'éducation qui perfectionne la raison; c'est la nature qui développe les facultés de l'instinct. Si les connaissances acquises par la raison n'ont point de bornes, celles qui sont données par l'instinct ne comptent point d'erreurs.

Les sensations, les actions de la pensée et De la volonté. les passions, donnent, en définitif, naissance à la *volonté*, qui est l'intention prononcée ou tout simplement le desir de faire ou de ne pas faire telle chose.

Les *volitions* ou les actes de la volonté se Des volitions. manifestent à l'extérieur par la locomotion, les gestes, la voix et la parole.

De la Locomotion.

On donne le nom de *locomotion*, en général, Définition. aux actions volontaires par lesquelles le corps se meut et se déplace, soit en totalité, soit dans quelques-unes de ses parties.

Les organes de la locomotion sont passifs Des organes de la locomotion. ou actifs. Les premiers sont les os; les seconds sont les muscles.

Du sque-
lette.

Les os forment, par leur assemblage, le squelette. On divise le squelette en tronc et

Sa division
en tronc et
en membres.

en membres. Le tronc comprend la tête, la poitrine, le bassin et la colonne vertébrale. Les membres sont distingués en supérieurs et en inférieurs.

La tête.

La *tête* est composée de vingt-deux os ; savoir : huit au crâne ; ce sont le coronal, les deux pariétaux, l'occipital, les deux temporaux, l'éthmoïde et le sphénoïde, et quatorze à la face, dont sept sont pairs. Tels sont les os propres du nez, les os unguis, malaires, maxillaires supérieurs, palatins et les cornets inférieurs des fosses nasales ; et deux sont impairs. Tels sont le vomer et la mâchoire inférieure.

La poi-
trine ou le
thorax.

La *poitrine* en contient vingt-cinq : sur les parties latérales sont placées les vingt-quatre côtes ; le sternum occupe la partie antérieure.

Le bassin.

Le *bassin*, quatre : antérieurement et sur les côtés, les deux os innominés ou os coxaux, postérieurement le sacrum et le coccyx.

La colonne
vertébrale
ou le rachis.

La *colonne vertébrale*, vingt-quatre : ce sont les vertèbres désignées par les noms numériques de première, deuxième, etc. La première est appelée atlas, la seconde axis, la septième proéminente.

Les mem-

Les *membres supérieurs* sont composés de

trente-deux os : on trouve à l'épaule l'omo-plate et la clavicule ; au bras, l'humérus ; à l'avant-bras, le radius et le cubitus ; au carpe, le scaphoïde, le semi-lunaire, le pyramidal et le pisiforme, sur la première rangée ; le tra-pèze, le trapézoïde, le grand os et l'os crochu, à la deuxième rangée ; au métacarpe, il y en a cinq désignés en premier, deuxième, etc. ; aux doigts il y en a quatorze, qui prennent le nom de phalanges. Le pouce n'a que deux phalan-ges ; les autres doigts en ont trois. *(bres supé-rieurs ou thoraciques.)*

On compte aux membres inférieurs trente os : à la cuisse, le fémur ; au genou, la rotule ; à la jambe, le tibia et le péroné ; au tarse, l'as-tragale, le calcaneum, le cuboïde, le scaphoïde et les trois os cunéiformes ; au métatarse, cinq os disposés comme à la main, ainsi que les quatorze phalanges des orteils. *(Les mem-bres infé-rieurs ou ab-dominaux.)*

Tous les os sont joints ensemble par quel-ques-unes de leurs régions. On appelle *articu-lation*, le mode d'union qui les rapproche. *(Des arti-culations.)*

Tantôt ils forment les uns avec les autres un tout solide, immobile dans ses parties, alors ils sont articulés par *synarthrose*. Telles sont les articulations des os de la tête. Tantôt ils sont mobiles dans le lieu de leur jonction. On nomme ces articulations *diarthrose*, quand les mouvemens sont très apparens, comme aux *(Synar-throse.)* *(Diarthrose.)*

Amphiar-
throse.

os des membres; et *amphiarthrose*, lorsqu'ils sont très obscurs, comme aux vertèbres.

L'étude des surfaces articulaires, de la disposition des ligamens et des tendons qui servent à affermir les articulations des os, est de la plus grande importance pour l'intelligence du mécanisme des mouvemens.

Il est également intéressant d'avoir une connaissance parfaite des courbures des os, de leurs saillies. ou *apophyses*, de leurs cavités, etc.

Des muscles.

Les *muscles* sont incomparablement plus nombreux que les os qui les soutiennent. Leur

Leur volume.

grosseur est en rapport avec leurs usages; ainsi les muscles les plus volumineux sont placés là où il y a une grande. résistance. à vaincre, et *vice versâ*. Leur forme est accommodée à la

Leur forme.

région qu'ils occupent : il y a des muscles *longs* aux membres, *larges* au tronc, *courts* à la main et au pied.

Leur action respective.

Eu égard à leur action respective, les muscles sont *congénères* ou *antagonistes*; sous le rap-

Leurs usages.

port de leurs usages, on les distingue en *fléchisseurs*, *extenseurs*, *élévateurs*, *abaisseurs*, etc.

La connaissance précise de la direction des muscles, de leur insertion aux os, de la direction et du nombre de leurs fibres, sont des données très essentielles pour la solution des problèmes qui se présentent dans la théorie des mouvemens.

La faculté contractile des muscles dépend de l'intégrité des nerfs et des vaisseaux qu'ils reçoivent. Les causes qui sollicitent leur action sont, dans l'état naturel, les déterminations de la volonté, et, dans d'autres circonstances, l'action du galvanisme ou d'autres stimulans physiques, chimiques ou pathologiques. *Contractilité musculaire.*

La contraction musculaire a lieu par le plissement transversal des fibres motrices sur elles-mêmes. Dans cette action le corps charnu du muscle, se gonfle, s'arrondit et devient plus court; alors le tendon, attiré vers le centre du muscle, entraîne l'os ou les autres parties auxquelles il s'insère, et le mouvement est opéré. *Contraction musculaire. Son mécanisme.*

Les os et les muscles servent concurremment à la *station*, aux *attitudes immobiles*, aux *mouvemens partiels* et à la *progression* du corps. *Usages des os et des muscles.*

Ces différentes actions s'exécutent d'après les lois de la mécanique, dont la théorie des leviers est un des principaux fondemens (1).

---

(1) On appelle *levier* une tige plus ou moins solide, à l'aide de laquelle une *puissance* peut, par le secours d'un *point d'appui*, vaincre une *résistance*.

On distingue trois genres de levier : dans le premier, le point d'appui est au milieu, la puissance et la résistance

De la sta-
tion.

La *station* est la position redressée qu'affecte le corps, lorsque les pieds reposent sur un plan solide plus ou moins fixe.

Disposi-
tions qui la
favorisent.

. Les principales conditions physiques de la station se trouvent dans la conformation et la structure de plusieurs parties. Tels sont, la forme pyramidale et les courbures alternatives de la colonne vertébrale; l'évasement du bassin, l'écartement des cuisses, la largeur du pied et son articulation à angle droit avec la jambe, etc.

Son méca-
nisme..
Levier.

La colonne solide représentée par ces diverses parties, est le *grand levier* de la station.

La tête, qui tend à s'incliner en avant, les membres supérieurs, les viscères thoraciques et abdominaux, qui pèsent sur la partie anté-

Résistance. rieure du rachis, forment la *résistance*, contre laquelle luttent sans cesse les muscles extenseurs du tronc et des membres inférieurs, que

Puissance. l'on considère comme la *puissance*. Le point

Point d'ap-
pui. *d'appui* existe dans les articulations des os de l'épine, du bassin et des membres inférieurs.

---

sont aux extrémités ; dans le deuxième, c'est la résistance qui est au milieu ; dans le troisième, c'est, au contraire, la puissance. La distance qu'il y a de la puissance ou de la résistance au point d'appui, s'appelle *bras de levier*. La grandeur respective du bras de levier de la puissance et de la résistance, détermine leurs degrés de force et de vitesse.

La station est assurée lorsque la *ligne de gravité* traverse directement le milieu des courbures de la colonne vertébrale, du bassin et des membres inférieurs, pour venir tomber dans l'espace intercepté par les deux pieds. Cet espace est appelé base de *sustentation*.

En quels cas la station est assurée.

Lorsque la ligne de gravité s'éloigne de sa direction habituelle, la chute est imminente; elle peut être prévenue : 1°. par le contre-poids qu'opèrent les membres supérieurs; 2°. par l'action musculaire. Elle devient inévitable quand la ligne de gravité s'est tout-à-fait écartée de ses limites, et que ni le poids des parties opposées à celles qui s'inclinent, ni même l'effort des muscles, ne peut rétablir l'équilibre perdu.

De la chute. Imminente.

Et inévitable.

La facilité de la station verticale, conciliée avec la marche sur deux pieds, assure à l'homme l'avantage qu'il a sur les animaux : 1°. de tirer un plus grand parti de ses sens, à cause de leur élévation et de leur direction en avant; 2°. d'employer ses membres supérieurs à des usages liés très directement à son industrie.

Avantages tirés de la station verticale:

Les *attitudes immobiles* sont celles qu'on prend par la position sur les genoux et par la position assise. Dans le premier cas, la ligne de gravité se porte en arrière, sur les deux jambes, et le tronc tend à s'incliner en avant;

Attitudes immobiles.

Sur les genoux.

de-là, la nécessité des appuis antérieurs, pour prévenir la fatigue des muscles postérieurs et la chute en avant. Dans le second cas, la ligne de gravité se dirige antérieurement sur les cuisses. Pour conserver son équilibre dans cette attitude, on est obligé de projeter le corps en avant, à moins qu'il ne soit soutenu en arrière par un appui solide.

La *marche* est le mode de progression le plus ordinaire. Elle a lieu toutes les fois que les membres inférieurs parcourent des espaces égaux et que les muscles se contractent tranquillement et sans secousse : les espaces franchis sont ce que l'on appelle le *pas*.

Dans la marche, tout le poids du corps est porté sur un des membres, resté immobile sur le sol, pendant que l'autre membre se fléchit dans toutes ses articulations, s'étend ensuite et se porte en avant, poussé par le tronc, qui ramène sur lui le centre de gravité. Le membre resté en arrière se meut de la même manière que le précédent, au-devant duquel il vient se placer; et ainsi de suite.

Le *saut* est dû au redressement subit et brusque de toutes les articulations des membres inférieurs, qui avaient été d'abord fléchies. Comme le sol ne se laisse point déprimer par les pieds, lorsque les membres s'étendent subitement, le tronc, qui s'était abaissé, est relevé soudainement par ces derniers, qui le lancent, pour ainsi dire, en l'air. Cet effet a été ingénieusement comparé à la détente d'un ressort.

La *course* est une marche accélérée, ou une suite de sauts obliques et très rapprochés. Elle s'accompagne d'un mouvement sensible de rotation du bassin et du balancement des bras; ce qui favorise le passage du centre de gravité, d'un des membres sur l'autre, et maintient l'équilibre du corps.

De la course. Son mécanisme.

Les membres supérieurs et inférieurs exécutent différens mouvemens partiels qui sont les élémens de presque toutes les actions corporelles; tels sont les mouvemens d'*élévation*, d'*abaissement*, de *flexion*, d'*extension*, d'*adduction*, d'*abduction*, de *rotation* et de *circumduction*.

Mouvemens des membres supérieurs.

Tout le corps est actif dans l'*effort*, le *support* des fardeaux, la *natation*, l'action de *grimper*, etc.

Actions de tout le corps.

Les *gestes* consistent surtout dans certains mouvemens de la tête, des bras et du tronc. Ils acquièrent plus de force par les différens changemens du visage, qui constituent ce que l'on nomme l'*expression faciale*.

Des gestes.

Si les conventions sociales ont institué quelques gestes parmi nous, il y en a un bien plus grand nombre que les animaux ne doivent qu'à leur instinct.

De la Voix et de la Parole.

De la voix. La *voix* résulte des vibrations que l'air éprouve en passant dans un appareil particulier d'organes.

Appareil de la voix. Du larynx. Le *larynx*, organe principal de la voix, est situé à la partie moyenne du col; le pharynx est annexé à sa face postérieure; la peau le recouvre en avant, ainsi que la glande thyroïde. Des vaisseaux et des nerfs volumineux répondent à ses parties latérales.

Cordes vocales. Dans sa cavité existent quatre replis membraneux, deux de chaque côté (*cordes vocales*),

Ventricules du larynx. séparés par un espace alongé appelé *ventricule du larynx*. Ces quatre replis interceptent entre eux une ouverture triangulaire, à laquelle on

Glotte. a donné le nom de *glotte*.

Organisation du larynx. Il entre dans la composition du larynx 1°. quatre cartilages : le *thyroïde*, le *cricoïde* et les deux *arythénoïdes*; 2°. un fibro-cartilage appelé *épiglotte*; 3°. un os nommé *hyoïde*, commun à la langue et au larynx; 4°. des muscles distingués en *extrinsèques* et *intrinsèques*; 5°. des glandes : la *thyroïde*, dont les usages sont inconnus, l'*épiglottique* et les deux *arythénoïdes*; 6°. des vaisseaux et des nerfs; 7°. une membrane muqueuse qui le revêt intérieurement.

Les cartilages sont articulés les uns avec les autres. Ils sont unis entre eux avec l'os hyoïde, par des membranes fibreuses.

A l'ouverture supérieure du larynx, qui répond dans l'arrière-bouche, est fixée l'épiglotte, dont l'usage est de fermer cette ouverture lors de la déglutition. Epiglotte.

La cavité du larynx se continue inférieurement avec celle de la trachée-artère.

Chassé par les poumons, l'*air* s'élève avec rapidité dans le larynx ; resserré en traversant la glotte, il entre en vibration et résonne dans les ventricules ; les cordes vocales frémissent légèrement, et donnent à la voix, par leur mollesse et leur forme arrondie, le timbre particulier qui la distingue. De la production de la voix. De son timbre.

Pendant la production de la voix, le larynx se meut dans sa totalité et dans ses diverses parties. Dans les sons aigus, il s'élève en même temps que les cordes vocales sont tendues et rapprochées. Dans les sons graves, l'effet contraire a lieu. De son ton.

La force ou la faiblesse de la voix dépend de la quantité d'air expulsée des poumons, et du degré de force des organes qui servent à l'expiration. De sa force et de sa faiblesse.

La voix ne sort pas toute *brute*, c'est-à-dire, telle qu'elle a été formée dans le larynx ; De la voix brute.

Sa modifi-
cation.

elle devient plus sonore en traversant la bouche
et les fosses nasales, par la *collision* et les *ré-
flexions* que l'air y éprouve.

De la pa-
role.
Organes
de la parole.

La *parole* est la voix *articulée*, ou modifiée
par l'action des différens organes de la bouche, du pharynx et du nez. La *langue* en est
l'organe principal; cependant, les lèvres, les
dents, le voile du palais, la voûte palatine,
les cavités nasales, etc. concourent encore à l'articulation des sons et à la prononciation des mots.

Des lettres.

Les *lettres* ont été divisées en voyelles et en
consonnes.

Des voyel-
les.

Les *voyelles* ne sont autre chose que le son
vocal légèrement modifié en traversant la bouche. La voyelle A paraît être la plus simple,
et celle qui s'écarte le moins du son produit
dans le larynx.

Des con-
sonnes.

Les *consonnes* exigent le concours d'action
d'un plus grand nombre de parties. On leur
donne le nom des organes qui concourent
spécialement à les former. De-là leur distinction en labiales, linguales, nasales, guttu-
rales, etc.

Des lan-
gues.

Les *langues* qui contiennent le plus de voyelles
dans leurs mots, comme le grec, le latin, l'ita-
lien, etc. sont les plus agréables et les plus faciles à prononcer. Celles, au contraire, dans
lesquelles les consonnes surchargent les mots,

telles que l'allemand et l'anglais, sont d'une prononciation pénible et difficile.

Le *chant* consiste dans les modulations variées que la voix reçoit à l'instant même où elle est produite. L'homme seul peut lui associer la parole et le faire servir ainsi, à exprimer ses passions et à communiquer ses pensées.

La voix est commune à tous les animaux qui respirent par des poumons.

La parole est propre à notre espèce. Les mots dont elle se compose sont dictés par l'intelligence. Par le secours de la parole, l'homme agrandit le cercle de ses rapports sociaux, cultive son esprit et multiplie ses connaissances.

Du Repos et du Sommeil.

Toute la vie est partagée par des intermittences de repos et d'action.

L'exercice fatigue les organes, le repos les délasse, le sommeil répare leurs forces.

Les fonctions nutritives n'ont guère que des rémittences d'action ; les fonctions de relation ont un repos absolu et complet ; c'est le *sommeil.*

Plusieurs circonstances favorisent le sommeil. Tels sont l'obscurité, le silence, une température chaude et humide, le coucher horizontal, etc.

Circon-
stances qui
le détermi-
nent.

Les causes qui le déterminent sont : les sensations monotones, la faim prolongée, l'épuisement causé par les douleurs fortes, les évacuations abondantes, le froid intense, la chaleur excessive, les narcotiques, les liqueurs spiritueuses, l'habitude, etc. Les grands travaux du corps et de l'esprit y prédisposent encore par la fatigue qui les suit ; cependant, lorsqu'ils sont poussés à l'excès, ils déterminent dans l'économie un état d'*éréthisme* qui éloigne le sommeil.

Phénomè-
nes qui le
précèdent.

Aux approches de celui-ci, les sens deviennent peu susceptibles d'impression, le cerveau ne réagit plus sur les sensations, les facultés intellectuelles s'affaiblissent graduellement, la voix devient faible et peu sûre, la force musculaire diminue, les yeux se ferment involontairement, et l'on cherche des appuis propres à soutenir le corps. La respiration ne se fait plus avec la même énergie ; la circulation se ralentit dans les poumons ; de-là, la stagnation du sang dans les cavités droites du cœur, et un sentiment de mal-aise que le *bâillement* fait cesser momentanément, par la longue inspiration qui l'accompagne.

Etat des
fonctions
animales
pendant le
sommeil.

Pendant le sommeil, les fonctions animales sont dans un repos parfait. Cependant, si l'esprit a été occupé fortement de quelque pensée

ou de quelque action pendant la veille, la mémoire et l'imagination associent des idées in-
cohérentes et bizarres: Tels sont les *rêves* que Rêves.
le réveil dissipe. D'autres fois les idées sont
liées entre elles, mieux senties, et ont une apparence de raison; alors elles prennent le nom
de *songes*. La mémoire de ceux-ci se conserve Songes.
encore après le réveil.

-Enfin, les actions, tant du corps que de l'es- Somnam-
prit, peuvent s'exercer en partie comme pen- bulisme.
dant la veille. On appelle cet état *somnambu-
lisme*.

Dans certains cas, des sensations pénibles
sont représentées à l'esprit sous des formes plus
ou moins sinistres. Il en résulte un sentiment de
mal-aise qu'on appelle *incube* ou *cauchemar*. Incube ou
cauchemar.

Ces divers troubles du sommeil trouvent encore leurs causes : 1°. dans les maladies immi-
nentes ou dans celles qui affectent actuellement
le corps; 2°. dans certains besoins intérieurs,
tels que la faim, la soif, etc.

Quant aux fonctions de la vie intérieure, les Etat des
unes sont ralenties dans le sommeil, telles sont fonctions
nutritives.
la digestion, la respiration et la circulation; et
les autres sont augmentées, telles que l'absorption et la nutrition.

La durée du sommeil est relative à l'âge, au Durée du
sexe, au climat, à l'habitude et aux circon- sommeil.

stances locales ou individuelles. Son abus engourdit le sentiment et le mouvement, et ralentit l'énergie des facultés cérébrales. D'un autre côté, l'excès de la veille jette dans l'épuisement et pervertit toutes les actions animales.

Causes du réveil. Les causes qui font cesser le sommeil naturellement, sont : l'habitude, le retour de la lumière, le bruit, etc.

Phénomènes qui l'accompagnent. Le réveil est annoncé par le bâillement et les pandiculations. Les sensations sont pour un instant obscures et les mouvemens incertains ; les forces vitales irradient du centre à la circonférence, et toutes les fonctions extérieures recommencent avec une nouvelle activité.

Des Tempéramens.

Dispositions qui constituent les tempéramens. Toutes les parties, tant solides que fluides, et toutes les fonctions de l'économie, sont dans une dépendance réciproque et se balancent mutuellement. La santé résulte de l'équilibre qui s'établit entre elles. Cet équilibre n'est cependant jamais tellement parfait que l'on n'observe dans chaque individu, la prédominance de quelque appareil d'organes, de quelque humeur ou de quelque fonction. De cette prédominance, qui coïncide avec l'état de santé, résulte ce qu'on appelle le *tempérament* (1).

____

(1) Les anciens distinguaient quatre tempéramens, sui-

Les physiologistes en admettent plusieurs sortes ; savoir : 1°. le lymphatique ; 2°. le sanguin ; 3°. le nerveux ; 4°. le musculaire ; 5°. le bilieux ; 6°. le mélancolique, etc.

Division des tempéra-mens.

Dans le tempérament *lymphatique*, la peau est blanche, les cheveux et les poils d'un blond cendré, les formes extérieures molles et arrondies ; le pouls est petit et faible, la digestion lente, les mouvemens sont paresseux, les sensations très modérées, l'esprit est inactif et inaccesible aux passions fortes.

Tempéra-ment lym-phatique.

Le tissu cellulaire et les vaisseaux lymphatiques sont gonflés par l'excès des fluides séreux qui les remplissent.

Ce tempérament est ordinaire aux enfans ; il est très fréquent dans les pays froids et humides.

Le tempérament *sanguin* se reconnaît à la couleur vermeille de la peau, à la teinte foncée des cheveux et des poils, à la douceur des formes unie à la solidité de la fibre, à l'équilibre parfait entre les solides et les fluides, à la prédominance des systèmes artériel et capillaire, annoncée par la force et le développement du

Tempéra-ment san-guin.

---

vant la prédominance de l'une des quatre humeurs principales qu'ils admettaient. Ces tempéramens étaient : le *fleg-matique*, le *sanguin*, le *bilieux* et le *mélançolique* ou *atra-bilaire*.

pouls, à l'amabilité et à la gaîté de l'esprit, qui est vif et saillant ; enfin, au penchant pour tous les plaisirs.

Ce tempérament est celui de la puberté, surtout chez les hommes. On l'observe fréquemment dans les pays tempérés et secs.

Tempéra-ment ner-veux.

Le tempérament *nerveux* se distingue par les caractères suivans : la peau est blanche ou plutôt pâle ; la maigreur et la sécheresse générales sont remarquables ; le pouls est vif et fréquent, les sensations sont rapides et fugaces, les mouvemens prompts et peu durables, le jugement est peu sûr, l'imagination facile et brillante, la mémoire ingrate.

Les fluides sont en petite quantité et les nerfs ont une prédominance de volume et d'action sur toutes les autres parties.

Ce tempérament s'observe surtout dans l'enfance et chez les femmes ; on le voit souvent se joindre chez ces individus au tempérament lymphatique.

On le rencontre encore chez les peuples qui habitent les pays chauds et secs.

Tempéra-ment athlé-tique.

Le tempérament *musculaire* ou *athlétique* se manifeste par le volume considérable du tronc et des membres, dont les formes sont durement exprimées ; par la petitesse de la tête et la grosseur du col ; par la résistance des chairs et par l'abondance des poils. Le pouls est fort et plein ; les actions corporelles sont tranquilles, mais puissantes ; l'esprit est peu développé, il est lent à concevoir et aussi lent à se déterminer.

Les muscles paraissent ici étouffer toutes les autres parties par leur masse. Les os partagent cette disposition physique ; leurs apophyses sont très saillantes.

Le tempérament musculaire se prononce dans l'âge adulte, chez les hommes de peine, et dans les contrées où règne un froid sec.

Le tempérament *bilieux* est ordinairement accompagné d'une peau brune, de cheveux noirs, d'un embonpoint médiocre avec dureté des formes, d'une grande vivacité de mouvement, d'un caractère ardent et opiniâtre, d'un esprit susceptible d'une forte application, de passions très violentes; etc. Ce tempérament se rencontre dans l'âge adulte, principalement chez les hommes de cabinet.

Le tempérament *mélancolique* doit être regardé comme une exagération du précédent.

Le plus souvent même il dégénère en une véritable maladie. Ici le corps est maigre et pâle, la physionomie sombre et triste, les yeux sont caves, le teint est pâle et jaune, les digestions sont difficiles, le caractère est soupçonneux, etc.

Tempéra-
mens par-
tiels.

Outre ces tempéramens, on pourrait en admettre d'autres dépendant de l'influence du cerveau, du cœur, du poumon, des parties sexuelles, etc. Quoique ces distinctions ne soient point admises par les écoles, le médecin-praticien ne peut se dispenser d'y avoir égard.

Tempéra-
mens mix-
tes.

Ces tempéramens se mélangent pour l'ordinaire et donnent naissance aux tempéramens *mixtes*.

Tempéra-
mens acquis.

D'autres fois ils s'altèrent et changent par les progrès des âges, et par l'influence des causes qui agissent sur l'homme pendant le cours de sa vie, d'où résultent les tempéramens *acquis*.

Modifica-
tions des
tempéra-
mens.

Il faut tenir compte dans l'appréciation des tempéramens, de l'influence que peuvent exercer sur eux une foule de circonstances, telles que l'âge, le sexe, le climat, les habitudes, etc.

De la con-
stitution.

Enfin, le tempérament peut être modifié par la *constitution*. On entend par ce mot, la force dont est doué chaque individu, et le degré de résistance que ses organes peuvent opposer à l'atteinte des causes morbifiques.

De la Génération.

Définition.

La génération est la fonction qui renouvelle les individus et perpétue les espèces. Elle nécessite le concours des deux *sexes*. Ceux-ci ne sont aptes à la propagation que lorsqu'ils sont parvenus à l'âge de puberté.

Les *sexes*, indépendamment de la différence de leurs organes génitaux, ont des caractères physiques et moraux, qui les distinguent : l'*homme* a en partage la force et la vigueur ; la *femme*, la faiblesse, la douceur et les graces.

Caractères qui distinguent les sexes.

L'*appareil génital* de l'*homme* se compose 1°. des organes dont l'usage est de sécréter et d'élaborer le sperme (*voyez* page 25); 2°. de la verge, que l'on désigne aussi par le nom de *pénis*.

Appareil de la génération.

La *verge* doit son volume et sa forme aux deux *corps caverneux*; ceux-ci partent de la tubérosité de l'ischion où ils sont attachés, gagnent la symphise des pubis, s'unissent entre eux et avec l'urètre, et se terminent derrière le gland. Leur tissu spongieux est protégé par une membrane fibreuse propre.

De la verge.

Le canal de l'urètre (*voyez* page 91) complète cet organe, qui est suspendu à la symphyse des pubis par un ligament celluleux et triangulaire.

Ligament suspensoire de la verge.

Plusieurs muscles lui impriment les secousses nécessaires à l'exercice de ses fonctions. Ces muscles sont l'*ischio* et le *bulbo-caverneux* et le *transverse* du périnée.

Muscles de la verge.

La peau, dont le pénis est recouvert, se

Du prépuce.

prolonge sur le gland pour former le *prépuce*.

Appareil génital de la femme.

L'*appareil génital de la femme*, plus compliqué que celui de l'homme, se compose de parties extérieures et de parties intérieures.

Des parties génitales externes.

Les premières comprennent : le *mont de Vénus* et *la vulve*. On reconnaît dans celle-ci, les *grandes* et *petites lèvres*, le *clitoris*, le *méat urinaire*, la *fosse naviculaire*, l'*orifice du vagin* et l'*hymen*, qui, après la défloration, est remplacé par les *caroncules myrtiformes*. Les par-

Des parties génitales internes.

ties internes sont le *vagin*, l'*utérus*, les *trompes utérines* et les *ovaires*.

Du vagin.

Le *vagin* est un canal oblique, étendu de la vulve au col de l'utérus qu'il embrasse; son intérieur, garni de rides transversales, est lubréfié par un fluide muqueux plus ou moins abondant.

De la matrice.

La *matrice*, appelée encore *utérus*, est située entre la vessie et le rectum. Elle est de forme triangulaire, large en haut, étroite en bas. On y reconnaît trois régions : une supérieure, le *fond*; une moyenne, le *corps*; une inférieure, le *col*. Celui-ci fait saillie dans le vagin.

Sa cavité offre trois ouvertures : une, inférieure, qui répond à l'orifice du col; deux, supérieures, qui répondent aux angles de son fond et communiquent avec les trompes.

Deux productions du péritoine, connues sous le nom de *ligamens larges*, sont fixées sur les parties latérales de la matrice. Elles contiennent l'ovaire, la trompe et le ligament rond. *Ligamens larges.*

Les *ovaires* sont des corps ovoïdes, aplatis, de la grosseur d'une aveline et d'un aspect comme fibreux à l'extérieur. Ils sont composés de petites vésicules qui renferment un fluide visqueux et jaunâtre. *Des ovaires.*

Les *trompes* sont des canaux destinés à faire communiquer momentanément l'utérus avec les ovaires. Elles naissent des angles supérieurs de l'utérus et se terminent par une portion rougeâtre et frangée, appelée *pavillon*, qui tient à l'ovaire par un de ses filamens. *Des trompes.*

On appelle *ligamens ronds* deux cordons celluleux et vasculaires qui partent des parties latérales de la matrice, traversent l'anneau, et viennent se perdre au voisinage de l'aine. *Ligamens ronds.*

La cavité du vagin, de la matrice et des trompes, est tapissée par la membrane muqueuse génito-urinaire. A l'extérieur, ces parties sont recouvertes par le péritoine. Un tissu particulier, différent pour chacune d'elles, et dont la texture est inconnue, sépare ces deux membranes. *Organisation de l'appareil génital de la femme.*

Le sang est porté dans les organes génitaux par les artères *honteuses* et *hypogastriques*. Les *Vaisseaux sanguins.*

Nerfs. nerfs proviennent des *nerfs sacrés* et du *grand sympathique.*

Développement des organes génitaux. A l'époque de la puberté, ces organes prennent un accroissement rapide ; une nouvelle vie semble les animer. Cette exubérance de forces se propage à toute l'économie. Les deux sexes, jusques alors presque confondus, sont séparés par des caractères apparens : le sentiment de l'amour les rapproche ; un attrait irrésistible les entraîne l'un vers l'autre.

Copulation. La *copulation* est le premier acte de la génération. Elle résulte du concours des deux sexes. Chez l'homme, elle nécessite l'*érection* du pénis. L'érection est occasionnée par l'exal-

Phénomènes qui l'accompagnent chez l'homme. tation vitale, qui détermine une turgescence sanguine dans le tissu spongieux de l'urètre et des corps caverneux. Cet excès de vitalité est partagé par les organes de la sécrétion séminale.

Chez la femme. Chez la femme, les parties sexuelles entrent dans un état analogue ; leur température est plus élevée, et la sécrétion muqueuse plus abondante.

Conception. Lorsque la copulation est fécondante, le pavillon de la trompe s'applique sur l'ovaire ; il en résulte un canal non interrompu de l'utérus à l'ovaire. C'est alors que l'*impregnation* ou la *conception* s'effectue.

Quelques jours après la conception, on découvre dans la cavité utérine, une vésicule transparente qui y a été apportée par l'effet du mouvement rétrograde de la trompe. Cette vésicule échappe quelquefois à l'action préhensive du pavillon, et tombe dans l'abdomen, où elle se développe ; c'est ce qui donne lieu aux grossesses *extra-utérines*.

L'*œuf* humain (c'est ainsi qu'on appelle le fœtus et ses dépendances) est composé : 1°. de plusieurs membranes, qui sont les *caduques* *utérine* et *réfléchie*, le *chorion*, l'*amnios* et la vésicule ombilicale ou *allantoïde*; 2°. du *placenta*, sorte de gâteau vasculaire et celluleux, implanté dans un des points de la cavité utérine; 3°. du *cordon ombilical*, lequel résulte de l'union de la veine ombilicale, des artères de même nom et des vaisseaux omphalo-mésentériques. Ce cordon se rend de l'ombilic du fœtus au placenta ; 4°. enfin du *fœtus*, qui nage dans les eaux de l'amnios. Ces eaux sont albumineuses et légèrement alkalines et acides en même temps.

Vers le 17° ou 21° jour après la conception, l'*embryon*, qui jusqu'alors était tout gélatineux, commence à paraître au milieu de l'ovule. On découvre déjà quelques traces des organes dont la couleur tranche sur la diaphanéité des autres

Grossesse.

Grossesse extra-utérine.

Du fœtus et de ses dépendances.

Des membranes.

Du placenta.

Du cordon ombilical.

Des eaux de l'amnios.

Formation de l'embryon.

parties; ainsi, le cœur se reconnaît à un petit point rouge (*punctum saliens*); les gros vaisseaux à des lignes de même couleur, etc.

Nutrition du fœtus. L'accroissement du fœtus est dû aux matériaux nutritifs que le sang de la mère, élaboré par le placenta, lui apporte en circulant dans les vaisseaux ombilicaux (1).

Circulation dans le fœtus. La circulation du fœtus ne se fait pas de la même manière que celle de l'adulte. Pour en concevoir le mécanisme, il faut avoir sur l'anatomie du fœtus, des notions de détails que l'on ne peut point supposer dans l'élève qui commence.

Durée de la grossesse. La durée de la *grossesse* est ordinairement de neuf mois. Ce terme peut varier néanmoins, suivant différentes circonstances.

Accouchement avant terme. *De la viabilité.* L'*accouchement* avant le septième mois se nomme *avortement*; la *viabilité* de l'enfant est alors très précaire. L'accouchement n'est que *prématuré* lorsqu'il a lieu après le septième mois. L'enfant est ordinairement assez fort pour vivre.

Mécanisme de l'accouchement à terme. Lorsque la grossesse approche de son terme, la nature prélude, pour ainsi dire, à l'accou-

____

(1) M. Lobstein pense que le fœtus, dans l'état d'embryon, se nourrit du sang ombilical, du fluide de l'amnios et de l'humeur de l'allantoïde. (*Essai sur la nutrition du fœtus.*)

chement par des douleurs vagues, dites *douleurs de rein*, lesquelles peuvent durer plusieurs jours.

Quand le *travail* est décidé, le fond de la
matrice se contracte par intervalle sur le fœtus;
la tête de celui-ci présente son plus grand diamètre au diamètre analogue du *détroit supérieur*, et chasse devant elle les eaux de l'amnios, qui font faire aux membranes une saillie
appelée *poche des eaux*; le col de l'utérus se
dilate peu à peu, et descend, suivi de la tête
qui franchit le détroit supérieur pour arriver
dans l'excavation du bassin; là, elle comprime
les nerfs sacrés, ce qui est une des causes
principales des douleurs vives et des crampes
qui tourmentent la femme pendant le travail.

De la po-
che des
eaux.

La poche des eaux, de plus en plus tendue,
crève enfin, et les eaux qui s'en écoulent lu-
bréfient les parties génitales. Peu de temps
après, la tête se dégage du col de l'utérus, et
vient se présenter à la vulve, qu'elle dilate peu
à peu. Enfin, une dernière contraction la fait
sortir entièrement, et bientôt le reste du corps
la suit, chassé par le même mécanisme.

Aussitôt que l'enfant est au dehors, l'air et
toutes les choses qui sont en contact avec sa peau,
l'irritent; il s'agite, crie, et déjà la respiration est
en exercice; la circulation change, et prend

Change-
mens qui
surviennent
au fœtus à la
naissance.

la direction qu'elle doit conserver toute la vie ;
le sang cesse de se porter dans le cordon ombilical , dont on fait la section à deux pouces
du ventre de l'enfant : la portion de ce cordon , qui tient à la mère , sert à solliciter le
décollement et l'expulsion du placenta et des
membranes du fœtus. Ce dernier travail est
appelé *délivrance*. Le placenta et les membranes
ont reçu le nom commun d'*arrière-faix* ou *se-
condines*.

Pendant les premiers jours qui suivent l'accouchement, la femme éprouve quelques tranchées, occasionnées par l'évacuation des caillots contenus dsns l'utérus. Les *lochies* s'écoulent ; le sang qui les compose est d'abord noirâtre ; puis il devient pâle ; il est ensuite remplacé par un écoulement muqueux , qui dure
peu de temps.

Les mamelles, qui s'étaient gonflées dans les
derniers temps de la gestation, acquièrent plus
de volume du second au troisième jour des couches ; elles sont plus sensibles. Un léger mouvement fébrile , connu sous le nom de *fièvre
de lait*, se déclare ; le lait se sécrète , et le
calme est rétabli.

Dans les premiers jours qui suivent cette
époque de l'accouchement, le lait , appelé *co-
lostrum*, est séreux et chargé de substance grasse;

ce qui le rend propre à faciliter la sortie du *mé-* Du méco-
conium, matière pultacée et d'un vert noirâtre, nium.
dont les intestins de l'enfant sont remplis.

Après la naissance, l'enfant se suffit à lui- Education
même pour tout ce qui regarde les actions du nouveau-né.
intérieures de ses fonctions nutritives; mais
la faiblesse de ses organes et la fragilité de son
existence le tiennent encore sous la dépendance de la mère, qui doit prévoir tous ses
besoins et diriger les premiers actes de ses
fonctions de relation.

Des Ages.

Les *âges* sont des époques principales de la Définition.
vie, que caractérisent moins la révolution des
années climatériques, que la succession des
changemens qui s'opèrent dans l'économie
animale.

Quatre époques principales partagent la vie Des quatre
de l'homme : 1°. l'enfance; 2°. la puberté; âges de la vie.
3°. l'âge adulte; 4°. la vieillesse.

L'*enfance* est l'âge de la faiblesse. Après la 1°. De l'en-
naissance, l'enfant éprouve une révolution con- fance.
sidérable dans tout son être, déterminée par
le nouvel exercice de plusieurs fonctions. Telles
que la respiration, la digestion, les sécré- Nouvelles
tions, etc. fonctions in-
térieures.

Les premiers temps de cette époque ne sont Dévelop-
guère marqués que par l'agitation, les cris et pement des

fonctions animales. le sommeil. Vers le deuxième mois, les fonctions animales commencent à entrer en exercice; elles sont dans l'origine très confuses, et n'arrivent que lentement et après une longue éducation, à cette perfection qu'atteignent de suite les fonctions nutritives.

De la première et de la deuxième dentition. Au septième mois, la première dentition commence; elle se continue jusque vers la septième année. Alors tombent presque toutes les premières dents *(dents de lait)*, pour être remplacées par d'autres qui doivent subsister jusqu'à la vieillesse.

De l'ossification. Les os sont encore mous, spongieux et épiphysés. Ceux du crâne, séparés par des espaces membraneux, appelés *fontanelles*, ne se réunissent qu'aux environs de la septième année.

Progrès des fonctions animales. Les sensations sont d'abord vives et multipliées; mais comme le cerveau est peu habile à les saisir, il en résulte que les impressions sont légères et fugaces. Plus tard la mémoire et le jugement se développent : c'est alors que les idées peuvent se former.

Systèmes qui prédominent. Dans l'enfance, le tissu cellulaire est très abondant et chargé de graisse. Il y a prédominance marquée des systèmes lymphatique et nerveux.

Régions où la vie est plus active. Les parties supérieures du corps et la peau sont le siége d'une exubérance de vie qui les prédispose à diverses maladies.

La *puberté* se déclare vers la 14ᵉ année. Elle est signalée par des phénomènes qui font distinguer les sexes, jusques alors peu différens dans leurs attributs extérieurs et leurs facultés morales.

Chez l'homme, la puberté se manifeste tranquillement. Elle s'annonce par l'accroissement général du corps et par le développement simultané des organes sexuels et vocaux. Les poils pullulent avec rapidité dans plusieurs régions du corps. Lé sperme est sécrété en abondance et avec toutes les qualités qui lui donnent le caractère prolifique. La voix prend de la force, son timbre devient plus dur et son ton plus grave.

Enfin, le sentiment moral de l'amour, l'élévation des idées et les élans d'une imagination vive et brillante, complètent la somme des changemens que la puberté détermine dans l'économie.

Chez la femme, elle ne s'établit pas toujours avec la même tranquillité. Souvent des dérangemens, ou même des maladies plus ou moins graves, viennent en entraver le développement. L'invasion du *flux menstruel* ramène le calme, lorsqu'il paraît à propos et se continue ensuite régulièrement.

La pudeur, la timidité, sentimens qui, jusqu'alors, étaient à peu près inconnus à la femme, annoncent les différens changemens qui se passent en elle, et les nouvelles facultés qu'elle a reçues de la nature.

Systèmes qui prédominent. A l'époque dont il s'agit, le système lymphatique cesse de prédominer ; il est remplacé par le système artériel. *Les nerfs chez la femme.* Chez la femme il s'y joint fréquemment une grande *susceptibilité* nerveuse. *Les muscles chez l'homme.* Les muscles continuent chez l'homme à prendre de l'accroissement et à acquérir de la force.

Région où la vie est plus active. La vie paraît se concentrer principalement dans les organes de la poitrine.

3°. De l'âge adulte. L'*âge adulte* est l'époque la plus belle de la vie. Elle commence vers la 28ᵉ année, et se prolonge jusque vers la 56ᵉ. *Etat du physique.* C'est alors que l'organisation physique a acquis toute sa force, et que le corps ne gagne plus qu'en épaisseur.

Et du moral. Les facultés intellectuelles sont, dans cet âge, à leur plus haut point de perfection. La mémoire, moins active pour acquérir, conserve mieux le souvenir des choses qui lui sont confiées ; le jugement, perfectionné par l'expérience, prévient les écarts de l'imagination, et rend l'homme capable de tout ce qu'il veut entreprendre.

Uniformité de développement et de vitalité. Toutes les parties sont uniformément développées. La vie, quoique également distribuée, paraît, cependant se concentrer, quelquefois, sur les viscères abdominaux, et spécialement sur les organes biliaires.

La *vieillesse* est, avec raison, regardée comme l'hiver de la vie. Cette époque commence à 45 ou 5o ans pour la femme, et à 5o ou 6o pour l'homme.

4°. De la vieillesse.

Tout annonce dès ce moment le dépérissement graduel de l'individu. La cessation des règles chez la femme est le signe de son inaptitude à la procréation; l'homme conserve plus long-temps la faculté d'engendrer. Les solides se déssèchent, les fluides dégénèrent et éprouvent un excès d'animalisation qui les dispose à s'altérer avec promptitude. Les poils blanchissent, et tombent, ainsi que les dents; les veines deviennent variqueuses.

Dépérissement graduel de l'individu.

Au physique.

La détérioration générale des organes et la langueur de leurs propriétés, fait que toutes les fonctions ne s'exercent plus qu'imparfaitement et avec difficulté. L'intelligence s'affaiblit; le jugement, encore sain, ne se fonde plus que sur le passé; la mémoire pour les choses présentes est éteinte, et toutes les actions du vieillard ne sont, le plus souvent, dirigées que par une prévoyance excessive, bien voisine de l'égoïsme.

Et au moral.

De la Mort.

La mort est le terme naturel de l'extrême vieillesse.

Parvenu à l'extrême vieillesse, l'homme n'a plus que la mort à attendre; c'est le dernier terme de son existence physiologique.

Extinction successive des fonctions.

Depuis long-temps les organes génitaux ont cessé d'agir; les fonctions animales sont déjà en partie éteintes; les fonctions intérieures sont dans un état de faiblesse que rien ne peut ranimer.

Phénomènes de la mort naturelle ou sénile.

Lorsque la dernière heure approche, les extrémités deviennent froides, les yeux se ternissent, le pouls se ralentit de plus en plus et devient intermittent, la respiration s'embarrasse, l'inspiration est petite et rare, une dernière expiration annonce, enfin, l'extinction absolue de cette fonction. Dès-lors, le sang reflue par l'artère pulmonaire dans les cavités droites du cœur; celles-ci se livrent encore à quelques mouvemens; mais bientôt elles succombent aussi : la mort générale les a frappées les dernières (*ultimum moriens*).

L'homme social atteint rarement cette époque où la vie cesse par l'extinction progressive de ses propriétés. Les passions, les excès, les maladies, les accidens, sont autant de causes qui abrègent son existence, et l'empêchent de parvenir à l'âge *sénile*.

La mort *accidentelle* est la cessation préma-
turée de la vie, déterminée, soit par des maladies, soit par des causes extérieures et violentes. Elle est *subite* ou *lente* : dans le premier
cas, elle commence par l'abolition plus ou
moins rapide des fonctions de l'un des trois
organes principaux, le cœur, le poumon et le
cerveau. Dans le second cas, elle arrive à peu
près de la même manière que la mort sénile ou
naturelle.

SECONDE PARTIE.

DE L'HYGIÈNE (1).

Définition de l'hygiène.

L'HYGIÈNE est cette branche de la médecine qui a pour objet la conservation de la santé.

Elle détermine la manière dont l'homme doit user des choses qui lui sont nécessaires, comment il peut modifier ou détruire les influences pernicieuses de certains agens à l'action desquels il ne peut se soustraire, quelle direction il doit donner à ses facultés volontaires, afin d'améliorer sa constitution et de prévenir les maladies.

Sa division en trois parties.

On divise l'hygiène en trois parties : 1°. le sujet; 2°. la matière; 3°. les règles.

Du Sujet de l'Hygiène.

Le sujet de l'hygiène est l'homme sain, isolé.

Le sujet de l'hygiène est l'homme sain, considéré, 1°. *individuellement* et sous le rapport des différens caractères physiologiques qui lui

---

(1) La matière de cette seconde partie est presqu'entièrement extraite des leçons faites à la Faculté de Médecine par M. Hallé, et des articles que ce savant professeur a insérés dans l'*Encyclopédie méthodique*.

sont propres ; 2°. *collectivement* et dans ses relations avec les climats qu'il occupe, avec la
société dont il fait partie, et avec les différens
genres de vie qu'il suit.

Ou réuni
en société.

L'homme est, comme nous l'avons déjà
énoncé (page 11), *cosmopolite* ou l'habitant
de tous les pays. On le trouve sous les latitudes
les plus opposées, et partout où des êtres organisés peuvent naître, se développer et vivre.

L'homme
se trouve
souspresque
toutes les la-
titudes.

Ses caractères natifs, indépendans des climats, sont cependant modifiés par les diverses
influences auxquelles il est exposé. Ces influences sont relatives aux zônes, aux climats,
aux contrées et aux pays où il est placé.

Ses carac-
tères natifs
sont modi-
fiés par les
influences
des lieux.

Le genre de vie que l'homme adopte, est, en
général, subordonné à sa civilisation, à son
industrie et surtout à la nature des ressources
que lui offrent les lieux où il est fixé. C'est ainsi,
qu'il est *chasseur* dans les pays couverts de
bois et fournis en gibier ; *pécheur* sur les bords
des mers, des fleuves et des lacs abondans en
poissons ; *pasteur* dans les plaines et les val-
lées riches en pâturages ; *agriculteur* dans les
plaines fertiles ; *artisan, commerçant,* etc. dans
les sociétés populeuses, où les besoins naissent
et se multiplient en proportion de l'inégalité
des fortunes et des conditions.

Son genre
de vie varie
selon les
lieux.

DE LA MATIÈRE DE L'HYGIENE.

Des six choses non naturelles. — Sous la dénomination de *matière de l'hygiène*, on comprend les six choses que les anciens nommaient improprement *non naturelles*, et que M. Hallé rapporte aux six classes suivantes : 1°. les choses qui environnent le corps de l'homme : *circumfusa*; 2°. celles qui sont appliquées à son extérieur : *applicata*; 3°. celles qui sont portées dans son intérieur par les voies alimentaires : *ingesta*; 4°. celles que les excrétions portent au-dehors : *excreta*; 5°. les actions volontaires des muscles et des organes : *gesta*; 6°. les perceptions et les fonctions qui dépendent des nerfs de la vie animale : *percepta*.

Circumfusa.

Des circumfusa en général. — On range dans cette classe l'air et les différens principes qu'il contient, la terre, les eaux et tous les phénomènes météoriques, souterrains et hydrauliques qui modifient, altèrent ou changent la disposition habituelle des lieux.

De l'air. — L'*air* atmosphérique est un fluide élastique, pesant, diaphane, inodore, susceptible de raréfaction et de condensation.

Comment il agit sur le corps. — Ce fluide est d'une nécessité indispensable à l'entretien de la vie (*pabulum vitæ* des anciens). Il agit sur le corps par ses propriétés chimiques et physiques, par la proportion des principes qu'il contient habituellement, et par la nature et la quantité des matières qui s'y répandent accidentellement.

L'air est composé d'élémens essentiels (*voyez* page 78), dont les proportions sont peu sujètes à varier. Quoi qu'il en soit, celui qui est abondant en oxigène, est en général plus respirable que celui qui est surchargé d'azote, d'acide carbonique et d'autres gaz plus ou moins délétères. *1°. Par la proportion de ses élémens.*

Ce fluide pèse en tous sens sur le corps. On évalue à 33,600 livres (16,000 kilogr.) le poids qu'en supporte un homme de stature moyenne. Les solides et les fluides du corps contrebalancent cette pression : les premiers par leur densité, les seconds par leur tendance à se raréfier. *2°. Par son poids.*

La pression de l'air peut varier dans de certaines limites, sans que l'exercice des fonctions en soit notablement dérangé; mais, cette pression est-elle trop grande, les poumons sont surchargés, la respiration est difficile et la circulation troublée; l'air est-il trop rare, la respiration devient également difficile, les liquides se portent à la surface du corps, le sang s'échappe à travers les vaisseaux pulmonaires. *Effets du poids de l'air sur le corps.*

Les *vents* résultent du déplacement de l'air *3°. Par son*

mouvement des vents. et des mouvemens plus ou moins rapides auxquels ce fluide obéit.

Causes. Ils sont dus à la rotation du globe, aux variations de température, aux météores aqueux ou ignés, aux feux souterrains, à l'ascension des gaz et des vapeurs dans l'atmosphère, ou à leur chute plus ou moins précipitée vers la surface de la terre.

Division des vents. On distingue les vents en *constans, périodiques, variables, locaux,* etc. Les quatre vents principaux soufflent du *nord,* du *sud,* de l'*ouest* et de l'*est;* leurs qualités sont relatives aux régions qu'ils ont traversées avant de nous arriver: ainsi, les vents du nord sont froids, ceux du sud sont chauds, ceux d'est sont secs, ceux d'ouest sont humides. Outre ces qualités, ils en contractent encore d'autres qui sont plus ou moins nuisibles, selon les exhalaisons dont ils se sont chargés dans leur cours. Ces différens effets n'ont point lieu dans l'hémisphère qui nous est opposé.

Avantage des vents. Les vents tempèrent la chaleur extérieure et purifient l'atmosphère en chassant les miasmes qui la corrompent.

Effets qu'ils produisent sur le corps. Ils rafraîchissent le corps et dissolvent promptement la transpiration. La pression douce et les frottemens légers qu'ils exercent sur la peau, donnent de l'énergie à cette partie, et sympathiquement à tous les organes.

Lorsqu'ils sont froids, comme les vents du nord, ils produisent des effets nuisibles, tels que la suppression de la transpiration, le spasme de la peau, le refoulement des liquides à l'intérieur, et par suite, des catarrhes et l'inflammation des organes intérieurs, etc. etc.

La température de l'air, sa sécheresse et son humidité dépendent de l'influence solaire et de la structure du sol; c'est-à-dire, du rapport des surfaces solides ou de la terre, aux surfaces liquides ou aux eaux. *4°. Par sa températu-re.*

Le froid excessif opprime les forces de la vie, nuit au développement du corps et à celui des facultés de l'ame. Une trop grande chaleur consume le principe vital, énerve le corps et épuise les facultés de l'esprit. *Effets du froid. Et de la chaleur.*

La sécheresse de l'air détermine une sorte de rigidité dans la fibre, et une exaltation sensible des forces de la vie. L'humidité affaiblit le corps et produit une langueur générale. *5°. Par sa sécheresse et son humidité.*

La réunion de ces différentes qualités de l'air, portées à un certain degré, engendrent des maladies plus ou moins graves : ainsi, l'air froid et humide donne lieu aux scrophules, à l'hydropisie et au scorbut ; l'air chaud et humide engendre les fièvres bilieuses (mé\u00adnyngo-gastriques), muqueuses (adéno-mé\u00adnyngées), et des fièvres intermittentes. *Effets de ces différen-tes qualités.*

Maladies produites par les vicissitudes de l'air.

Les changemens brusques de température, de sécheresse et d'humidité de l'air ont toujours des effets fâcheux. Il en résulte des troubles dans les fonctions de l'économie et des lésions dont le danger est relatif à la vivacité des transitions et à l'intensité des impressions faites sur le corps.

Des matières délétères répandues dans l'air.

Parmi les substances délétères qui se mélangent avec l'air et le vicient, on trouve : 1°. le gaz acide carbonique ; 2°. les gaz hydrogène carboné, sulfuré et phosphoré ; 3°. les émanations arsénicales, saturnines, etc. ; 4°. les miasmes qui s'échappent des substances végétales et animales atteintes de putréfaction.

Ces matières ont une action très fâcheuse sur l'économie animale. On doit soigneusement éviter le voisinage des lieux d'où elles se dégagent.

Moyens neutralisans et désinfectans.

Plusieurs moyens sont employés à l'effet de les détruire ou de les corriger : l'eau de chaux convient pour absorber le gaz acide carbonique ; les feux et la ventilation sont utiles pour chasser les autres matières dissoutes dans l'air. Les fumigations faites avec les résines, les baumes, ne servent qu'à masquer les émanations putrides sans les détruire ; le vinaigre et quelques autres acides, ne les neutralisent point complètement.

.L'acide muriatique oxigéné est, d'après les expériences de M. Guyton-Morveau, le moyen *désinfectant* le plus actif et le plus efficace (1).

Indépendamment des bienfaits que nous procure la *lumière* en éclairant tous les corps naturels, elle facilite le jeu des organes et la répartition égale du principe de vie, par la propriété tonique dont elle est douée.

Les végétaux qui reçoivent abondamment ses rayons, croissent avec vigueur, se colorent, exhalent beaucoup d'oxigène, et contiennent des matériaux très sapides, odorans et combustibles. Ceux qui en sont privés tout-à-fait, ou qui naissent à l'ombre, languissent, sont pâles et grêles; ils sont, en un mot, *étiolés*.

Les animaux épouvent des effets analogues de la part de la lumière.

L'homme ne saurait se soustraire à ses influences. Il est noirci par l'excès des rayons du

De la lumière.

Ses effets.

1°. Sur les végétaux.

2°. Sur les animaux.

3°. Sur l'homme.

---

(1) On prend 4 parties d'acide sulfurique (*acide vitriolique*), 5 parties de muriate de soude (*sel commun*), et 1 partie d'oxide de manganèse; on dépose le sel et l'oxide, préalablement mêlés et réduits en poudre, dans un vase de verre ou de grès, et on y ajoute successivement l'acide: on agite le mélange avec une baguette de verre. Cette opération peut se faire à froid ou à chaud. Dans le dernier cas, elle est plus prompte. Il faut avoir soin de soustraire du lieu où l'on fait la fumigation, toutes les substances qui sont susceptibles de s'oxider.

soleil dans les régions équatoriales. Il blanchit, au contraire, dans les régions polaires où règnent des nuits de plusieurs mois.

Si les hommes du nord sont plus forts que ceux du midi, il faut attribuer cette différence à ce que ces derniers sont continuellement exposés à l'action d'une chaleur excessive qui épuise le corps et annihile l'action tonique de la lumière.

La variété des teintes que les hommes offrent sous les mêmes parallèles tient à l'affaiblissement de la chaleur et de la lumière solaires, par les vents, les forêts, l'humidité de l'air et l'exhaussement du sol. Ces causes expliquent pourquoi la zone torride n'est point généralement peuplée de nègres, et pourquoi les zones tempérées renferment des peuples dont la couleur blanche est plus ou moins altérée.

Du principe électrique. Le *principe électrique* existe dans tous les corps de la nature. Il se met en évidence lorsqu'une cause quelconque vient à rompre son équilibre.

Causes de son développement. La chaleur, la vaporisation de l'eau et les combinaisons chimiques, le dégagent continuellement de la terre et le répandent dans l'atmosphère, où il manifeste sa présence pendant les temps d'orage.

Son excès affaiblit. Dans les temps orageux, où l'air est chaud et surchargé d'électricité, le corps est lourd et pesant, les forces sont abattues, les fonctions ralenties, et le système nerveux est très irrité.

Dans les temps calmes, et lorsque l'air est pur et serein, l'électricité de l'atmosphère existe dans de justes proportions ; alors le corps est plus agile, la circulation plus rapide et les sécrétions plus actives. *Son équilibre ou état moyen relève le ton des organes.*

De toutes les causes qui modifient l'atmosphère, les plus puissantes sont celles qui tiennent aux influences astronomiques. On leur doit, en effet, la succession des années, des saisons et des jours. *Succession des temps.*

Les *saisons* produisent dans tous les êtres vivans des effets constamment en rapport avec leurs qualités, la régularité de leur succession et la nature des changemens qu'elles amènent dans l'état de l'atmosphère. *Des saisons. Leurs effets en général.*

Le *printemps* favorise la sanguification, accélère le cours du sang, dispose aux plaisirs de l'amour, et semble déterminer une sorte de résurrection physique et morale dans tous les êtres vivans. Presque toutes les maladies de cette saison portent le caractère inflammatoire. *Influences du printemps.*

L'*été*, en raison de sa chaleur, excite continuellement l'action des organes extérieurs, ce qui les épuise ; il ralentit la digestion, augmente la sécrétion de la bile, et affaiblit les *De l'été.*

forces générales, tant du corps que de l'esprit. La plupart des maladies de l'été sont essentiellement bilieuses.

L'*automne* concentre les forces à l'intérieur. Il détermine les mêmes dérangemens que l'été, et de plus, des affections catarrhales et des lésions nerveuses dans les organes de l'abdomen.

L'*hiver*, lorsqu'il est sec, donne plus d'énergie à la circulation. Il augmente la fluidité des humeurs et affaiblit les solides lorsqu'il est pluvieux. Les maladies de cette saison sont des inflammations, l'apoplexie, les fièvres adynamiques, les catarrhes, etc.

Les influences du *jour* et de la *nuit* dépendent de la lumière, de la chaleur et de l'humidité. Ces trois choses présentent aussi des variations notables dans les différens temps de la journée

Pendant le jour, les forces de la vie se dirigent à la périphérie du corps. Les fonctions préparatoires de la nutrition sont très actives, les sensations sont vives et multipliées, et les mouvemens volontaires faciles et prompts.

Les maladies aiguës, telles que les phlegmasies, les fièvres inflammatoires et bilieuses, prennent plus d'intensité lors du retour de la lumière. Plusieurs ont des exacerbations vers le milieu ou la fin de la journée.

Pendant la nuit, les forces vitales se concentrent à l'intérieur. L'absorption et la nutri-tion ont plus d'activité. La pensée, moins dis-traite par tous les objets extérieurs, s'occupe mieux ; ses efforts ont en général des résultats plus féconds.

de la nuit sur les fonctions.

Les accouchemens ont lieu plus fréquemment la nuit que le jour.

Les maladies que caractérise l'adynamie , telles que les fièvres muqueuses et adynami-ques, le scorbut, s'aggravent la nuit. Leurs paroxismes naissent vers son milieu et se terminent vers son déclin.

Et sur les maladies.

Les *météores aqueux* sont dus, pour la plupart, à la chaleur, à l'électricité et à l'évaporation des fluides, qui sont disséminés à la surface de la terre. Les brouillards, la pluie, la neige, la grêle ; etc. exercent également des effets très marqués sur l'économie animale.

Des météores aqueux.

Les *brouillards* sont en général mal-sains, et par l'eau qu'ils contiennent, et par les miasmes odorans qui s'y rencontrent. Ils nuisent à la transpiration pulmonaire et cutanée, et peuvent produire des maladies nombreuses.

Des brouillards.

La *pluie* et la *neige* sont fort utiles en général pour purifier l'air, et faire germer les productions de la terre. La première n'a pas sur l'économie une influence très directe. Quant à

De la pluie et de la neige.

la neige, elle n'est point à craindre en elle-même, parce que le froid qui l'accompagne augmente l'énergie vitale, comme nous l'avons dit; mais le dégel qui la suit, est ordinairement fâcheux, en raison du passage brusque du froid au chaud, et de l'humidité qui succède à la sécheresse de l'atmosphère.

De la terre ou des lieux et des eaux. La *terre*, ou les *lieux* et les *eaux*, comprennent : 1°. les climats; 2°. les expositions; 3°. le sol; 4°. les changemens naturels du globe, et 5°. les changemens artificiels des lieux.

Des climats. Les *climats* sont des régions plus ou moins étendues de la surface du globe, renfermées *Leurs caractères.* dans les zones, et caractérisées : 1°. par les rapports astronomiques; 2°. par l'état habituel de l'atmosphère ; 3°. par la structure du sol; 4°. par les espèces végétales et animales qui y vivent; 5°. par les caractères physiques et moraux des hommes qui s'y rencontrent.

Des expositions. L'*exposition* des *contrées*, des *pays* et des *habitations*, varie selon leur position, relativement aux quatre points cardinaux de l'horizon (*sud, nord, est* et *ouest*), et aux différens lieux qui les avoisinent.

Du sol. Sa structure Et sa nature. Le *sol* comprend, dans sa structure, la terre et les eaux. Sa nature consiste dans les qualités particulières de ces deux choses, et dans la proportion des diverses matières qu'elles contiennent.

Les *changemens naturels* du globe sont dus aux tremblemens de terre, aux inondations, aux volcans, etc.

Les *changemens artificiels* des lieux dépendent de la culture, des habitations, des travaux d'assainissement, etc.

L'examen détaillé de ces différens objets, et la considération de leurs liaisons avec la santé des hommes, est spécialement du ressort de l'hygiène publique. Le médecin doit en tenir un compte scrupuleux dans beaucoup de circonstances : dans les maladies épidémiques, dans l'établissement des camps, des hôpitaux et des colonies; quand il veut tracer une *topographie médicale*, etc. etc.

Applicata.

Parmi les choses qui s'appliquent à la surface du corps, il y en a qui sont nécessaires. Tels sont les vêtemens et les lits; d'autres qui sont utiles, comme les bains, les lotions, les frictions, les onctions, et en général tous les soins de propreté; d'autres, enfin, dont l'emploi est de pure fantaisie. Tels sont les cosmétiques, les parfums, etc.

Dans les *vêtemens*, on considère la matière, la forme et les appuis.

En tissu de laine. Les vêtemens de laine sont mauvais conducteurs du calorique. Ils conservent la chaleur du corps. Appliqués sur la peau, ils l'excitent continuellement par le frottement et entretiennent son activité. Ils sont très bons pour les personnes faibles, dont la santé est susceptible de se déranger dans les changemens de température.

Avantages.

Inconvéniens. Leurs inconvéniens sont d'être pesans, de retenir trop longtemps l'humeur de la transpiration cutanée, et de conserver les miasmes qui peuvent les imprégner.

De coton. Les tissus de coton sont moins excitans et moins chauds que la laine ; aussi en fait-on usage dans les temps chauds. Ceux de lin et de chanvre sont encore plus légers et plus frais.

Et de lin ou de chanvre.

De la couleur des vêtemens. Les vêtemens sont d'autant plus propres à affaiblir la chaleur, qu'ils sont moins foncés en couleur. La nature des matières colorantes dont ils sont teints, la facilité avec laquelle celles-ci se détachent par la pluie ou la sueur qui les entraîne et les dépose sur la peau, sont encore la source de considérations hygiéniques très importantes.

Leur forme étroite et large. Les habillemens *étroits* sont plus chauds que ceux qui sont *larges*. Ces derniers, lorsqu'ils sont un peu allongés, rafraîchissent le corps par l'espèce de ventilation qu'ils opèrent pen-

Avantages des vêtemens larges

dant la marche. Ils ont sur les premiers l'avantage de permettre le libre développement du corps, et de faciliter la circulation.

Les habits étroits et les ligatures serrées étreignent les parties, gênent les mouvemens et troublent la circulation. *Inconvéniens des vêtemens trop étroits et des ligatures.*

Personne n'ignore les graves inconvéniens qui ont été reprochés aux corps de baleine et aux autres ligatures en usage dans l'habillement des femmes et des enfans.

Les *appuis* des vêtemens doivent toujours être pris sur les os et dans les endroits où ils sont peu recouverts de parties molles. On doit, le plus qu'il est possible, répartir leur poids sur plusieurs parties en même temps ; c'est ainsi que les épaules soutiennent les vêtemens de la partie supérieure du tronc, les hanches ceux de la partie inférieure, etc. *Leurs appuis.* *Sur quels endroits ils doivent être pris.*

Les *bretelles*, dont l'usage est aujourd'hui si répandu, ont l'avantage de permettre que les culottes soient soutenues sans serrer inégalement l'abdomen ; leur inconvenient est de comprimer les épaules et de s'opposer au développement de la poitrine, surtout lorsqu'on les fait trop tôt porter aux enfans. *Des bretelles. Leurs avantages.* *Et leurs inconvéniens.*

L'art de bien diriger l'emploi des vêtemens est de les mettre en concordance avec l'âge, la profession, le climat et la saison.

2°. Des lits.

Leur consistance.

Les *lits* ou les plans sur lesquels le corps se repose, doivent se prêter à la forme des parties extérieures et s'y mouler facilement.

Matières des lits.

La paille, le crin, la laine et la plume en sont les matériaux ordinaires.

Effets différens qu'elles produisent.

La paille, lorsqu'elle est trop dure, peut causer une pression douloureuse qui s'oppose au sommeil et même au délassement. Le crin et la laine sont, en général, assez sains. Ces substances donnent au lit une consistance plus ou moins grande, et qui permet le repos. La plume et l'édredon surtout, accumulent la chaleur, amollissent le corps et l'affaiblissent à la longue.

Des couvertures.

Les couvertures en laine ou en coton, suivant la saison, doivent être d'une épaisseur suffisante pour préserver le corps de l'impression du froid pendant le sommeil.

Situation des lits.

Les lits doivent être placés dans des lieux secs, spacieux, situés, s'il est possible, au levant,

Direction oblique qu'il convient de leur donner.

et dans lesquels l'air circule librement. On a soin de leur donner une certaine inclinaison, de telle manière que la tête soit toujours plus élevée que le reste du corps.

3°. Des bains.

Les *bains* sont une immersion prolongée d'une partie ou de la totalité du corps dans un liquide quelconque.

Simples.

Les bains *simples* se prennent dans l'eau ordinaire, chaude, tiède, fraîche ou froide.

Les bains *médicamenteux* se font avec des eaux minérales naturelles ou artificielles, ou avec des infusions et des décoctions de plantes médicinales. Médicamen-
teux.

On compose encore des espèces de bains avec la neige, le sable, le marc de raisin, le fumier, etc.

Le bain *chaud* est celui dont la température est supérieure à celle du corps. Ses effets sont de causer un sentiment de chaleur plus ou moins douloureux, un gonflement général du corps. La peau devient rouge, surtout au visage qui est couvert d'une sueur abondante, la respiration est précipitée, la circulation est troublée par des palpitations; il y a souvent menace d'apoplexie. Ce bain peut être utile lorsqu'il s'agit de déterminer un mouvement fébrile. Il est nuisible aux personnes pléthoriques et à celles qui sont menacées de congestion sanguine vers la tête. Du bain
chaud.
Ses effets. En quel cas
il est utile. En quels
cas il est nui-
sible.

Le bain *tiède* est celui qui est pris à peu près au degré de la température humaine. Il exerce une légère pression sur tout le corps, et notamment sur la poitrine, ce qui gêne momentanément la respiration. Mais bientôt la chaleur se développe, la transpiration et la sécrétion urinaire sont plus abondantes; le pouls, d'abord fréquent, se ralentit, les or- Du bain
tiède.
Ses effets.

ganes se relâchent, et il y a tendance au sommeil.

Ses avantages. Le bain tiède assouplit la peau dont il entretient la propreté. Il favorise la transpiration et relâche la fibre. Il est très favorable aux hypocondriaques, aux mélancoliques et aux personnes nerveuses.

Des bains frais ou froids. Les bains *frais* ou *froids* produisent des effets contraires aux précédens : ils refoulent les for-
Leurs effets. ces et les humeurs du dehors au dedans, et déterminent le spasme de la peau. Le pouls diminue de force et de fréquence, la sécré-
Leurs avantages. tion des urines est augmentée. Ils relèvent le ton des solides et diminuent la mobilité nerveuse.

A la sortie de ces bains, on se sent plus fort, la peau s'échauffe, la circulation est plus active, l'appétit se fait sentir. Ce dernier effet se manifeste aussi après le bain tiède.

Préceptes généraux touchant l'usage des bains. On doit bien se garder de se plonger dans l'eau après le repas, ou lorsque les premières voies sont embarrassées par des *saburres*.

La température du bain, le temps qu'on doit y passer et la manière de se conduire après son usage, sont relatifs aux dispositions individuelles et au but pour lequel on emploie ce moyen.

Quant aux bains médicamenteux, ils tirent leurs propriétés des substances avec lesquelles on les compose.

Les bains *partiels*, tels que les demi-bains, les pédiluves, etc. ont pour effet de relâcher une partie, ou d'y produire une sorte de fluxion momentanée des humeurs.

Des bains partiels.

Les *lotions* sont des espèces de bains partiels. La tête, les mains et les pieds sont les régions sur lesquelles on les fait le plus souvent. L'eau dont on se sert peut réunir les mêmes qualités que celle des bains généraux.

4°. Des lotions.

On entend par *frictions* des frottemens plus ou moins rudes faits sur la peau à nu.

5°. Des frictions.

On emploie pour *frictionner*, la main, un linge, une flanelle ou des brosses douces.

Moyens avec lesquels on les pratique.

Les frictions excitent la peau et rappellent les forces à l'extérieur. Faites après le bain, elles ont plus d'efficacité. Elles sont utiles aux personnes qui ont la peau sèche, et à celles qui mènent une vie sédentaire.

Effets et avantages.

Les *onctions* sont peu usitées chez les peuples modernes. Les Grecs et les Romains s'oignaient le corps avec de l'huile et d'autres substances grasses, pour atténuer l'action du froid, éviter une trop grande transpiration, ou pour donner plus de souplesse à la peau et aux membres.

6°. Des onctions. Chez les anciens.

Certains peuples du nord se graissent le vi-

Chez les

peuples septentrionaux et méridionaux.

7°. Des soins de propreté.

De la chevelure.

Et de la barbe.

sage, les mains et les pieds dans la vue de se garantir du froid. Les peuples méridionaux y ont recours contre l'attaque des insectes.

Les corps gras appliqués sur la peau, y deviendraient nuisibles, si on ne l'en débarrassait par des bains ou des lotions d'eau tiède légèrement savonneuse.

Les *soins* qui concernent la *chevelure*, la *barbe* et les *dents*, intéressent plus ou moins immédiatement la santé des hommes.

Le cuir chevelu transpire beaucoup; il est de plus le siége d'une excrétion d'humeur grasse qui, en se desséchant, forme des écailles dont l'amas intercepte la transpiration, cause des démangeaisons, et favorise, surtout dans le jeune âge, la production des *poux*.

On nettoie la tête par des lotions d'eau, ou au moyen de brosses, de peignes, etc. Ces soins deviennent surtout nécessaires pour ceux qui mettent de la poudre et des corps gras dans leurs cheveux.

L'usage de se couper les cheveux et la barbe devient une habitude contractée, dont la cessation trop brusque pourrait altérer la santé.

La section de ces parties, faite après une longue interruption de cet usage, ou lorsque le corps est affaibli par une longue maladie, n'est pas moins préjudiciable à la santé.

L'entretien des dents a pour but de préve-
nir la carie de leur couronne et l'amas du tar-
tre autour de celle-ci et du collet.

(marg.) Soins qu'exigent les dents.

Les moyens dont on se sert pour cet objet,
sont des frictions avec des brosses et différentes
substances réduites en poudres, telles que le
corail, le charbon, etc. des gargarismes avec
l'eau aiguisée avec un peu de vinaigre (*oxicrat*)
ou avec du jus de citron.

(marg.) Moyens usités.

De cette manière, les dents conservent leur
blancheur, et l'haleine ne s'altère point.

Les acides végétaux concentrés, les acides
minéraux et les poudres minérales dentifrices,
ne sont propres qu'à détruire l'émail des dents,
et à ternir leur blancheur.

(marg.) Dangers des acides concentrés et des poudres minérales.

Les véritables *cosmétiques*, que la raison
avoue, sont les bains tièdes, les lotions, les
frictions; les onctions, etc.

(marg.) 8°. Des cosmétiques innocens.

La médecine proscrit, comme dangereuses,
toutes ces préparations alkalines, métalli-
ques, etc. dont quelques personnes font usage
pour teindre les cheveux, détruire les poils et
colorer la peau.

(marg.) Dangereux.

Les *parfums* doux, tirés des végétaux, sont
agréables; ils flattent l'odorat, sans être nui-
sibles. Les odeurs fortes augmentent la sus-
ceptibilité nerveuse, et donnent une grande
disposition aux affections spasmodiques.

(marg.) 9°. Des parfums. Innocens.

(marg.) Nuisibles.

Ingesta.

Ce qu'on entend par ingesta.

Sous le nom d'*ingesta* sont comprises toutes les substances alimentaires introduites dans le canal digestif.

Les alimens.

Simples.

Composés.

Et médicamenteux.

Les *alimens* solides ou liquides sont appelés *simples*, quand ils sont pris tels qu'on les recueille dans la nature; *composés*, quand on les prépare; et *médicamenteux*, quand on les prend non seulement dans la vue de nourrir, mais encore de prévenir les maladies, ou de les faire concourir à leur guérison.

Des alimens solides

Leurs élémens immédiats.

Les alimens *solides* sont pris dans le règne végétal et dans le règne animal. Ils contiennent des élémens analogues à ceux des organes qu'ils doivent réparer; ainsi, la gélatine est représentée dans les végétaux par l'amidon et les mucilages; l'albumine se rencontre dans plusieurs parties des plantes et des animaux; la fibrine a son analogue dans le gluten du froment, et la graisse ressemble aux huiles végétales. On trouve encore dans les uns et dans les autres une matière extractive, le phosphate de chaux, le sel marin et le corps sucré. (Voyez *Élémens organiques*, page 18.)

Les substances dont il vient d'être question, constituent les matériaux immédiats des alimens. La plupart se réduisent, par une dernière analyse, en hydrogène, oxigène et carbone. Le gluten du froment et les substances animales contiennent de plus de l'azote.

Quels que soient les rapports que la chimie trouve entre les substances animales et les substances végétales qui servent à notre nourriture, toujours est-il, que les premières sont promptement assimilées aux organes, tandis que les secondes subissent préalablement l'*animalisation*, ce qui rend plus tardive leur *assimilation*.

Les substances animales diffèrent suivant les espèces qui les fournissent, et suivant l'âge, le sexe, la manière de vivre et la région du corps des animaux.

La chair des quadrupèdes est, en général, très nourrissante. Elle résiste beaucoup aux efforts de la digestion, ce qui rend plus durable l'alimentation qu'on obtient par leur usage. La viande des animaux domestiques est plus tendre et de digestion plus facile que celle des bêtes fauves.

Les oiseaux donnent un aliment léger et facile à digérer, surtout ceux qui vivent de graines céréales et de fruits. La chair des oiseaux insectivores, icthyophages et carnivores, est dure et indigeste.

Les poissons ne conviennent pas à tous les

estomacs. Ils sont peu nourrissans et causent, chez quelques personnes, des affections cutanées. Ils excitent les organes sexuels; ce qui doit en faire interdire l'usage aux convalescens. Les poissons *saxatiles* et *littoraux* sont, d'ailleurs, préférables à ceux qui vivent au fond des eaux stagnantes et bourbeuses.

Différences selon l'âge, l'exercice, etc. Les jeunes animaux, à quelque espèce qu'ils appartiennent, ceux qui vivent en domesticité, et ceux qui ont été *mutilés*, ont une chair humide, gélatineuse et tendre, qui convient aux convalescens et aux personnes d'une faible constitution. Elle se digère bien et répare promptement les forces.

Les animaux adultes, surtout les mâles, et ceux qui vivent en liberté ou qui font beaucoup d'exercices, ont une chair plus dure, plus forte et plus sapide. La digestion en est pénible; aussi ne convient-elle qu'aux estomacs robustes; mais elle a l'avantage d'opérer pour la réparation des forces, un effet beaucoup plus durable.

Alimens liquides tirés des animaux. Du lait. Ses qualités. Il y a des substances liquides qui servent d'alimens. Tels sont le lait, les œufs et le sang.

Le *lait* est une espèce d'émulsion animale, d'une odeur douce, d'une couleur blanche, d'une saveur sucrée et d'une consistance telle, que lorsqu'on en verse sur l'ongle une petite goutte, elle ne coule point, et conserve sa forme ronde.

Le meilleur lait est celui qui se rapproche le plus de ces qualités.

Par l'analyse spontanée, ce liquide se divise en trois portions : l'une épaisse et grumeleuse; c'est le *caséum*, avec lequel on fait le fromage. L'autre, liquide, verdâtre et acescente; c'est le *sérum* ou *petit-lait*; celui-ci, préparé par la présure et évaporé ensuite, fournit une matière blanchâtre, cristalline et de nature mucoso-sucrée que l'on appelle le *sel* ou le *sucre du lait*. La troisième enfin, est huileuse et susceptible de se concréter pour former du beurre; c'est ce qu'on nomme la *partie butyreuse*. Ces trois parties existent dans le lait des femelles des différentes espèces d'animaux, avec des proportions différentes.

Le lait de *femme* contient une matière caséeuse, filante et onctueuse; il fournit très peu de beurre et que l'on extrait difficilement; son sérum est d'une saveur très sucrée. Le lait d'*ânesse* est celui qui se rapproche le plus du précédent. Le lait de *vache* donne du beurre très consistant, un caséum épais et comme gélatineux, un sérum abondant, une petite quantité de mucoso-sucré et quelques sels, etc. etc.

Le lait est la substance appropriée aux for-ces digestives de l'enfant. On en retire de bons effets dans les maladies de poitrine. Les per-sonnes qui ne peuvent le digérer pur, le sup-portent facilement, si on le coupe avec l'eau, ou mieux encore avec quelque infusion aro-matique.

Les *œufs* contiennent deux parties princi-pales; savoir : le *blanc* et le *jaune*.

Le blanc de l'œuf, qui est de l'albumine pure, est moins soluble dans l'estomac que le jaune, et cause quelquefois des indiges-tions.

Le jaune, composé d'albumine, d'une huile douce et d'une matière colorante, est plus fa-cile à digérer.

Les œufs sont très nourrissans, lorsqu'ils sont frais et modérément cuits; dans cet état, ils conviennent, ainsi que le lait, aux consti-tutions faibles et délicates, ou épuisées par des maladies. Lorsqu'on les fait cuire davantage, ils sont indigestes. Ils entrent comme ingrédient dans un grand nombre de préparations, aux-quelles ils communiquent une qualité plus ou moins nourrissante.

Le *sang* cru est en usage chez quelques na-tions sauvages. Nous ne l'employons que rendu concret par la coction. Dans cet état, il est tel-

lement indigeste, qu'il faut lui adjoindre des *Il est in-digeste.*
assaisonnemens propres à exciter l'action de
l'estomac.

Les alimens, que l'on emprunte aux *végétaux*, *Alimens tirés des végétaux.*
sont pris parmi les racines, les tiges, les feuilles,
les fleurs et les fruits.

Dans les *racines*, considérées comme alimens, *Des racines.*
nous trouvons les carottes, les navets, les
pommes de terre, les oignons, les porreaux, etc.

Les *tiges* et les *feuilles* des plantes pota- *Des tiges et des feuilles.*
gères ou *oleracées*, ne s'emploient guère que
lorsque les plantes sont jeunes ou étiolées; elles
ont des effets différens, suivant leurs qualités *Leurs différentes qualités.*
particulières : les unes, aqueuses et mucila-
gineuses, rafraîchissent et lâchent le ventre. Tel- *Mucilagineuses.*
les sont celles de laitues, de cardons, de choux,
de pourpier, d'épinards, etc. Les autres, légè- *Acides.*
rement acides, comme l'oseille; amères, comme *Amères.*
la chicorée, le pissenlit; ou piquantes, comme *Piquantes.*
le cerfeuil, le persil, le cresson, etc. ont, outre
leurs qualités nutritives, des propriétés médicamenteuses très précieuses dans certains cas.

Les *fruits* sont, en général, le produit de la *Des fruits.*
fécondation des fleurs. En matière d'hygiène,
on réserve ce nom aux substances pulpeuses et
succulentes.

Les uns sont *acides*, comme les cerises, les *Fruits acides.*
groseilles, les pommes; ils désaltèrent, en pro-

voquant la sécrétion de la salive, ralentissent la circulation et tempèrent la chaleur du corps.

Sucrés. D'autres sont *sucrés*, tels que les fraises, les abricots, les figues, les raisins, les melons; ils nourrissent par leur principe mucoso-sucré, et ils étanchent la soif par le liquide abondant qu'ils contiennent.

Et acerbes. Enfin, il y en a qui sont *acerbes*. On trouve dans cette classe, les coings, les prunelles, les olives. Ils contiennent une petite quantité d'acide gallique, qui rend leur saveur plus ou moins âpre. Ils condensent le tissu des solides, diminuent les sécrétions et resserrent le ventre.

Des graines. Les *graines* résultent, comme les fruits, de la fécondation des plantes. On en distingue Espèces. de trois espèces : les céréales, les légumineuses et les émulsives.

Graines céréales. Les graines *céréales* proviennent du froment, de l'orge, de l'avoine, du maïs, du riz, etc. Ces plantes naissent spontanément dans quelques climats. La culture les fait croître presque partout. Aussi la plupart des peuples en font-ils la base de leur nourriture.

De la farine et de ses élémens. La farine qu'on obtient par la mouture de ces graines, et notamment de celles du froment, est composée de *fécule* ou *amidon*, de *mucoso-sucré* et de *gluten*.

Du pain. L'art de faire le *pain* consiste à réduire la

farine en *pâte*, en la pétrissant avec de l'eau et un peu de levain ; la fermentation *panaire* se développe, on l'arrête par la cuisson.

Le pain de *froment* est le plus agréable au goût et le meilleur pour l'estomac. Le pain d'orge ou de seigle pur, est lourd et indigeste ; celui de seigle est rafraîchissant. *De froment.* *D'orge.* *Et de seigle.*

La croute du pain, étant plus cuite que la mie, est plus sapide et plus facile à digérer. *Deux parties dans le pain.*

Les graines *légumineuses*, telles que les pois, les haricots et les lentilles, sont humides, mucilagineuses et sucrées dans leur nouveauté. Dans cet état, elles offrent un aliment aussi sain qu'agréable. Après leur maturité, elles sont sèches et remplies d'une fécule onctueuse, unie à une petite quantité d'extractif et de mucososucré. Les légumes secs sont indigestes ; ils engendrent des vents. *Graines légumineuses.* *Dans leur nouveauté, elles sont très digestibles.* *Sèches, elles sont indigestes et venteuses.*

Les semences *émulsives*, telles que les amandes et les graines des cucurbitacées. Les châtaignes et quelques autres substances féculentes, sont très nourrissantes et d'un goût agréable. *Graines émulsives.*

L'absence du gluten dans leur fécule les rend peu susceptibles d'être employées à la confection du pain. D'ailleurs, ces substances sont pesantes et indigestes. Les personnes délicates doivent s'en abstenir pour cette raison. *Pourquoi on ne peut les employer à la confection du pain.* *Elles sont difficiles à digérer.*

De la préparation des alimens. On distingue dans la *préparation* des alimens: 1°. l'opération qui tend à en ramollir le tissu ou à en modifier la saveur; 2°. celle qui consiste à leur appliquer des assaisonnemens propres à flatter le goût et à exciter l'estomac.

Par le feu. L'application du feu est immédiate dans la *tostion* ou le *rôtissage*. Elle est médiate lorsqu'on se sert de l'eau pour intermède, comme dans l'*ébullition;* ou de corps gras, comme dans la *friture.*

Tostion ou rôtissage. Dans le rôtissage, un feu ardent commence par racornir l'extérieur de la viande ; d'où il résulte que l'intérieur conserve son jus, tout en se ramollissant. On conçoit donc combien la viande rôtie est en général nourrissante.

Ebullition. Dans l'ébullition, les corps cèdent à l'eau leurs sucs, comme cela a lieu pour la viande qui est alors peu nutritive; ou bien ils prennent de l'eau ce qui leur est nécessaire, tels que les légumes, pour diviser leurs parties, les ramollir ou les dissoudre ; alors ils sont plus agréables au goût et plus faciles à digérer.

Du bouillon. Le *bouillon* qu'on obtient par l'ébullition de la viande, est nourrissant, lorsqu'il est fait avec le bœuf, le veau ou le poulet. Par le mélange du bouillon avec quelques autres matières, telles que le pain, le riz, le vermicelle,

la semouille, on fait des potages dont l'usage *Des po-*
est en général très sain.   *tages.*

Les substances frites dans l'huile on la graisse,
se digèrent difficilement. Elles causent aux es-
-tomacs faibles des renvois acides.

Les *assaisonnemens* ou *condimens* sont sim- *Préparation*
ples ou composés : les premiers sont *salins*, *par les assai-*
                                                sonnemens,
comme le muriate de soude (*sel de cuisine*), *Simples.*
le nitrate de potasse (*nitre*); *acides*, comme
l'acide acéteux (*vinaigre*), le jus de citron, le
verjus; *aromatiques*, comme le persil, le cerfeuil, la cannelle, le gérofle; *aromatiques* et
âcres, comme le poivre, la muscade, le gingembre; *amers* et *aromatiques*, comme le lau-
rier-cerise, les amandes amères; *doux*, comme
le sucre, le miel, etc. etc.

Les mucilages sucrés, le lait, le beurre,
les graisses et l'huile, font encore partie des
condimens simples.

Les assaisonnemens composés comprennent *Et com-*
les *sauces* préparées dans les cuisines. Les aro- *posés.*
                                                  Des sauces.
mates qu'on y associe ont pour véhicule l'eau,
le vinaigre, l'huile, le beurre ou le sang. Les
œufs et la farine servent de *liaison* à ces diverses substances.

La préparation des *mets* est une chose né- *Avantages*
cessaire dans nos mœurs actuelles. L'addition *de la prépa-*
                                                tion des
de condimens simples, à petite dose, est utile *mets.*

pour corriger les mauvaises qualités des alimens, relever leurs saveurs, et exciter modérément l'action de l'estomac.

Danger de l'excès ou de l'abus des condimens. L'excès ou l'abus des condimens simples ou composés, n'est propre qu'à dénaturer les alimens, à irriter l'estomac, et à épuiser les forces
de cet organe. Leurs effets nuisibles s'étendent
sur toute l'économie : ils dessèchent le corps,
disposent à l'inflammation, et développent
une sorte d'acrimonie générale, qui devient
la source d'une foule de maladies.

De la conservation des alimens. L'*art de conserver les alimens* consiste à prévenir leur altération par l'air et l'humidité,
à les préserver des dommages que les insectes
pourraient y causer, et à arrêter ou retarder
le mouvement intestin qui tend à les décomposer.

Procédés employés à cet effet. La dessiccation spontanée ou aidée de la chaleur, l'immersion ou la macération dans le
vinaigre, l'eau salée, l'eau-de-vie, l'esprit-
de-vin, etc. sont les moyens ordinaires employés pour la conservation des substances alimentaires.

Des alimens liquides ou des boissons. Les alimens *liquides* ou les *boissons* ont leur
source dans les trois règnes de la nature. (*Voyez*
page 58.) Ils comprennent l'eau et les boissons
dans lesquelles elle sert de véhicule à diverses
substances, les liqueurs fermentées et alkoo-

·liques , les sucs aqueux des végétaux et les bouillons.

L'*eau* est la boisson universelle. Elle est com- posée de o,15 d'hydrogène et de o,85 d'oxi- gène. Une petite quantité d'air et d'acide car- bonique s'y trouve ordinairement dissoute. *De l'eau. Sa compo- sition.*

La qualité éminemment dissolvante de l'eau, est cause qu'elle est rarement pure ; presque toujours elle est unie à des matières qui en altèrent plus ou moins les bonnes qualités. *Elle est ra- rement pu- re.*

On divise les eaux en économiques et en mé- dicinales. *Division des eaux.*

Les eaux *économiques* sont celles de pluie , de neige , de rivière, de lac , de puits et de fontaine. Les matières qui les altèrent et les rendent insalubres , sont : des sulfates , des nitrates, des muriates, des carbonates de chaux, de soude et de potasse , et des débris de sub- stances végétales ou animales. *Eaux éco- nomiques. Matières qui les altè- rent.*

L'eau de *pluie* et de *neige* contient très peu de substances salines : la première est plus saine que la seconde, qui est privée d'air et d'acide carbonique. *Eaux de pluie et de neige.*

, On donne la préférence à l'eau recueillie à la fin de la pluie, comme étant la plus pure, parce que celle qui est tombée au commencement a — entraîné avec elle différens principes hétéro- gènes qui étaient disséminés dans l'atmosphère.

Eaux de
rivière et de
fleuve.

L'eau de *rivière* ou de *fleuve* est très saine; surtout lorsqu'elle coule sur un lit de sable ou de matières non solubles. Elle ne recèle alors qu'une petite proportion de sels. Battue par le mouvement, elle absorbe de l'air, ce qui lui donne de la sapidité et la rend légère pour l'estomac.

Eaux de
lac et de ma-
rais.

L'eau de *lac*, de *citerne* et de *marais*, est stagnante, et par conséquent mauvaise en général. Elle est altérée par une grande quantité de substances salines et de matières végétales ou animales putréfiées.

Eaux de
fontaine et
de puits.

Les eaux de *fontaine* ou de *puits* sont moins bonnes que celles de rivières, mais beaucoup plus saines que celles de lacs et de marais. Comme elles fluent à travers plusieurs couches de terre, elles dissolvent les sels qu'elles rencontrent sur leur passage; l'eau de fontaine, en roulant sur le sable, s'en dépouille en partie; c'est pourquoi elle est plus légère que celle de puits, qui repose ordinairement sur un fond calcaire.

Eaux dis-
tillée et
bouillie.

L'eau distillée est la plus pure, parce qu'elle est dépouillée de tout principe étranger; mais, comme elle est privée d'air et d'acide carbonique, ainsi que celle qui a bouilli, elle est complétement insipide, ce qui la rend indigeste. Elle récupère ces deux gaz par le contact prolongé de l'air et par l'agitation ou le battement.

La meilleure eau est, en général, celle qui est limpide, diaphane ; inodore et un peu sa-pide, qui dissout facilement le savon, et cuit les légumes en les ramollissant.

Qualités que doit avoir l'eau pour être salubre.

On appelle eaux *crues* ou *dures* celles qui sont chargées d'un excès de matières salines. Telles sont certaines eaux de puits. Elles dissolvent mal, ou ne dissolvent pas du tout le savon ; les légumes qu'on fait cuire avec elles se durcissent en se pénétrant des sels calcaires qu'elles tiennent en dissolution.

Des eaux crues ou

Les eaux *médicinales* sont *naturelles* ou *artificielles*. On en distingue de plusieurs espèces, eu égard aux substances qu'elles contiennent et desquelles dépendent leurs propriétés médicinales. (*Voyez* l'examen abrégé de ces eaux dans la thérapeutique.)

Des eaux médicinales.

On emploie l'eau à la préparation de plusieurs sortes de boissons, comme le thé, le café, le chocolat et les différentes espèces de bouillons.

Des boissons préparées.

Le *thé*, infusé dans l'eau, donne une liqueur aromatique, amère et astringente. Il est d'un usage journalier dans quelques pays où l'atmosphère est brumeuse et froide. Il excite le ton de l'estomac, provoque la sueur et la sé-

Du thé.

crétion des urines. A la longue il affaiblit l'estomac et rend les digestions laborieuses.

Du café. Le *café*, torréfié, pulvérisé et bouilli dans
l'eau, forme une boisson amère et aromatique.
Il agit spécialement sur le système nerveux
et sur le cerveau dont il exalte les fonctions.
Il convient aux estomacs faibles et paresseux.
Son excès cause l'insomnie, excite la chaleur
et tarit la plupart des sécrétions ; ces effets
ont surtout lieu chez les personnes nerveuses,
ou chez celles qui n'en font point habituellement usage.

Du choco-
lat. Le *chocolat* se compose avec l'amande du ca-
cao torréfiée. On en fait une pâte, que l'on
aromatise avec de la vanille ou de la cannelle.
Il fournit un aliment liquide, stomachique
et très agréable.

Addition
du sucre à
ces boissons L'addition du sucre aux boissons composées qui précèdent, mitige leur principe amer
Mélées
avec le lait, et le rend plus supportable au goût. Le lait
elles for- qu'on y mêle modère leurs propriétés stimu-
ment des ali- lantes (*voyez* page 186) et les convertit en ali-
mens liqui-
des. mens liquides.

Des bois-
sons fermen- Les boissons *fermentées* se fabriquent avec
tées. des liqueurs qui contiennent du sucre dissous dans l'eau, et dans lesquelles se trouvent
quelques autres substances végétales, telles
que l'extractif, le mucilage, la fécule, des aci-

des., etc. capables de décider la fermentation vineuse. On compte au nombre des boissons fermentées, le vin, la bière, le cidre et l'hydromel.

Le *vin* résulte de la fermentation du suc de raisin. Il contient de l'eau, de l'alkoól encore imparfait, un ou plusieurs acides, du tartrite acidule de potasse, une matière extractive colorante, de l'arome, et un reste de mucilage sucré. Du vin. Ses principes immédiats.

La prédominance de quelqu'un de ces principes sur les autres, a fait diviser les vins, Division des vins. 1°. en *alkooliques*. Tels sont ceux de Roussillon. Ils stimulent vivement et produisent l'ivresse. 1°. En alkooliques.

2°. En *acides* ou *acidules*, comme les vins de Champagne, qui sont saturés d'acide carbonique. Ils désaltèrent et excitent les forces promptement, mais instantanément. 2°. En acides ou acidules.

Les vins de Bordeaux et ceux du Rhin contiennent beaucoup d'acide tartareux, ce qui en ralentit la fermentation. Lorsque ces vins ont vieilli, ils sont d'excellens stomachiques pour les convalescens et les personnes épuisées.

On trouve une surabondance d'acide malique dans les vins de Franconie et de Silésie. Ils sont austères et ils irritent l'estomac.

3°. En *colorés*. La quantité de matière colorante qui les charge, en fait de bons toniques. 3°. En colorés.

Ils sont cependant un peu indigestes pour les personnes faibles.

4°. En su-
crés.

4°. En *sucrés*. Tels sont ceux d'Espagne et du midi. Ils sont nourrissans et réparent les forces, surtout s'ils sont en même temps aromatiques, comme les vins muscats.

De tous les vins, ceux de Bourgogne paraissent être, en général, les meilleurs, par la raison que leurs matériaux sont dans de justes proportions et se corrigent les uns les autres.

Autres dif-
férences des
vins.

Les différences des vins se tirent encore : 1°. de leur degré de coloration ; 2°. de leur ancienneté ; 3°. des mélanges qu'ils ont subis ; 4°. des falsifications plus ou moins dangereuses que la cupidité criminelle des marchands leur a fait éprouver.

De la bière.

La *bière* se fait avec de l'eau et de la farine d'orge germé et torréfié ; le houblon que l'on y ajoute, est pour lui donner de la saveur et pour la conserver.

Elle est composée d'eau, d'alkool et d'un principe amer. La fermentation qui s'en empare y développe l'acide carbonique.

Cette boisson, très nourrissante et légèrement tonique, relâche à la longue les solides. Les habitans du nord en usent habituellement.

Du cidre.

Le *cidre* est le résultat de la fermentation du suc de pommes. Il contient de l'eau, les élémens de l'alkool, du mucoso-sucré, de l'acide carbonique et peut-être un reste d'acide malique.

Le *poiré* s'obtient du suc de poires; il est plus alkoolique que le cidre.

Du poiré.

Ces boissons sont agréables; elles désaltèrent et sont un peu nourrissantes.

L'*hydromel* est un mélange d'eau et de miel qui a passé à la fermentation vineuse. On y mêle quelquefois un peu de vin. Cette liqueur, qui est d'un usage habituel en Pologne, en Suède et en Russie, a quelque analogie avec le vin d'Espagne. Elle enivre lorsque l'on en boit en trop grande quantité.

De l'hy-dromel.

Les boissons fermentées sont le produit de l'art; l'habitude les a rendues nécessaires. Prises en petite quantité, elles stimulent et fortifient. Leur usage immodéré ou trop fréquent, cause l'*ivresse*, dénature les organes digestifs, attaque le système nerveux, dégrade l'homme au moral, et amène des maladies chroniques incurables.

Avantages des boissons fermentées.

Dangers de leur usage immodéré.

Les *liqueurs alkooliques* s'obtiennent par la distillation des liqueurs fermentées et des substances sucrées ou mucoso-sucrées.

Des liqueurs alkooliques.

L'*eau-de-vie* qu'on retire du vin est la meilleure et la plus commune; elle doit avoir de 18 à 22 degrés. Elle se perfectionne en vieil-

Des eaux de-vie.

lissant. L'eau-de-vie de grain et celle de sucre *(rum)* sont très irritantes. L'alkool de cerises *(kirsch-wasser)* est aromatisé par l'acide prussique qui se dégage des noyaux brisés, avec lesquels le suc de ces fruits a fermenté.

Des liqueurs proprement dites.

L'union du sucre et des aromates avec l'alkoól produit les *liqueurs* proprement dites.

Leur usage modéré excite et fortifie.

Les liqueurs alkooliques, en quantité modérée, excitent et corroborent l'économie. Prises avant ou après le repas, elles réveillent l'action de l'estomac et raniment le principe vital. Conservées quelque temps dans la bouche, elles calment la soif.

Leur abus altère les fonctions de l'estomac et du système nerveux.

Leur abus a de graves inconvéniens; elles durcissent la membrane muqueuse des premières voies, et jettent le système nerveux dans l'atonie.

Des sucs aqueux tirés des végétaux.

Les *sucs aqueux* tirés des végétaux, sont : *mucilagineux*, dans les plantes potagères ; *amers*, dans les chicoracées; *âcres* et *aromatiques* dans les crucifères, dites anti-scorbutiques; *acides* et *doux*, dans la groseille, la cerise, la noix de coco, etc. Ces sucs sont rarement employés comme boisson dans l'état de santé.

Des bouillons.

On en peut dire autant du petit lait, et des différens *bouillons* faits avec la viande, les limaçons, les grenouilles, etc. dans lesquels on fait entrer encore des végétaux et quelques substances médicamenteuses.

On a trois intentions en prenant des liquides : 1°. d'étancher la soif; 2°. de favoriser la digestion par l'humectation ou l'assaisonnement communiqué aux alimens; 3°. d'exciter toute l'économie.

La température des boissons influe sur leurs effets : très froides ou très chaudes, elles sont désaltérantes et toniques; tièdes, elles relâchent la fibre, fatiguent quelquefois le goût, et énervent les organes qui les reçoivent.

La considération de l'ordre des *repas* et de la règle à suivre dans l'usage des mets, terminera ce que nous avions à dire touchant les ingesta.

Les *repas* en commun sont aussi anciens que les sociétés; ils ont dû contribuer à les cimenter. Tant que les hommes n'ont cherché, dans cette coutume, que l'occasion de se réunir, les tables n'offraient que le nécessaire ; mais dès que la sensualité en a été le principal motif, une profusion de mets a couvert les tables, la sobriété a fait place à l'intempérance, et la frugalité à l'épicurisme le plus recherché.

L'ordre des repas est déterminé par l'usage. Leur fréquence doit être relative à l'âge, aux exercices, à la constitution, etc.

Léur fréquence est préférable à leur abondance.

La fréquence des repas est préférable à leur abondance, parce que l'estomac digère mieux lorsqu'il est peu chargé d'alimens.

Le souper, proscrit aujourd'hui dans la plupart des grandes villes, doit toujours être beaucoup plus léger que le déjeûner et le dîner, parce que la digestion est lente et difficile pendant le sommeil. (*Voyez* page 137.)

Le mélange des alimens dans un même repas est avantageux.

Le mélange des substances végétales et animales, et l'association des liquides et des solides dans les repas comme dans les mets, sont avantageux et nécessaires. Toutes ces différentes choses se modifient les unes les autres, et servent réciproquement à leur conversion en chyme.

De l'ordre dans l'usage des mets et de leurs effets.

Les premières choses dont on use dans un repas passent rapidement. Tels sont les potages et les consommés, qui sont destinés à apaiser les premières impressions de la faim. Les secondes, plus résistantes, comme les rôtis, exercent les forces de l'estomac et soutiennent l'alimentation. Les troisièmes, enfin, tels que les crèmes, les pièces de dessert, excitent le goût, et font naître souvent un appétit factice qu'il serait dangereux de satisfaire.

La quantité excessive et la diversité des

Le danger des repas somptueux vient de la quantité excessive de nourriture que l'on y prend, et de la diversité des mets gras, sucrés,

acides, mucilagineux et autres que l'on entasse
dans l'estomac. La décomposition de ces matières donne naissance à des gaz vicieux qui
oppriment les forces gastriques, et interver-
tissent l'opération de la digestion.

mets sont très nuisibles.

Excréta.

On entend par *excréta* les différentes matières hétérogènes qui doivent être éliminées
du corps.

On distingue les excrétions en naturelles,
accidentelles et artificielles.

Distinction des excrétions.

Les excrétions *naturelles* se divisent en continuelles. Exemple : les transpirations cutanée
et pulmonaire; *journalières*. Exemple : l'éjection alvine et urinaire ; *périodiques*. Exemple : l'évacuation menstruelle ; *extraordinaires*.
Exemple : les lochies, l'émission du sperme et
d'écoulement des larmes.

Des excrétions naturelles.

Les excrétions *accidentelles* sont celles qui
surviennent fortuitement. Tels sont l'épistaxis
ou saignement de nez, le flux hémorroïdal,
le diabètes où phtysurie sucrée de quelques auteurs, la suppuration des plaies et des ulcères.

Accidentelles.

Les excrétions *artificielles* sont le résultat de
certains procédés de l'art. Elles comprennent
celles qu'on obtient par la saignée, les exutoires et les remèdes évacuans.

Et artificielles.

De la me-
sure des ex-
crétions.

Leur au-
gmentation.

La santé exige que les excrétions se fassent dans une juste mesure : quand elles sont trop abondantes, elles soustraient les matériaux de la nutrition, et font converger les forces de la vie vers l'organe dont l'action est augmentée ; ce qui cause l'amaigrissement et la faiblesse.

Leur di-
minution.

Quand elles se font en moindre quantité qu'à l'ordinaire, il en résulte une exubérance d'humeur qui engendre la pléthore générale, des maladies inflammatoires, l'apoplexie, etc.

Leur sus-
pension et
leur sup-
pression.

La suspension des excrétions naturelles donne naissance à une foule d'accidens graves. Le danger de la suppression des excrétions accidentelles ou artificielles est en raison de leur ancienneté, de la quantité habituelle du fluide évacué, et des dispositions particulières de l'individu.

Influence
de la volonté
sur les ex-
crétions.

Les évacuations stercorale, urinaire et séminale, sont sous l'empire immédiat de la volonté. Celle-ci n'a qu'une influence indirecte sur les évacuations transpiratoires, muqueuses et salivaires.

Excrétion
urinaire.

On entretient la sécrétion des urines au moyen de boissons légères, abondantes et aiguisées avec les acides végétaux, ou avec un sel alkalin tel que le nitrate de potasse.

Stereo-
rale.

L'usage des alimens végétaux, l'abstinence des ragoûts épicés, l'exercice après le repas,

les lavemens, les bains et les boissons laxatives, préviennent et guérissent la constipation.

On favorise la transpiration en portant des **Transpira-toire.**
vêtemens chauds et en faisant de l'exercice.
On la rétablit, lorsqu'elle est supprimée, par
les bains, les frictions et les boissons chaudes
et aromatiques.

La régularité de la menstruation est la me- **Mens-truelle.**
sure de la santé chez les femmes. Elles doivent
aux approches des *règles*, ou pendant qu'elles
coulent, éviter le froid, les excès dans le boire
et le manger, et les passions fortes. On les
rétablit, lorsqu'elles sont dérangées, par les
pédiluves chauds, les sangsues, les saignées
de pied, etc.

L'épistaxis et le flux hémorroïdal périodiques, **Sanguine et humo-rale.**
les saignées, les purgations habituelles et les
suppurations anciennes, exigent les plus grandes attentions. On doit favoriser les premières
et ne point interrompre les secondes, à moins
que quelques circonstances nouvelles ne les
réprouvent.

Gesta.

On range dans cette classe la veille et le **Des choses comprises dans les ges-ta.**
sommeil; le mouvement et le repos. (*Voyez*
page 137.)

De la veille. La *veille* est cet état dans lequel les sens et le cerveau, les nerfs et les muscles de la vie animale, sont en exercice. Le *sommeil* est, au contraire, caractérisé par l'inactivité de ces différens organes.

Du sommeil. La lassitude qui suit une veille laborieuse, engage au repos; le retour de la nuit invite

Sa durée. au sommeil. La durée de celui-ci ne doit point être moindre de cinq à six heures, ni excéder huit ou neuf heures. Les enfans, les femmes, les hommes de cabinet, ceux qui fatiguent beaucoup ou qui sont affaiblis, doivent lui consacrer un temps plus long que les autres.

Inconvéniens de l'excès de la veille et du sommeil. Nous avons fait connaître, dans la physiologie, les effets fâcheux de l'excès du sommeil et de la veille.

Avant de se livrer au sommeil, il faut choisir: Le lieu. On doit faire un choix du lieu, des appuis et du temps, pour se livrer au sommeil.

Il n'est point salutaire de dormir dans les lieux bas et humides, ni dans ceux où l'air est chargé d'émanations qui le corrompent, ainsi que nous l'avons déjà fait observer, page 166.

Les appuis. Nous avons également fait connaître, dans les circumfusa, les appuis propres au repos.

Et le temps. La nuit est le temps que la nature a assigné pour le sommeil; cependant il est assez convenable pour les hommes de peine et les individus faibles et très nerveux , de dormir quelques momens au milieu du jour et après le repas, surtout dans les temps ou les pays très chauds.

Les *mouvemens* corporels sont *généraux* ou *partiels* : les premiers sont *spontanés* , comme dans la course et la danse ; *imprimés*, comme dans les promenades en voiture ou en bateau ; ou *mixtes*, comme dans l'équitation , dans le jeu de l'escarpolette.

Des mouvemens généraux.

Tous les exercices , lorsqu'on en use modérément, excitent le développement des organes, fortifient la constitution , et donnent de la vigueur au corps.

Les seconds ou les mouvemens partiels, sont ceux d'un membre seul, des organes de la voix, de la parole, etc. Ils sont utiles aussi, pourvu qu'on n'en abuse pas. On sent, par exemple, combien il est dangereux de chanter , de parler, etc. pendant trop long-temps.

Partiels.

Les anciens avaient observé dans leurs jeux les bons effets de l'exercice. Ils instituèrent la *gymnastique*, comme un des fondemens principaux de l'éducation publique.

De la gymnastique des anciens.

L'exercice physique, poussé jusqu'à la lassitude extrême , a toujours des effets pernicieux : il entrave l'accroissement , fait languir le corps et ruine les forces.

Danger de l'exercice poussé jusqu'à la lassitude extrême.

Quels sont les mouvemens les plus favorables.

Les mouvemens les plus favorables sont ceux dans lesquels il y a un plus grand nombre de parties en action ; ainsi, les mouvemens généraux sont plus avantageux que les partiels ; les mouvemens spontanés que les mixtes ; et ceux-ci sont préférables aux mouvemens imprimés.

Du repos. Partiel.

Le *repos* est *partiel* ou *général*. Dans le premier cas, il y a des parties qui sont inactives pendant que d'autres s'exercent ; c'est ce qui s'observe dans les différens modes de station

Général.

et dans le travail étant assis. Dans le second cas, tous les muscles volontaires sont dans le silence ; c'est ce qui a lieu lorsque le corps est couché et que l'on se dispose au sommeil.

Du délassement.

Il est une autre espèce de repos, que l'on peut appeler *délassement;* il consiste à varier les occupations ou la direction des mouvemens du corps. C'est ainsi que l'on se délasse des travaux de l'étude, en leur faisant succéder l'exercice corporel ; que l'on diminue la lassitude d'une partie, en changeant d'une manière quelconque le sens de son action, etc.

Percepta.

Des choses comprises dans le percepta.

Sous le nom de *percepta* se rangent les sensations, les affections de l'ame et les fonctions intellectuelles.

Les *sensations* ont des relations directes avec le moral, qu'elles concourent à perfectionner; et avec le physique, qu'elles tendent à conserver.

Le *plaisir* qui accompagne les sensations, répand ses influences expansives dans toute l'organisation : il attache à la vie.

La *douleur* concentre le principe sensitif à l'intérieur, enraie, pour ainsi dire, le jeu des organes, et relâche les liens qui attachent à l'existence.

Il est donc naturel de rechercher les sensations agréables, et de fuir celles qui sont pénibles ou douloureuses.

Les *affections de l'ame* sont *actives* ou *passives*.

Les premières se remarquent dans la bienveillance, la pitié, l'amitié et l'amour qui nous attachent à nos semblables; et dans la colère, la haine et la jalousie, qui nous en éloignent.

Les secondes sont agréables dans l'espérance, la satisfaction morale, et pénibles dans la crainte, le dégoût, le découragement.

Les *fonctions intellectuelles* ou les travaux de l'esprit ne sont point étrangers aux influences du plaisir et de la douleur; ainsi, la satisfaction qui suit les opérations fructueuses de la pensée, délasse l'esprit; le dégoût qui se mêle

14

à des efforts stériles, le fatigue et le·décou-
rage.

Et dans les fonctions de l'intelligen-ce. L'exercice prolongé de la mémoire, du jugement et de la réflexion, est toujours fati-
gant ; tandis' que celui de l'imagination ou,
du génie excite le cerveau et sympathiquement tout l'organisme. ·

Nécessité du repos dans les fonctions in-tellectuelles. Les sensations répétées, les passions tristes
et les études sérieuses, épuisent la sensibilité
et affaiblissent les organes; de-là la nécessité
de les interrompre, de les varier, et de leur
faire succéder l'exercice physique qui rappelle à l'extérieur les forces de la vie, concen-
trées sur les sens et sur le cerveau.

D'après ce qui précède, on voit donc que
le repos ou le délassement n'est pas moins nécessaire à l'esprit qu'au corps.

Des Règles de l'Hygiène (1).

Les *règles* dont il s'agit, s'appliquent à l'hygiène *publique* et à l'hygiène *privée*.

Règles de l'hygiène publique. Les règles de l'hygiène publique sont relatives aux climats, aux lieux, aux habitations
communes, au genre de vie, aux coutumes,
aux mœurs, aux lois, etc.

---

(1) Pour ne pas donner à la partie qui traite de l'hygiène
une trop grande étendue, nous avons transcrit presque tex-
tuellement cette partie du plan de M. Hallé. (*Encyc. méth.*)

Ellesontpourfin,laconservationdel'homme, considéré collectivement ou dans ses rapports sociaux.

Les règles de l'hygiène privée ont pour objet la théorie du régime de l'homme, considéré individuellement.

Les principes généraux du régime consistent :

1°. Dans la *mesure* que l'on doit apporter dans l'usage des six choses *non naturelles*, pour la satisfaction du besoin et du plaisir naturels, en évitant à la fois, l'*excès* et la *privation*.

2°. Dans la *manière* dont on doit en user ; ce qui embrasse le choix convenable des choses appropriées à nos facultés, et la proscription de l'*abus* ou usage dépravé que l'on en peut faire.

3°. Dans l'*ordre* de l'usage, lequel résulte de l'aptitude périodique qu'ont les organes à s'exercer, et des rapports qu'ils contractent avec les qualités des matières hygiéniques. L'ordre comprend encore la *régularité* du régime, à laquelle doivent se soumettre les personnes faibles, et l'*irrégularité* que peuvent et que doivent même se permettre les individus forts ou bien constitués.

4°. Enfin, dans la *durée* de l'usage dont la

continuité engendre l'*habitude*, et l'interruption produit des effets plus ou moins avantageux.

Généralités du régime.

Les *généralités* du régime sont fondées sur la connaissance approfondie des choses *non naturelles*, et sur leurs rapports plus ou moins immédiats avec l'économie animale.

Particularités du régime.

Les *particularités* du régime se déduisent des exceptions que nécessitent les âges, les sexes, les tempéramens, les professions et les diverses circonstances de la vie, telles que la fortune, la convalescence, les voyages, etc.

Conséquences de l'Hygiène, ou ses Liaisons avec l'art de guérir.

1°. Avec la pathologie générale.

Cette dernière partie se lie directement avec la pathologie générale, relativement à la connaissance ou à la recherche des causes des maladies, et avec la thérapeutique, en faisant concourir les règles hygiéniques avec les moyens préservatifs ou curatifs au traitement des maladies.

2°. Avec la thérapeutique.

Ainsi donc, l'hygiène atteint son but, *en conservant la santé, en écartant les maladies et en prolongeant la vie.*

TROISIÈME PARTIE.

DE LA PATHOLOGIE GÉNÉRALE.

La *pathologie* est la partie de la médecine Définition de la pathologie. qui traite des maladies.

La maladie est à la pathologie ce que la santé est à la physiologie.

La *santé* consiste dans l'exercice libre, fa- De la santé. cile, et plus ou moins régulier des propriétés vitales, et de toutes les actions qui leur sont subordonnées.

La *maladie* est cet état du corps vivant, dans Et de la maladie. lequel il y a lésion notable et persévérante d'une ou de plusieurs fonctions (1).

Les anciens divisaient la pathologie en noso- Divisions de la pathologie. logie, étioliogie, symptomatologie et séméio- logie ou séméiotique.

En admettant ces quatre divisions, nous pla- cerons à leur suite les autres parties qui n'ont pu y être comprises, telles que les périodes des maladies, les crises et la convalescence.

---

(1) Cette définition est extraite des leçons de *pathologie générale* de M. le prof. Bourdier.

DE LA NOSOLOGIE.

Objet de la nosologie. La *nosologie* traite des différences des maladies et de leur classification.

Ces différences sont relatives :

1°. Des maladies, en égard à l'origine.

Elles sont héréditaires.

Innées.

1°. A l'*origine :* sous ce rapport, les maladies sont *héréditaires*, quand nous en recevons le germe avec la vie. Telles sont quelquefois la phthisie, la goutte, etc. *Innées*, lorsqu'elles se sont développées dans le sein de la mère ou au moment de la naissance. Tels sont les vices de conformation, la syphilis, que les enfans appor-

Acquises. tent ou gagnent en venant au monde. *Acquises*, lorsqu'elles ont été contractées après la naissance.

Sporadiques. Les maladies acquises se subdivisent en *sporadiques*, quand elles affectent accidentellement les individus; ainsi, une fièvre à l'un, une inflammation à l'autre, etc. En *pandé*-

Pandémiques. *miques*, quand elles dépendent de causes qui agissent sur un grand nombre de personnes à

Endémiques. la fois. Dans ce cas on les appelle *endémiques*, si elles tiennent à certaines dispositions constantes de l'air, des eaux, du sol ou de la manière de vivre. Ainsi, le goître en Savoie, la

Epidémiques. plique en Pologne ; et *épidémiques*, si elles dépendent de quelques vices passagers de l'air, et d'où résultent, par exemple, des catarrhes, la dyssenterie.

Ces maladies peuvent être ou n'être pas *contagieuses*. On dit qu'une maladie est contagieuse lorsque sa cause peut se communiquer par un contact médiat ou immédiat, comme la peste, la gale. Elle n'est point contagieuse, lorsqu'elle ne peut être gagnée de cette manière. *(Contagieuses ou non contagieuses.)*

2°. A la *saison* où elles paroissent. Telles sont les maladies *vernales*, *estivales*, *automnales* et *hyémales*. *(2°. Eu égard à la saison.)*

3°. Au *siége* où elles se manifestent. Dans ce cas, elles sont *internes* ou *externes*, selon qu'elles affectent les parties intérieures ou extérieures du corps; *générales*, lorsqu'elles agissent sur toute l'économie; *locales*, lorsqu'elles sont bornées à une seule partie. On dit aussi qu'une maladie est *fixe* ou *vague*, *erratique* ou *ambulante*, selon qu'elle reste dans le même lieu ou qu'elle change de place. *(3°. Au siége. Elles sont internes ou externes. Générales ou locales. Fixes ou vagues.)*

Elles sont *idiopathiques*, lorsque les symptômes se manifestent dans le lieu affecté. *(Idiopathiques.)*

Symptomatiques, lorsqu'elles dépendent d'une autre maladie qu'elles servent à faire reconnaître. *(Symptomatiques.)*

Sympathiques, lorsque leurs phénomènes se montrent loin du lieu véritablement malade; *(Sympathiques.)*

Critiques, quand leur manifestation est le présage de la terminaison d'une autre maladie. *(Critiques.)*

4°. A la marche.
Elles sont aiguës.

- 4°. A la *marche*. Les maladies sont *aiguës*, lorsqu'elles parcourent leurs périodes avec activité et promptitude.

Chroniques.

Elles sont *chroniques*, lorsque l'appareil morbifique se développe avec lenteur (1).

Continues.

On appelle *continues* celles qui suivent leur marche sans interruption ; *rémittentes*, celles

Rémittentes.

dans lesquelles on apperçoit une diminution et une augmentation alternative d'intensité

Intermittentes.

dans les symptômes ; *intermittentes*, celles dont le cours est interrompu par des intervalles de santé plus ou moins parfaite, revenant à des époques plus ou moins régulières.

Si les intervalles de rémission ou d'intermission sont tellement courts que, par exemple, la fin d'un accès et le commencement de l'autre accès se touchent, on dit alors que la

Subintrantes.

maladie est *subintrante*.

5°. A la simplicité ou à la complication.

5°. A la *simplicité* ou à la *complication*. Une maladie est *simple* lorsqu'elle existe seule ; *composée* lorsqu'il s'y joint une affection semblable ou différente, mais qui n'exige point un

---

(1) Chaque organe, chaque tissu, a sa vitalité propre. On conçoit donc qu'une maladie ne peut être considérée comme aiguë ou comme chronique, que lorsqu'on la compare à elle-même, dans le même lieu et avec la réunion des mêmes circonstances.

traitement particulier. Tel est le cas d'une double hernie ou d'une plaie qui est accompagnée d'une hémorrhagie légère ; et *compliquée*, lorsque les maladies qui sont réunies nécessitent chacune un traitement particulier. Par exemple, l'inflammation qui complique une fièvre adynamique, le tétanos qui survient à une plaie, veulent être traités par des moyens appropriés à leur nature.

6°. Au *caractère*, aux *effets* et à l'*issue*. Les maladies sont *bénignes*, *graves*, *malignes*, *utiles*, *curables*, *incurables*, *mortelles*, etc.

6°. Au caractère, aux effets, etc.

7°. On distingue encore les maladies particulières aux âges, aux sexes, aux tempéramens, aux professions, etc.

7°. Aux âges, aux sexes, etc.

Toutes ces distinctions ne peuvent fournir dans une classification méthodique, que les bases des divisions secondaires, les divisions principales devant être fondées, autant qu'il est possible, sur la nature des maladies.

DE L'ÉTIOLOGIE.

L'*étiologie* traite de toutes les *causes* apparentes des maladies, soit qu'elles se rencontrent dans les corps qui nous entourent, soit qu'elles naissent dans notre intérieur par suite des changemens inévitables que déterminent les âges.

Des causes des maladies.

On divise les causes en prédisposantes et en déterminantes.

Les causes *prédisposantes* ne produisent pas la maladie, mais elles donnent l'aptitude nécessaire pour la contracter.

On peut subdiviser ces causes en *individuelles* et en *hygiéniques.*

Les premières sont relatives : 1°. aux âges; ainsi, les enfans sont disposés aux engorgemens scrophuleux; les adolescens aux hémorrhagies nasales, à l'hœmoptysie; les adultes aux affections bilieuses; les vieillards à la goutte, à la cacochymie.

2°. Aux sexes. Les hommes sont sujets aux affections goutteuses, calculeuses; les femmes aux affections nerveuses, au dérangement des menstrues.

3°. Aux tempéramens. Le tempérament sanguin dispose aux inflammations et à la pléthore ; le bilieux aux fièvres gastriques ; le lymphatique aux engorgemens scrophuleux; l'athlétique au rhumatisme et au tétanos; le nerveux aux affections spasmodiques.

4°. Aux prédispositions héréditaires. Quelquefois la prédisposition transmise par les parens détermine une autre maladie que celle dont ils étaient affectés. Ordinairement la maladie qui survient en pareil cas, a quelques

affinités avec l'autre : ainsi, on a vu des parens goutteux donner naissance à des enfans
calculeux, et ceux ci mettre au monde des enfans goutteux.

5°. Aux professions. Les maladies qui leur *Et aux professions.*
sont attachées dépendent, soit du genre d'oc-
cupation, soit de la nature des matières sur
lesquelles on travaille ; ainsi, les fractures et
les luxations sont communes chez les hommes
de peine. Les gens de lettres sont sujets aux
hémorroïdes ; les pâtres, les bouchers sont
exposés à la pustule maligne ; les peintres, à
la colique de plomb , etc.

Les secondes ou hygiéniques, ont leur source *Et en hygiéniques.*
dans les différentes matières de l'hygiène, auxquelles nous renvoyons pour tout ce qui concerne les maladies dont elles peuvent être les
occasions, ou même les causes productrices.

Les causes *déterminantes* ou *efficientes*, dé- *2°. En déterminantes relatives.*
cident l'invasion de la maladie , à l'instant
même où elles agissent. On peut les rapporter
à quatre divisions :

1°. Aux causes prédisposantes énoncées plus *Aux causes prédisposantes déjà énoncées.*
haut, lesquelles étant réunies en plus ou moins
grand nombre, ou venant à agir brusquement
et avec intensité, sont alors suffisantes pour
donner lieu à la maladie.

2°. A l'action physique ou chimique des *A des agens physiques*

corps qui nous entourent : ainsi, un instrument tranchant fait une plaie ; une puissance
mécanique luxe les os ; les acides concentrés,
enflamment ou escarrifient les organes.

3°. A des causes spécifiques. Tels sont les
virus, dont les uns, volatils, peuvent avoir
l'air pour véhicule, comme, par exemple,
ceux de la gangrène, ou pourriture d'hôpital
et des fièvres des prisons ; les autres, fixes,
agissent par contact immédiat. Par exemple,
ceux de la gale et de la vérole ; enfin, d'autres
participent des qualités des précédens. Tels
sont ceux de la variole, de la rougeole, qui
se transmettent par l'air ou par les corps sur
lesquels ils s'attachent.

4°. Aux maladies antérieures, qui sont souvent l'occasion d'autres maladies : ainsi, une
inflammation très vive est suivie de la gangrène, d'un abcès ; une fracture, une luxation,
d'une ankilose, de la carie, etc.

DE LA SYMPTOMATOLOGIE.

Les *symptômes* sont les différens phénomènes
produits par les maladies. Ils résultent de certaines altérations, plus ou moins constantes,
qui arrivent aux organes et aux fonctions.

On les distingue en essentiels, en communs
et en accidentels.

Les symptômes *essentiels* ou *propres*, sont inséparables de la maladie qu'ils accompagnent toujours. Par exemple : la perte d'appétit a lieu dans l'embarras gastrique ; l'immobilité de la pupille dans l'amaurosis ; la crépitation dans les fractures.

En essentiels.

Les symptômes *communs* sont ceux qui se rencontrent dans beaucoup de maladies. Telles sont la douleur, les altérations de la chaleur et du pouls. Aussi ces symptômes servent-ils rarement à caractériser une affection en particulier.

Communs.

Les symptômes *accidentels* sont encore nommés *épiphénomènes*, *accidens*. Ils sont étrangers à la marche des maladies, et deviennent souvent des complications qu'il faut traiter séparément. Tels sont la douleur, le tétanos, l'hémorrhagie, qui surviennent dans les plaies.

Accidentels.

On a encore distingué les symptômes en *primitifs* et en *consécutifs*. Les premiers paraissent immédiatement après, ou peu de temps après que la cause morbifique a agi. Tels sont les chancres et les bubons vénériens, qui se manifestent peu de jours après l'infection vénérienne. Les seconds se développent plus ou moins long-temps après que la maladie a été contractée. Telles sont les pustules et les exostoses vénériennes.

Primitifs et consécutifs.

DE LA SÉMÉIOLOGIE.

Des signes. La *séméiologie* a pour objet les *signes* des maladies. On appelle ainsi, d'après M. Landré-Beauvais, « tout phénomène , tout symptôme qui donne la connaissance d'effets cachés, dérobés au témoignage des sens (1). »

Circonstances qui les fournissent. Les élémens des signes sont dans les causes, dans les symptômes et dans les phénomènes produits par l'action des agens hygiéniques et médicamenteux.

Des temps auxquels ils se rapportent. Divisions. Ils se rapportent *à ce qui a été* : signes commémoratifs; *à ce qui est* : signes diagnostics ; *à ce qui sera* : signes pronostics.

Signes commémoratifs. Les signes *commémoratifs* ou *anamnestriques* se tirent de toutes les circonstances qui ont précédé. Ils s'acquièrent par l'examen de l'âge, du sexe, du tempérament, de la profession, de la manière de vivre du malade, et des causes auxquelles il a été exposé ; enfin, du prélude et de l'invasion de la maladie.

Diagnostics. Les signes *diagnostics* font connaître le caractère de la maladie, et l'état actuel du malade.

Rationnels. Parmi ces signes , les uns sont *rationnels*. Ce sont, à proprement parler , des conséquences que le raisonnement nous fait tirer des symptômes.

____

(1) *Séméiotique* ou *Traité des Signes des maladies.*

Les autres sont *sensibles*, et se découvrent par le moyen de la vue, de l'ouïe, de l'odorat, du goût et du toucher.

Ces signes peuvent être plus ou moins positifs ou *équivoques*. S'ils sont de nature à faire connaître exclusivement et clairement une maladie, on les nomme alors *pathognomoniques*.

On ne doit négliger aucun symptôme, toutes les fois qu'il s'agit de fixer le diagnostic d'une maladie, parce que souvent les phénomènes les plus indifférens en apparence, peuvent, par leur ensemble, constituer des signes *caractéristiques* ou *univoques*; et que, suivant l'expression de Louis « le discernement du caractère propre de chaque genre de maladie et de ses différentes espèces, est la source des indications curatives (1) ».

Les signes *pronostics* font connaître la durée, l'issue heureuse ou malheureuse d'une maladie pendant la durée de laquelle ils se manifestent.

Ils sont fondés, 1°. sur la considération des signes commémoratifs et diagnostics; 2°. sur l'examen de la constitution du sujet; 3°. sur la connaissance de la nature et de l'intensité

_____

(1) Mémoire sur les tumeurs fongueuses de la dure-mère; 5ᵉ vol. des *Mém. de l'Acad. de chirurgie.*

de la maladie ; 4°. sur l'observation des phénomènes qui s'offrent au déclin de cette dernière, et que l'on désigne par le nom de *critiques*, quand ils annoncent une crise, et que l'on appelle *non critiques* ou *acritiques*, quand ils font connaître quelle sera la durée de la maladie, et les événemens, autres que les crises, auxquels on doit s'attendre.

Critiques ou acritiques.

Faire un *pronostic*, c'est porter un jugement sur le bien ou le mal que l'on doit attendre d'une maladie, en conséquence des différentes données qui viennent d'être énoncées.

Du jugement appelé pronostic.

D'après ce qui précède, on voit donc que symptôme et signe sont deux choses différentes : le premier est perçu par les sens ; il est inhérent à la maladie qu'*il suit*, selon Galien, *comme l'ombre suit le corps ;* tandis que le second n'existe que dans l'esprit de celui qui observe ; il résulte du jugement que l'on porte sur la valeur qu'a tel ou tel symptôme, pour signifier telle ou telle maladie ; ce qui s'appelle *convertir le symptôme en signe.*

Différences entre symptôme et signe.

Des Signes en particulier.

Les signes des maladies dépendent des diverses altérations que les organes et les fonctions éprouvent dans leur état actuel.

Ils sont dus aux altérations.

Les altérations des organes sont relatives à

Des organes.

leur *volume*, à leur *forme*, à leur *couleur*,
à leur *température*, etc. Celles des fonctions
à leur mode habituel, et d'où résulte : l'*aug-*
mentation ou l'*exaltation* ; la *diminution* ou
l'*abolition* et la *perversion*.

Et des fonctions.

Signes tirés de l'Appareil digestif et de la Digestion.

Il est peu de maladies dans lesquelles la
langue n'offre quelques changemens ; ceux-ci
sont relatifs : 1°. à son volume ; 2°. à sa couleur ; 3°. à ses mouvemens ; 4°. à sa sécheresse et à son humidité ; 5°. aux différentes
matières qui la couvrent.

Signes fournis :

1°. Par la langue. Sortes d'altérations qu'elle éprouve.

Elle est grosse et gênée dans ses mouvemens,
lorsqu'elle est affectée d'inflammation ou lorsqu'il y a quelque lésion du côté du cerveau.
Elle est tremblante, et elle se meut inégalement
dans la faiblesse extrême, la paralysie et les
fièvres ataxiques ; son volume est diminué dans
les maladies consomptives.

Elle est rouge et quelquefois humide, mais
plus souvent sèche dans la fièvre inflammatoire et les phlegmasies.

Un enduit grisâtre la recouvre dans la fièvre
muqueuse ; il est jaune dans la fièvre bilieuse,
noirâtre dans la fièvre adynamique.

Dans les fièvres ataxiques et adynamiques,

la langue est quelquefois rapétissée, sèche, gercée et brunâtre en même temps; ce qui est toujours un signe fâcheux.

2°. Par les dents. Le grincement des dents a lieu dans l'ataxie nerveuse; leur claquement est concomittant du frisson dans les fièvres intermittentes, intenses.

3°. Par les gencives. Les gencives sont ramollies et pâles dans le diabètes; fongueuses, livides et saignantes dans le scorbut.

4°. Par la faim. *La faim se fait sentir vivement dans la grossesse, dans les maladies vermineuses et chez les convalescens; c'est à l'avidité que ceux-ci ont pour les alimens, que sont souvent dues les rechutes qu'ils font après de longues maladies.

Il est des individus chez lesquels la faim est très-vive et presqu'aussitôt suivie de défaillance; c'est ce que l'on nomme la *faim-galle*.

Faim-galle.

Chez d'autres, elle est à la fois vive, grande et fréquente; c'est ce que l'on appelle la *boulimie*. Dans la faim *canine*, les malades mangent beaucoup, vomissent ensuite, et recommencent aussitôt à manger.

Boulimie.

Faim canine.

5°. Par la soif. La soif est très-intense dans toutes les maladies qui s'accompagnent de chaleur forte, de douleurs vives et de sécheresse à la bouche.

Polydipsie. La *polydipsie* ou soif inextinguible, se manifeste toutes les fois que des sécrétions trop abondantes privent le sang de ses matériaux liquides; cela s'observe dans le diabètes et dans les hydropisies.

Le défaut d'appétit et de faim s'appelle *anorexie*. Le *dégoût* se caractérise par la répugnance pour les alimens; il est quelquefois compliqué de vains efforts de vomissemens appelés *nausées*.

Anorexie.
Dégoût.
Nausées.

L'abolition de la soif ou l'*adypsie*, est très-rare, à moins que le dessèchement de bouche ne co-existe avec l'insensibilité de cette partie, ou qu'il n'y ait du délire. Les hydrophobes tourmentés par la soif, ne refusent de boire qu'à cause du resserrement spasmodique de leur pharynx.

Adypsie.

La dépravation de l'appétit se manifeste dans le *pica*, lorsque le malade desire des choses inusitées comme alimens, et dans le *malacia* lorsqu'il desire de mauvais alimens, et qu'il les prend avec excès.

Pica.
Malacia.

La déglutition est difficile, ou même impossible, dans la paralysie, l'inflammation ou l'obturation du pharynx et de l'œsophage; si les liquides tombent dans ces organes comme dans un tuyau inerte, c'est toujours un signe de mauvais augure.

6°. Par la déglutition.

Le *vomissement* consiste dans la contraction anti-péristaltique et soudaine de l'estomac,

7°. Par l'estomac.
Vomissement.

d'où résulte l'expulsion des matières contenues dans ce viscère. On peut y distinguer
trois temps, comme dans un accès de fièvre

Ses trois temps. complet : dans le premier il y a du mal-aise,
du dégoût, des bâillemens ; le pouls est petit

Et leurs phénomè-nes. et concentré ; il y a du frisson ou des horripilations. Dans le deuxième, l'estomac se con-
tracte vivement, soutenu par le mouvement
de rétraction de la paroi antérieure de l'abdomen ; en même temps le visage s'anime,
ainsi que le pouls. Dans le troisième, la peau
devient chaude et moite ; les larmes, la salive et le mucus nasal coulent abondamment.

Le vomissement est le signe commun de l'embarras gastrique, de l'indigestion, du cancer
de l'estomac et de l'inflammation de quelqu'un
des organes abdominaux. Les matières qu'il
porte au dehors sont : des mucosités, de la
bile, du sang, du pus, des alimens plus ou
moins digérés, ou enfin des excrémens et des
vers qui sont remontés des intestins dans l'estomac.

8°. Par les intestins.
Constipa-tion. La rétention prolongée des excrémens donne
lieu à la *constipation.* Si les déjections sont
promptes et formées de matières liquides, on

Dévoie-ment. dit alors qu'il y a *dévoiement.* Quand les matières sont mêlées à une très-grande quantité
de fluides séreux, muqueux, ou de sang, c'est

le cas de la *diarrhée*, dont on distingue plusieurs espèces.

On appelle *flux cœliàque* les déjections de
matières qui sont d'un blanc grisâtre, parce
que le chyle n'a point été absorbé. Dans la *lien-*
terie, on rend des alimens non digérés ou très
peu altérés.

Les gaz qui se dégagent des alimens et de la
surface interne des voies digestives, diffèrent
par leur nature et par les accidens qu'ils produisent.

Dans l'estomac, ils sont composés d'acide
carbonique ou acétique. On donne le nom de
flâtuosités au sentiment incommode qu'ils y
font naître. Leur éruption par la bouche s'appelle *éructation*.

Dans les intestins, ils sont dus à l'hydrogène
sulfuré ou carboné; le bruit sourd qu'ils font
entendre en cheminant, a reçu le nom de *bor-*
borygmes; lorsqu'ils s'y accumulent, comme
dans les fièvres de mauvais caractère, ils dis-
tendent le ventre et donnent lieu au *météo-*
risme; ce qui est toujours d'un funeste présage.

Le retour des gaz intestinaux dans l'estomac,
détermine des défaillances et des nausées. Leur
cours dans les intestins est souvent marqué
par des *coliques*, qui simulent quelquefois des
douleurs rhumatismales.

Diarrhée.

Flux cœ-
liaque.

Lienterie.

Maladies
venteuses.

Flatuosi-
tés.

Eructation.

Borbory-
gmes.

Météo-
risme.

Coliques.

Les différentes affections de l'estomac et des intestins, qui viennent d'être passées en revue, dénotent en général l'atonie, les lésions nerveuses, l'inflammation ou le trouble des sécrétions de ces organes.

Signes tirés de l'Appareil circulatoire et de la Circulation.

1°. Du cœur.

Lorsque le cœur bat loin du lieu où ses mouvemens ont coutume de se faire sentir, il est

-Déplacement du cœur.

à présumer que cela tient ou à un vice originel de position des viscères, ou bien à quelque tumeur qui aura fait devier cet organe de sa place naturelle.

·Palpitations.

Les *palpitations*, qui sont des battemens irréguliers et tumultueux, ont pour cause le trouble du système nerveux ou des maladies organiques du cœur et des gros vaisseaux. Elles s'accompagnent d'oppression, de défaillances et d'abattement des forces.

Syncope.

La *syncope* consiste dans la suspension momentanée de l'action du cœur; elle s'annouce par un sentiment d'oppression dans la région précordiale, par le froid des extrémités, par la pâleur du visage et la diminution graduelle du pouls. Cet accident est fréquent chez les personnes très nerveuses ou très faibles.

2°. Des ar-

Le *pouls* résulte, comme on sait, de la dias-

tole, de la systole et de la locomotion des ar-
tères. (*Voyez* page 75.)

Les médecins sont dans l'habitude de le tâter
à l'artère radiale ; on pourrait tout aussi bien
le faire partout où les artères sont superficielles
et d'un certain volume.

Pour retirer quelque avantage de ce signe,
il faut : 1°. connaître la qualité du pouls dans
l'état de santé ; 2°. que le malade soit calme ;
3°. que sa position et ses vêtemens ne gênent
pas la circulation dans l'artère explorée ; 4°. que
l'avant-bras soit appuyé et placé dans la demi-
flexion et dans une demi-pronation ; 5°. que
le médecin tâte le pouls du côté droit avec
la main gauche, et *vice versâ* ; 6°. que la
pulpe des quatre derniers doigts réponde à la
partie inférieure de la face antérieure du radius, l'index placé près de l'apophyse styloïde
de cet os ; 7°. qu'il ne presse que médiocrement
si l'artère est superficielle, et qu'il ne la comprime jamais au point d'arrêter la circulation ;
8°. qu'il tâte le pouls aux deux bras et pendant une minute au moins, afin que le malade revienne de l'émotion que lui cause quelquefois la présence du médecin.

Le pouls diffère par sa force, sa fréquence
et sa régularité, selon l'âge, le sexe, le tempérament et l'état des autres fonctions.

On compte à-peu-près 100 pulsations par minute chez l'enfant, 80 à l'âge de puberté, 70 chez l'adulte, 50 à 60 chez le vieillard. Il est plus fréquent chez la femme et dans les tempéramens nerveux et sanguins que chez l'homme et dans les tempéramens lymphatiques, bilieux et mélancoliques. Il est souple et égal dans la jeunesse ; il est faible, lent et irrégulier dans la vieillesse. Il se ralentit au commencement de la digestion, pendant le repos et le sommeil. Il est plus fort après que la digestion est faite, pendant la veille, et lorsqu'on fait quelque exercice. On a constaté que le pouls est moins élevé et moins fréquent le matin que le soir.

Ses variétés dans l'état de maladies. Les plus grandes variétés que présente le pouls ont lieu dans les maladies. Il prend différens noms, eu égard aux qualités qu'on lui reconnaît.

Eu égard, 1°. à l'isochronisme des pulsations. Il est *accéléré*, lorsque les diastoles ou les systoles se font plus rapidement que de coutume. *Lent, retardé*, si elles succèdent à des intervalles plus longs.

Fréquent, lorsque les pulsations sont très rapprochées. *Rare*, dans le cas contraire.

2°. A leur force. *Grand* ou *petit*, suivant que l'artère se dilate plus ou moins.

Fort, lorsqu'il est grand et vite en même temps. *Faible*, quand il est à la fois petit et lent.

Dur, serré, lorsque l'artère résiste à la pression des doigts. *Mol*, *lâche*, lorsqu'elle se laisse facilement déprimer.

Plein ou *vide*, suivant la quantité de sang poussé dans l'artère.

Egal ou *inégal*, selon le degré de force comparatif de chaque diastole.

Régulier ou *irrégulier*, suivant le temps qui s'écoule entre chaque battement.

Intermittent, quand quelque pulsation manque de se faire sentir. L'intermittence est *régulière* ou *irrégulière*, selon qu'elle se manifeste constamment après deux, trois battemens, ou lorsqu'il n'y a rien de fixe à cet égard.

Ces sept espèces de pouls forment, en se combinant, un très grand nombre de variétés composées, auxquelles on a donné différens noms : ainsi, le pouls est *rebondissant* ou *dicrote*, quand deux battemens se font sentir coup sur coup ; *caprisant*, quand ils se font par secousses irrégulières ; *myure*, quand leur force diminue insensiblement, etc. etc.

Bordeu a porté beaucoup plus loin les distinctions du pouls ; il lui reconnaît des qualités particulières, selon les régions, les organes, etc. qui sont affectés.

Le pouls est d'une grande ressource dans le diagnostic des maladies ; les modifications que celles-ci lui impriment sont relatives à leur nature, à leurs périodes, aux remèdes employés, aux circonstances individuelles, etc.

Signes tirés de la Respiration.

Connaissances qui sont nécessaires avant d'explorer cette fonction.

Pour tirer de la respiration des inductions séméiologiques, il est nécessaire de savoir de quelle manière cette fonction s'exécute dans l'état de santé, et quelles sont les circonstances étrangères aux maladies qui peuvent la faire varier. On compte à peu près 20 respirations par minute, ce qui fait que chaque mouvement de la poitrine correspond à 3 ou 4 pulsations artérielles.

Variétés dans les maladies.

Dans les maladies, la respiration est *fréquente* ou *rare,* selon que l'inspiration et l'expiration sont rapprochées ou éloignées.

1°. Quant à ses mouvemens, elle est prompte ou lente.

Prompte ou *lente,* ce qui dépend du temps que chaque mouvement met à s'effectuer.

Grande et forte.

Grande et *forte,* quand la poitrine se dilate largement et avec liberté pour recevoir une grande quantité d'air; *petite* et *faible,* dans le

Petite et faible.

cas contraire.

Egale ou inégale.

Egale, inégale, intermittente, selon le degré de force et l'ordre que les mouvemens respiratoires ont entre eux.

Facile ou difficile.

Facile, quand cette fonction se fait librement; *difficile* ou dypsnéïque, lorsqu'elle est plus ou moins gênée.

A la *dyspnée* se rapportent : 1°. l'*orthopnée* ou la respiration *anhéleuse*, qui ne peut se faire qu'autant que le malade est debout, ou assis sur son séant ; 2°. la respiration *laborieuse*, *élevée*, *sublime*, quand tous les muscles inspirateurs se contractent de concert pour dilater le thorax ; ce qui est surtout apparent dans sa partie supérieure ; 3°. la *stertoreuse*, quand elle s'accompagne de ronflement ou d'un bruit appelé *râle*; 4°. la *luctueuse*, *interrompue* ou *entrecoupée*, quand l'expiration semble anticiper sur l'inspiration qui l'a précédée. M. Landré-Beauvais la compare à celle des enfans qui pleurent; 5°. la *suspirieuse*, quand une longue et pénible inspiration est suivie d'une courte expiration., etc. etc.

Enfin, la respiration peut encore être *chaude* ou *froide*, *sèche* ou *humide*, *inodore* ou *fétide*, *acide*, etc. suivant les qualités de l'air expiré.

Plusieurs de ces variétés peuvent se rencontrer en même temps ; et le danger qu'elles signalent est d'autant plus imminent, qu'elles s'éloignent davantage de l'état naturel.

Les phénomènes accessoires de la respiration, tels que le bâillement, le rire, l'éternuement, le hoquet, la toux, l'expectoration, fournissent encore des données très utiles à la séméiotique.

Signes fournis par les Sécrétions.

Altérations qu'elles présentent.

On considère dans les sécrétions, 1°. la manière plus ou moins facile dont le fluide est évacué ; 2°. sa quantité, sa couleur, son odeur ; 3°. les altérations qu'il subit après avoir été rendu.

Signes tirés de l'excrétion urinaire.

L'urine est, de toutes les excrétions, celle qui offre le plus de variétés dans les maladies, et dont les signes sont le plus facile à saisir.

On distingue quatre couches dans l'urine.

Les médecins y distinguent plusieurs couches, quand elle est restée quelque temps en repos : 1°. le *sédiment* ou *hypostase* ; c'est la matière épaisse qui se dépose au fond du vase ; 2°. l'*énéorème* ; c'est celle qui est immédiatement au-dessus de la première ; 3°. le *nuage* ; c'est la couche qui est proche de la superficie, 4°. la *pellicule* ou *créme* ; c'est la couche superficielle. Celle-ci est répandue uniformément, ou bien elle couronne la surface du liquide, en ne se formant qu'à la circonférence intérieure du vase.

Leurs variétés.

Ces quatre couches de l'urine diffèrent par l'épaisseur, la consistance et la couleur. L'examen de ces qualités, et de leurs coïncidences avec les autres phénomènes morbifiques, fait reconnaître l'état de la maladie et sa terminaison plus ou moins prochaine.

Signes tirés des Fonctions animales et de leurs
Organes.

Les organes des sens peuvent éprouver des Signes ti-
rés des sens.
changemens dans leur coloration, leur tempé-
rature, etc. Leurs sécrétions peuvent être trou-
blées ; leur sensibilité est viciée par augmentation, diminution, abolition ou perversion.
Les sensations peuvent être suivies d'une fausse
perception.

Le danger, dans tous ces cas, dépend de
l'intensité et de la multiplicité des symptômes,
comparées au caractère et aux phases de la
maladie.

L'état des fonctions de l'entendement se Et du cer-
veau.
fait connaître par l'intermède de la voix, de
la parole et des gestes.

Les sentimens de l'espérance, du courage Disposi-
tions favo-
rables de
l'esprit.
et de la tranquillité, sont ordinairement d'un
bon augure. Ils annoncent une certaine énergie dans la vie de relation, et par induction le
bon état des fonctions organiques ; quelquefois, cependant, l'exaltation de l'intelligence
annonce un dernier effort de la nature, lequel
est bientôt suivi d'un accablement mortel.

L'indifférence, l'abattement, la tristesse, Affections
tristes de
l'ame.
le découragement ou le désespoir, sont dus
à la diminution de l'activité cérébrale. La stupeur, l'extinction plus ou moins complète

des facultés intellectuelles, sont les signes d'une atteinte plus ou moins fâcheuse, portée au *sensorium commune*. On doit donc redouter l'issue d'une maladie dans laquelle ces affections se sont montrées.

Le *délire* et les *vertiges* résultent de la perversion ou du désordre qui règne dans les fonctions animales.

Du délire.

Aigu.

Le délire est aigu ou chronique, fébrile ou non fébrile. Le délire *aigu* est quelquefois doux, taciturne, vague ; d'autres fois il est violent ou phrénétique, gai ou triste, continu ou intermittent. Le délire *chronique* offre une infinité de variétés qui toutes rentrent dans la classe des maladies mentales, appelées *vésanies*.

Chroni-que.

Des verti-ges.

Dans les vertiges, il semble au malade que tous les objets qui l'environnent tournent, et qu'il tourne lui-même ; il s'y joint aussi la faiblesse momentanée des membres et l'obscurcissement de la vue. Ces signes tiennent ordinairement à la commotion du cerveau, à l'apoplexie ou à quelques autres lésions du système nerveux.

De la dou-leur.

La *douleur* est un sentiment pénible produit par une cause physique ou morale.

Douleur physique.

La douleur *physique* est excitée par toutes les choses capables de détruire le tissu ou

d'exalter les propriétés vitales d'un organe.
Elle varie selon ses causes, son siége et les
maladies où on l'observe.

Elle est *gravative*, quand elle est accompa- Gravative.
gnée d'un sentiment de pesanteur et de gêne,
comme dans l'engórgement des glandes, les
hydropisies, etc.

Tensive, lorsqu'elle est due à la distension Tensive.
des parties, soit par l'augmentation de leur
volume, soit par le développement de quel-
que tumeur. On l'appelle *divulsive*, lorsqu'il Divulsive.
y a menace de rupture, ou tout simplement
une irritation qui simule cette dernière.

Pulsative, lorsqu'elle est accompagnée de Pulsative.
battemens réguliers, comme on l'observe dans
le phlegmon.

Lancinante, lorsqu'on éprouve des élance- Lancinan-
mens, comme ceux que produirait un corps te.
aigu qui traverserait la partie.

Pungitive, lorsqu'elle donne le sentiment Pungitive.
d'un picotement incommode ou d'une piqûre.

Mordicante, quand elle est accompagnée Mordican-
d'une chaleur âcre et brûlante. te.

Térébrante, lorsqu'il semble que les parties Térébran-
sont percées d'une manière lente et continue, te.
comme par une *tarière*.

La douleur *morale* affecte primitivement le Douleur
principe pensant; elle étend par la suite ses morale.
Ses effets.

effets sur les fonctions organiques. Ce sont les dérangemens de ces dernières qui la font connaître : les larmes coulent, la circulation se trouble et se suspend même quelquefois; de-là la syncope. Si les peines se multiplient, se prolongent, le système nerveux retient les impressions qu'il a éprouvées, et l'on voit naître des névroses et des maladies organiques de toutes sortes.

Du sommeil et de ses altérations. Le sommeil peut être tranquille ou agité par des rêves, des songes gais, tristes ou effrayans et par des réveils en sursaut.

Etats du tronc et des membres. Le tronc et les membres se placent d'une manière plus ou moins naturelle dans les maladies. Ils sont tantôt agités par des mouvemens convulsifs, et tantôt dans un état d'inertie, voisin de la stupeur, etc. etc.

Signes tirés de la face en général.

Des altérations de la face. La *face* est regardée comme un tableau mobile où se peignent les passions qui tourmentent l'homme dans l'état de santé, et les souffrances qui le minent pendant les maladies.

Eu égard 1°. à sa coloration. Les caractères qu'elle prend sont relatifs : 1°. à sa coloration. Ainsi, elle est d'un rouge vif, dans la fièvre inflammatoire, la phrénésie, l'angine, etc. Sa rougeur est bornée aux pommettes dans les maladies du poumon, et au pourtour du nez dans l'épistaxis. Elle est jaune, soit généralement, soit partiellement, dans les maladies bilieuses ; verdâtre dans les affections chroniques du foie ; pâle dans l'hydropisie. Sa lividité, son aspect plombé ou comme terreux, sont des signes avant-coureurs de la mort.

2°. A l'action de ses muscles. Ceux-ci se contractent convulsivement et agitent toutes les parties de la face dans les fièvres ataxiques. Cet effet est borné aux lèvres dans le *rire sardonique*, qui est un des signes de la lésion du diaphragme. Le *facies tétanique* dépend du spasme ou de la contraction permanente des muscles releveurs des paupières, des ailes, du nez, de la lèvre supérieure, et des muscles élévateurs de la mâchoire inférieure. Dans la face *grippée*, un effet contraire a lieu ; le spasme existe dans les muscles qui sont destinés à resserrer les traits du visage, et à les retirer, en quelque sorte, sur la ligne médiane de cette partie. Cette altération se rencontre dans les inflammations des viscères de l'abdomen, auxquelles participe le péritoine.

Le relâchement des muscles de la face et l'affaissement des traits s'observent dans les fièvres adynamiques et aux approches de la mort.

3°. A son volume. Le gonflement de la face et la rougeur foncée réunis, forment ce que l'on appelle la face *vultueuse* ; cet état s'offre

16

dans la péripneumonie et dans l'apoplexie sanguine. L'intumescence, jointe à la pâleur, est
appelée *bouffissure* du visage, laquelle indique
l'atonie générale, l'hydro-thorax, etc. L'amaigrissement de cette partie et l'enfoncement des
joues, se remarquent dans la phthisie pulmonaire et dans le cancer de l'estomac.

Bouffis-
sure du vi-
sage.

Chaque partie de la face, tels que les cheveux, le front, les sourcils, les paupières,
les tempes, les oreilles, etc. est susceptible
d'altérations particulières, et dont l'exploration fournit les moyens de caractériser plusieurs maladies.

Altérations
partielles du
visage.

La séméiologie s'occupe encore des changemens que les organes de la génération, l'habitude extérieure du corps, les humeurs évacuées, les odeurs que répandent les malades,
la poitrine, l'abdomen, les membres, etc.
peuvent offrir.

Nous terminerons ici les considérations relatives aux signes des maladies ; c'était moins
pour présenter des notions complètes de séméiotique, que pour familiariser avec le lan-
gage médical, qu'elles ont été tracées. On ne
doit donc les regarder que comme un simple
apperçu, destiné à éclairer les premiers pas
des commençans.

Des Périodes des Maladies.

La durée d'une maladie, l'ordre et l'enchaî- *De la mar-*
nement que mettent dans leur invasion et leurs *che des ma-*
progrès les phénomènes qu'elle produit, for- *ladies.*
ment ce que l'on appelle la *marche*.

On entend par *périodes, temps* ou *phases,* *Des pério-*
des époques précises entre lesquelles on peut *des, temps*
diviser le temps général que dure une maladie. *ou phases.*

On les reconnaît à l'état des solides, des *A quoi on*
fluides et des propriétés vitales. *les recon-*
naît.

On distingue plusieurs temps dans une ma- *Il y a six*
ladie dont la marche est régulière. *temps.*

1°. Le *prélude* ; dans lequel les symptômes *Le prélu-*
sont vagues, et ne peuvent encore servir à *de.*
caractériser le genre et le siége de l'affection.

2°. L'*invasion* ; dans laquelle commencent *Invasion.*
les phénomènes propres à la maladie.

3°. L'*augmentation* ; dans laquelle les symp- *Augmen-*
tômes vont toujours en croissant. *tation.*

4°. Le *milieu* ou l'*état* ; dans lequel les symp- *Milieu ou*
tômes sont arrivés à leur *summum* d'inten- *état.*
sité.

5°. Le *décroissement* ; lorsqu'ils éprouvent *Décroisse-*
une rémission progressive et continue. *ment.*

6°. La *terminaison* ; lorsqu'ils disparaissent *Termi-*
entièrement. La terminaison peut se faire par la *naison.*
mort, par une autre maladie, ou par la santé.

La terminaison peut être lente, progressive, *Par réso-*

lution ou par lysis. et sans être annoncée par aucuns phénomènes extraordinaires ; on dit alors qu'elle a eu lieu par résolution, ou par *lysis* (1).

Par crise. Ou bien être prompte. Elle est alors précédée d'une série de phénomènes plus ou moins brusques et apparens, suivis bientôt d'une évacuation quelconque. C'est ce que l'on appelle une terminaison par *crise*.

Des Crises.

Ce qu'on entend par crise. On appelle *crise* tout changement considérable qui arrive pendant le cours d'une maladie, et qui est suivi, soit d'une évacuation quelconque, soit d'un transport humoral sur un organe plus ou moins important à la vie.

Idée des anciens sur les crises. La nature, suivant les anciens, après avoir livré un combat à la maladie, pousse au dehors la matière morbifique, à l'assimilation de laquelle toute l'économie semble s'être refusée.

Division des crises. Comme la maladie continue quelquefois après la crise, et que même, dans certains cas, il y a *récrudescence* des symptômes, quoique le plus souvent ceux-ci diminuent ou disparaissent tout-à-fait, on a divisé les crises en *vraies* ou *fausses*, *heureuses* ou *funestes*, *parfaites* ou *imparfaites*, etc.

---

(1) *Propositions sur la Coction et sur les Crises,* par M. le doct. Lerminier. *Collect. des Thèses de l'Ecole de Méd. de Paris*, an. 1805.

« Les fièvres, les inflammations, les hémorrhagies, se terminent ordinairement par des crises. On les a désignées, pour cette raison, sous le nom de *maladies humorales.*

Des maladies qui se terminent par des crises.

La plupart des névroses, au contraire, disparaissent sans cela, ce qui leur a mérité celui de *morbi sine materiâ.*

De celles qui n'ont point cette terminaison.

Les véhicules ordinaires de la matière critique sont : le sang, la bile, les mucosités pulmonaires et intestinales, la sueur ou les urines. Quelquefois cette matière se dirige sur un organe important ; d'où résultent les accidens les plus graves et même la mort.

Véhicules de la matière critique.

La préférence que la crise accorde à tel ou tel liquide, à telle ou telle région, et à tel ou tel organe, est ordinairement relative : 1°. à la nature de la maladie. C'est ainsi que les phlegmasies et la fièvre inflammatoire se jugent par des hémorrhagies ; les fièvres bilieuses et muqueuses par la diarrhée, etc.

Variétés des crises eu égard

1°. A la maladie.

2°. A l'âge du sujet. Ainsi, chez les enfans, les crises se font par des saiguemens de nez ; chez les adolescens, par des hémoptysies, des sueurs copieuses ; chez les adultes, par des évacuations bilieuses, des hémorroïdes ; chez les vieillards, par des flux muqueux et urinaire.

2°. A l'âge du sujet.

3°. Au sexe. Les maladies des hommes se

3°. Au sexe.

terminent par les sueurs, les urines, etc.;
celles des femmes par l'hémoptysie, la mé-
norrhagie ou flux menstruel excessif.

4°. Au tempérament. Chez le sanguin, les
crises ont lieu par hémorrhagies; chez le bilieux
et le lymphatique, par des excrétions bilieuses
et muqueuses, etc.

5°. À la saison. La solution des maladies,
dans le printemps, se fait par l'épistaxis,
l'hémoptysie; en été, par la sueur et par des
éruptions à la peau; en automne, par des
déjections bilieuses; en hiver, par l'excrétion urinaire et par des diarrhées muqueuses.

Les fondateurs de la science ont constaté
que les crises se faisaient à des temps déter-
minés des maladies, et qu'elles suivaient,
en cela, les périodes des jours septénaires,
tels que le 7e, le 14e, le 21e, etc. qui ont
été désignés par le nom de *jours critiques*. Les
phénomènes précurseurs des crises se manifestent le 4e, le 11e, le 17e jours, etc. Ces derniers ont été appelés *jours indicateurs* ou *demi-
critiques*, parce qu'ils peuvent aussi être le
terme des crises.

On distingue, dans les maladies qui se jugent
par des crises, un temps de *crudité* ou d'*irritation*, un temps de *coction*, et enfin, le temps
de la *solution* critique; celle-ci est précédée

d'agitation , de chaleur, d'insomnie ; un re-
pos momentané succède à ces perturbations;
bientôt la nature fait des efforts, qu'elle dirige
surtout vers le lieu qui doit donner jour à la
matière critique. C'est alors qu'il est souvent
facile d'annoncer la crise, et de déterminer l'organe qui doit en être le siége.

Les crises sont plus ou moins avantageuses
ou funestes , suivant qu'elles sont vraies ou
fausses, parfaites ou imparfaites. Le soulagement subit du malade ou la persistance des
symptômes , ne laissent pas long-temps en
doute à cet égard.

Les terminaisons par *lysis* dont il a été parlé
(page 244), ne sont précédées d'aucun signe apparent de coction ; les évacuations qu'elles produisent sont peu différentes de celles qui ont
lieu dans l'état naturel. Telles sont la moiteur
soutenue de la peau, une expectoration modérée , etc. Tous les symptômes de la maladie
disparaissent peu à peu , et le retour à la santé
se fait par une marche progressive et lente.

De la Convalescence.

La *convalescence* est un état intermédiaire
qui forme le passage de la maladie à la santé.
Cet état exige les plus grandes précautions,
à cause de la facilité du retour des phénomènes morbides.

Convales-
cence dou-
teuse.

Lorsque les fonctions tardent à reprendre leur marche ordinaire, que l'estomac ne retrouve pas son énergie, et que l'abattement physique et moral persiste, il est à craindre que la convalescence ne soit fausse et que la maladie ne subsiste encore. Il faut alors avoir recours aux toniques, et interdire, pour quelque temps encore, l'usage des alimens de difficile digestion.

Suscepti-
bilité et fai-
blesse des
convales-
cens.

Syncopes.

L'homme qui relève de maladie offre une *susceptibilité* nerveuse très grande, réunie à la faiblesse de tous les organes; de-là, la fréquence des syncopes, lorsque le convalescent reste quelque temps debout, ou à l'occasion des sensations les plus légères et des émotions les plus faibles, les secousses de vomissemens qu'il éprouve à la vue, ou par l'idée seule d'un aliment qui lui répugne, le froid ou les frissons qu'il ressent continuellement, etc.

Vomisse-
mens.

Tremble-
mens.

Le convalescent chancèle dans tous les mouvemens qu'il fait; il est obligé de ménager ses organes, en même temps qu'il les accoutume à l'action.

Altérations
des facultés
de l'intelli-
gence.

Certaines maladies, telles que les fièvres ataxiques, les plaies de tête et l'apoplexie, apportent quelquefois un tel désordre dans les fonctions animales, que la mémoire des connaissances antérieurement acquises est effacée, en même temps que toutes les autres facultés de l'intelligence sont plus ou moins altérées.

La convalescence dans les maladies externes, est souvent à peine marquée , à moins que l'affection locale n'ait exercé son influence sur toute l'économie ; elle est alors quelquefois très pénible, et exige les soins les plus assidus. *Convalescence dans les maladies chirurgicales.*

Au reste, la facilité du retour à la santé est relative: 1°. au caractère, à la durée, à la simplicité ou à la complication de la maladie; 2°. à l'âge, au sexe, au tempérament et à la constitution de l'individu ; 3°. à la saison et au climat; 4°. à la prudence avec laquelle on use de toutes les choses dont la maladie a causé la privation. *Circonstances qui font varier la convalescence.*

QUATRIÈME PARTIE.

DE LA THÉRAPEUTIQUE.

Définition. LA *thérapeutique* est cette partie de la médecine qui a pour objet le traitement des maladies.

Bases de ses préceptes. Ses préceptes sont fondés : 1°. sur la connaissance de toutes les choses qui constituent la maladie; 2°. sur l'état du sujet ; 3°. sur les moyens ou remèdes dont se compose le traitement. De ces trois choses, résulte ce que l'on appelle l'*indicant*, l'*indication* et l'*indiqué*.

De l'indicant. Il comprend
1°. La maladie.
2°. Le sujet malade.
3°. L'organe affecté. L'*indicant* est l'ensemble des diverses circonstances relatives à la maladie ou propres à l'individu. Tels sont : 1°. les causes, les symptômes, les accidens, la simplicité ou la complication, les périodes, etc.; 2°. l'âge, le sexe, la constitution de l'individu; 3°. la structure, la vitalité et les fonctions de la partie affectée.

De l'indication. L'*indication* est le jugement que l'on porte sur la méthode curative et sur le choix des remèdes que l'on doit adopter, d'après les circonstances dont se compose l'indicant.

Il y a deux sortes d'indications, la ration-
nelle et l'empyrique.

L'indication *rationnelle* résulte du rapport
que l'esprit apperçoit entre les qualités d'un
médicament et la nature d'une maladie, comme,
par exemple, entre les excitans et la faiblesse,
ou la paralysie d'un membre.

L'indication *empyrique* n'est appuyée que
sur des faits fournis par l'observation ou par
l'expérience, sans que l'on puisse découvrir
aucun rapport entre le remède et la maladie.
Telle est, par exemple, l'indication d'em-
ployer le mercure dans la syphilis, le vaccin
contre la petite-vérole, etc.

L'*indiqué* est le moyen ou la réunion des
moyens que l'*indicant* requiert, et que l'on a
conclu par l'*indication* devoir être mis en usage,
pour obtenir le soulagement ou la guérison
d'une maladie.

Les auteurs admettent encore la co-indica-
tion, la contre-indication, la contre-co-indi-
cation ou corrépugnance.

La *co-indication* favorise l'indication. *Exem-*
ple : dans un abcès, l'indication est de donner
issue au pus par une incision ; la situation de
l'abcès au voisinage d'une articulation dont on
pourrait craindre la lésion, est alors une circonstance qui ajoute à l'indication; c'est une co-indication.

De la con-tre-indica-tion.

La *contre-indication* est une circonstance particulière qui vient détruire l'indication.

De la con-tre-co-indi-cation ou corrépug-nance.

La *contre-co-indication* ajoute à la contre-indication.

Exemple.

Dans une plaie simple, l'indication est de réunir les bords écartés; mais s'il y a une contusion profonde, c'est une contre-indication. Si l'on soupçonne, de plus, que l'os a été altéré, ou qu'il s'est glissé dans la plaie quelque corps étranger, c'est une contre-co-indication qui s'oppose à la réunion des lèvres de la plaie.

Corollaires thérapeuti-ques d'après De la Faye.

« Ces différentes indications opposées, dit De la Faye, jettent quelquefois dans l'embarras. Il est important alors, pour ne rien hasarder, de se rappeler plusieurs règles générales établies par les praticiens.

1°. Que les maladies se guérissent par leur contraire.

2°. Que dans les grands maux, on doit employer de grands et de prompts remèdes:

3°. Que si la nature ne peut les seconder, ils sont plus préjudiciables qu'utiles.

4°. Qu'il vaut mieux, dans une maladie mortelle, employer un remède incertain, que d'abandonner le malade à une mort certaine.

5°. Que les avantages et les inconvéniens d'un remède bien pesés, s'il en doit résulter des inconvéniens plus grands que les avantages, il n'est pas prudent d'en faire usage; car si on ne peut point guérir, il ne faut point nuire (1). »

Des Méthodes curatives.

On appelle *méthode curative* ou *traitement*, l'ensemble des règles d'après lesquelles on traite les maladies. Il y a plusieurs espèces de traitemens, eu égard à l'espèce de maladie et au but qu'on se propose.

Ce qu'on entend par méthode curative ou traitement.

Le traitement *préservatif* ou *prophylactique*, est celui qui préserve de certaines maladies ou qui en éloigne le retour. Par exemple, on prévient les hémorrhagies par la saignée et le régime de vivre; on éloigne les accès de goutte par l'exercice et la diète végétale.

Du traitement préservatif.

Le traitement *palliatif* consiste à calmer les symptômes d'une maladie, à diminuer ses accidens et à ralentir ses progrès. On y a recours dans plusieurs cas :

Du traitement palliatif.

1°. Lorsqu'il n'y a aucun danger pour la vie du malade, ni aucune crainte d'augmentation du mal en différant la cure radicale d'une

Celui-ci est adopté dans trois sortes de circonstances.

---

(1) De la Faye, *Principes de Chirurgie.*

maladie. Ainsi, on fait la ponction à un hydrocèle, dans la vue de soulager le malade.

2°. Lorsque la guérison d'une maladie serait
suivie d'une autre maladie plus grave, comme
cela pourrait avoir lieu après la cicatrisation
d'un ulcère ancien dont la suppuration est
abondante.

3°. Dans le cas où la maladie est au-dessus
des ressources de l'art, comme, par exemple,
dans un cancer qui s'est étendu au loin et qui
a contracté des adhérences indestructibles.

*Du traite-
ment radi-
cal.* Le traitement *radical* ou *curatif* procure une
guérison parfaite de la maladie.

*Il est ra-
tionnel ou
empyrique.* Il est rationnel ou empyrique, suivant la
manière dont les indications se présentent
(*Voy.* page 251.) (1).

*Du traite-
ment consé-
cutif.* Une quatrième espèce de traitement est celui que l'on fait subir aux convalescens; on
l'appelle *consécutif.* Il n'est autre chose que le
traitement curatif, affaibli ou modifié. Il pourrait aussi être considéré comme une espèce
de traitement préservatif. Par exemple : on
continue, encore quelque temps, l'usage d'une
petite dose de kinkina, après la disparition
des fièvres intermittentes, afin d'en prévenir
le retour ; on fait porter, pendant quelque

____

(1) De la Faye, *ouv. cit.*

temps, un bandage légèrement compressif aux malades, que l'on a guéris d'un ulcère variqueux, d'une fracture, etc.

Des Moyens de la Thérapeutique.

La thérapeutique puise ses moyens dans l'hygiène, la matière médicale et la chirurgie.

Les ressources que l'*hygiène* offre à la thérapeutique, consistent dans le choix des choses non naturelles et dans la manière dont on doit en user pendant le cours d'une maladie.

Sources des moyens de la théra- peutique. 1°. Dans l'hygiène.

Les règles qui concernent les alimens, sont surtout indispensables au succès du traitement. La *diététique* a toujours été un moyen puissant de guérison, même dans les maladies qui résistaient aux remèdes les plus actifs (1).

Règles diététiques.

Dans les maladies graves et aiguës, on prescrit au malade une diète très exacte, subordonnée, cependant, à l'âge, à la force, aux habitudes de l'individu, à la nature, à l'intensité et aux périodes de la maladie.

Dans les maladies légères et dans celles qui

---

(1) « Davantage, les plus experts qui ont escrit de la médecine, disent la cure des maladies faite par régime, surpasser celle qui se fait par autre voye : même qu'il est plus expédient sortir d'une maladie par bonne manière de vivre que par médecines, qui sont fâcheuses à prendre, difficiles à retenir, pénibles en leur opération. »

Préface, pag. 4, *Œuvres* d'Amb. Paré.

sont chroniques, on est moins sévère sur le choix et la quantité des alimens. ›

2°. Dans la matière médicale. La *matière médicale* donne la connaissance des substances médicamenteuses et de leurs effets sur l'économie animale. Elle s'aide des notions que lui fournissent l'histoire naturelle médicinale, la chimie et la pharmacie.

De l'histoire naturelle médicinale. L'*histoire naturelle médicinale* traite de l'origine des médicamens, des caractères qui les distinguent, et des signes qui font reconnaître leurs bonnes ou mauvaises qualités.

De la chimie médicinale. La *chimie médicinale* fait connaître leur composition, leurs propriétés intimes, et les changemens qu'ils subissent par le jeu de leurs affinités.

De la pharmacie. Enfin, la *pharmacie* enseigne la manière de les extraire, de les préparer et de les conserver.

Des Médicamens.

Définition du médicament. On appelle *médicament* toute substance qui, prise en petite quantité, est susceptible de modifier l'état actuel des propriétés vitales, ou de changer la composition des fluides ou des solides du corps.

Ses différences d'avec les alimens. Ils diffèrent des *alimens*, en ce que ceux-ci sont altérés par les organes qui doivent s'en nourrir, et des *poisons*, dont l'action, vive et forte, tend à suffoquer la vie ou à détruire le tissu des parties qu'ils touchent. *[Et les poisons.]*

Les alimens, les médicamens et les poisons, ne sont point toujours distincts dans la nature. Telle substance peut devenir successivement ces trois choses, selon la quantité qu'on en prend et selon l'état présent de l'individu òu sa constitution particulière. *[Ces trois choses ne sont pas toujours distinctes.]*

Les végétaux fournissent des médicamens nombreux et de toutes sortes. Les minéraux en offrent moins, mais ils sont très énergiques. Quant aux animaux, ils en donnent très peu. *[Origine des médicamens.]*

Les médicamens sont *simples*, quand ils ne subissent d'autre préparation que celle qui convient pour leur donner la forme, la température et la concentration nécessaires. *[Ils sont simples.]*

Ils sont *composés*, lorsqu'on les mêle, on les combine, soit pour les rendre plus actifs, soit pour tempérer certaines de leurs propriétés. *[Ou composés.]*

On appelle médicamens *internes* ceux que l'on porte à l'intérieur; et *externes* ou *topiques* ceux qui s'appliquent à l'extérieur. *[Internes ou externes.]*

Les remèdes *officinaux* sont ceux que l'on conserve tout préparés dans les pharmacies. Les remèdes *magistraux* se composent ou se préparent extemporanément et en vertu d'une formule ou ordonnance médicamentaire. *[Officinaux ou magistraux.]*

17

On distingue, dans un médicament, la dose, la concentration, la température et la forme (1).

De la dose des médica-mens. La *dose* est la quantité que l'on emploie pour obtenir un effet desiré. On détermine cette quantité au moyen des poids et des mesures de capacité. La pharmacie a, pour les exprimer, des signes dont nous allons donner le tableau.

Mesures pondériques.

Les anciennes.	Leur valeur.	Leurs signes.	Les nouvelles.
La livre......	16 onces....	℔	$\frac{1}{2}$ kilogram.
L'once......	8 gros.....	℥..........	32 grammes.
Le gros......	3 scrupules.	ℨ..........	4 grammes.
Le scrupule..	24 grains...	℈	1 gram. $\frac{1}{10}$.
Le grain......		$\bar{g}$..........	5 centigr.

Mesures de capacité.

La pinte.........	32 onces d'eau distillée.	1 litre.
La chopine.......	16 onces...........	$\frac{1}{2}$ litre.
Le demi-setier....	8 onces...........	2 décilitres.
Le poisson.......	4 onces...........	1 décilitre.
Le demi-poisson...	2 onces...........	$\frac{1}{2}$ décilitre.

Autres mesures.

1 goutte équivaut....	à 1 grain...........	gut. j.
1 cuillerée.........	à 1 once...........	cochl. j.
1 verrée..........	à 9 onces 2 gros......	verrée j.
1 poignée..........		m. j.
1 brassée..........	à 12 poignées........	bras. j.

---

(1) Ces différentes choses seront examinées d'après les principes de *pharmacologie* que Schwilgué a donnés dans son *Traité de matière médicale*, 1er volume, 1re partie.

Autres signes abréviatifs.

Prenez... ♃ ou pr.
Un demi.. ß ou *s.*
De chacun.. aa.
Quantité suffisante............................ q. s.
Faites selon l'art............................... f. s. l.
Transcrivez .... t.

La dose des médicamens varie selon que les remèdes sont employés en substance, ou combinés avec des intermèdes aqueux, alcooliques, mucilagineux, etc. et selon aussi la forme qu'on leur donne.

La *concentration* est le degré variable de rapprochement qui existe entre les molécules des substances médicinales. Elle a une influence très grande sur la manière d'agir des médicamens.

On apprécie la concentration d'un médicament liquide par le moyen des aréomètres, ou bien en les pesant comparativement avec l'eau distillée dans des mesures de capacité connues. Quant aux solides, il n'est pas nécessaire d'être aussi rigoureux. On doit cependant avoir égard, pour les végétaux, à leur état de fraîcheur ou de dessication ; pour les sucs, à leur liquidité ; pour les extraits, à leur mollesse ou à leur dureté ; pour les sels, à leur

état d'efflorescence, de déliquescence, de cal-
cination et de crystallisation.

De la tem-
pérature. La *température* influe aussi sur les qualités
des médicamens. On la fixe et on la reconnaît
à l'aide du thermomètre.

De l'état
ou de la for-
me. Pour ce qui regarde l'*état* ou la *forme*, on emploie les médicamens internes ou externes sous
les états gazeux, vaporeux, liquide, pulvérulent, mol ou solide, suivant la nature de la substance, la surface sur laquelle on agit, et les
indications que l'on a à remplir.

On fait prendre ces différens états aux médicamens, ou on les leur donne, à l'aide de
la chaleur et de divers intermèdes liquides,
pulvérulens, mous ou solides.

De la sa-
veur et de
l'odeur. Quant à la *saveur* et à l'*odeur* des remèdes
internes, on les rend agréables au goût en les
édulcorant avec le sucre, le syrop simple ou
le miel; et à l'odorat, en les aromatisant avec
quelque huile essentielle, telle que l'essence
de citron, de cannelle, etc.

De l'Art de formuler.

La médecine s'est créé de fécondes ressources en combinant et en associant les substances médicamenteuses.

L'art de formuler ne consiste point à écrire
une série indigeste de médicamens, « C'est l'art,

dit M. Alibert, de combiner ensemble les propriétés des diverses substances médicamenteuses, pour en assurer, accroître ou tempérer les effets » (1).

Les *formules* ou *ordonnances* médicamentaires doivent être écrites, autant qu'il est possible, en langue vulgaire, avec clarté et précision, et en évitant l'emploi des signes abréviatifs, afin de prévenir les méprises.

Une formule est *simple* lorsqu'elle ne contient que la simple énonciation d'un ou deux médicamens. Elle est *composée* quand un plus grand nombre s'y rencontre.

On distingue dans une formule composée : 1°. la *base*, qui est le médicament sur lequel on compte le plus ; 2°: l'*auxiliaire* ou *adjuvant*, qui aide ou favorise son action ; 3°. le *correctif*, qui sert à mitiger ses qualités nuisibles ou à masquer celles qui sont désagréables ; 4°. l'*excipient* ou *véhicule*, qui reçoit toutes les autres substances et leur donne la consistance convenable.

Tel est l'ordre dans lequel doivent être écrits les médicamens. A côté de chacun on indique la dose, après quoi on spécifie le mode de

______

(1) *Nouveaux Elémens de thérapeutique et de matière médicale*, t. 2, p. 594.

préparation et d'administration ; on date la formule, puis on la signe.

EXEMPLE DE FORMULE SIMPLE.

Potion émétique.

℞ (*prenez*) tartrite de potasse antimonié (éméti-
que..:.................. $\tilde{g}$ j. (un grain).
Dissolvez l'émétique dans un vérre d'eau tiède.
Faites prendre en une fois.

(Datez et signez.)

EXEMPLES DE FORMULES COMPOSÉES.

Purgation ordinaire.

℞ follicules de séné............. ℥ ij (deux gros).
Manne en sorte.............. ℥ ij (deux onces).
Sulfate de soude............... ℥ ij (deux gros).
Faites bouillir les follicules dans un demi-setier d'eau ;
sur la fin de l'ébullition, ajoutez la manne et le sel ; laissez
fondre ; passez.

T. (*transcrivez*) à prendre en une fois , à jeûn.

Potion tonique.

℞ eau de menthe poivrée....... ℥ iv.
Poudre de serpentaire de Virgine
ou de valériane........... ℈ i (un scrupule).
Huile essentielle de cannelle.... gut. x (dix gouttes).
Syrop de kinkina et de capil-
laire aa (de chaque)........... ℥ ij.
Triturez l'huile essentielle avec q. s. (quantité suf-
sante) de sucre, et ajoutez à la potion.
T. à prendre par cuillerées , d'heure en heure.

Potion calmante.

℞ eau de tilleul et de fleur d'orange aa........ ℥ ij.

　　Ether sulfurique..................... gut. xx.

　　Syrop diacode..................... ℥ ß.

Déposez dans un flacon bien bouché.

T. à prendre par cuillerée , chaque demi-heure.

Des Médicamens internes.

Les médicamens internes augmentent, dimi- *Mode d'action des médicamens internes.*
nuent ou ramènent les propriétés vitales à leur
rythme naturel.

Leurs effets secondaires sont relatifs aux *Leurs effets secondaires.*
fonctions des organes malades et au genre d'af-
fections de ces organes.

Sous le point de vue de leur manière d'agir
ou de leurs effets, les praticiens leur ont imposé différens noms, ainsi :

Les *toniques* et les *cordiaux* excitent les forces *Des toniques et des cordiaux.*
de la vie en général. *Exemple :* le vin généreux ,
les alkools, les huiles essentielles, qui sont
appelés toniques *diffusifs;* le kinkina, la gentiane, le fer, qui sont des toniques *permanens.*

Les *stomachiques* réveillent la contractilité *Des stomachiques.*
de l'estomac et donnent plus d'énergie à ses
fonctions. *Ex.* les substances précédentes, les
préparations ferrugineuses.

Les *astringens* ralentissent la circulation et *Des astringens.*
augmentent le ton des systèmes organiques. *Ex.*

le cachou, la noix de galle, les acides minéraux.

Des reláchans anodins et narcotiques.

Les *reláchans* affaiblissent, les *anodins* calment, les *narcotiques* engourdissent la sensibilité nerveuse et procurent le sommeil; on appelle encore ces derniers *hypnotiques*. *Ex.* les substances mucilagineuses, les plantes solanées, l'opium.

Des pectoraux ou béchiques.

Les *pectoraux*, les *béchiques* diminuent l'irritation des organes pulmonaires. *Ex.* le lait, les fleurs de violettes, de pas-d'âne, le lichen d'Islande.

Des antiphlogistiques.

Les *antiphlogistiques* ou les *rafraîchissans*, ralentissent la circulation et tempèrent la chaleur. *Ex.* les bains tièdes, les limonades, les lavemens simples.

Tous les remèdes ci-dessus étaient appelés altérans.

Tous ces médicamens agissent essentiellement sur les propriétés vitales. Leur action est lente. On les désignait autrefois sous le nom collectif d'*altérans*.

Des errhins.

Les *errhins* excitent la sécrétion du mucus nasal, et les *sternutatoires* provoquent l'éternuement. *Ex.* le tabac en poudre, les poudres de bétoine et de marjolaine.

Des sialogogues.

Les *sialogogues* augmentent la sécrétion de la salive et des mucosités de la bouche. *Ex.* la pyrèthre et la graine de moutarde mâchées et conservées dans la bouche.

Des expectorans.

Les *expectorans* favorisent la sécrétion de

l'humeur des bronches et l'expulsion des matières visqueuses qui engouent les poumons.
Ex. l'ipécacuanha, à petite dose, l'oximel scilli-
tique, l'oxide d'antimoine hydro-sulfuré rouge
(*kermès minéral*).

Les *émétiques* provoquent le vomissement. **Des émé-**
Ex. l'eau tiède, le tartrite antimonié de potasse **tiques.**
(*émétique*), l'ipécacuanha.

Les *purgatifs* excitent la sécrétion des muco- **Des pur-**
sités intestinales, provoquent l'action péristal- **gatifs.**
tique des intestins et la sortie des matières alvines. On les divise en *minoratifs* ou purgatifs
doux; tels sont la manne, les pulpes de tama-
rin et de casse. En *cathártiques* ou purgatifs
moyens; tels sont le séné, la rhubarbe, le
sulfate de soude. Et en *drastiques* ou purgatifs
violens; tels sont le jalap, les résines de scam-
monée et de jalap, la gomme gutte.

Les *carminatifs* excitent l'expulsion des vents.
Ex. les graines des plantes ombellifères, les
huiles essentielles.

Les *diurétiques* donnent plus d'activité à la sé- **Des diu-**
crétion urinaire. *Ex.* le vin blanc, les asperges, **rétiques.**
le nitrate de potasse, l'oignon de scille.

Les *diaphorétiques* et les *sudorifiques* por- **Des dia-**
tent à la peau et sollicitent la transpiration et **phorétiques**
et sudorifi-
la sueur. *Ex.* le gayac, la salsepareille, les huiles **ques.**
essentielles, les boissons chaudes et aromatiques.

Des emménagogues. Les *emménagogues* excitent l'écoulement des règles et des lochies. *Ex.* les sommités de matricaire et de rhue, la sabine, le safran, les purgatifs drastiques.

Tous les remèdes ci-dessus sont appelés évacuans. Tels sont en général les remèdes que l'on appelle *évacuans*, parce qu'ils augmentent l'action des organes et la sortie des matières qu'ils contiennent.

Des spécifiques. Outre ces médicamens, il en existe d'autres dont le mode d'action est plus ou moins bien connu, mais dont l'expérience a démontré l'utilité constante dans certaines maladies : on les appelle *spécifiques*.

Fébrifuges. On en reconnaît de plusieurs espèces. Tels sont :

Les *fébrifuges*, qui sont propres à combattre les fièvres intermittentes. *Ex.* le kinkina, la gentiane, la centaurée.

Anti-scrophuleux. Les *anti-scrophuleux*, que l'on emploie contre le vice écrouelleux. *Ex.* le houblon, le muriate de baryte, l'élixir amer de Peyrilhe.

Anti-scorbutique. Les *anti-scorbutiques*, que l'on dirige contre le scorbut. *Ex.* les sucs, le vin et le syrop faits avec les plantes crucifères, le suc d'oseille.

Anti-émétiques. Les *anti-émétiques*, qui ont la propriété d'arrêter le vomissement. *Ex.* le colombo, l'acide carbonique, le kinkina.

Antidotes. Les *antidotes*, qui préviennent les effets de l'empoisonnement. Ils varient selon la nature des poisons, qui sont narcotiques, irritans ou désorganisans, et selon aussi le temps de l'empoisonnement.

Les *anthelmintiques*, avec lesquels on détruit les vers engendrés dans le canal digestif. *Ex.* la mousse et la coraline de Corse, la fougère mâle, l'éther.

Les *anti-psoriques*, qui guérissent la gale. *Ex.* le soufre, le mercure, la gratiole.

Les *anti herpétiques*, que l'on administre contre les dartres. *Ex.* le soufre, les préparations antimoniales, les amers.

Les *lithontriptiques*, que l'on croit propres à dissoudre les calculs urinaires et biliaires. *Ex.* Pour les premiers, des boissons acides ou alkalines, selon la nature présumée des sels qui les composent; pour les seconds, l'éther sulfurique.

On ne regarde plus comme spécifiques, aujourd'hui, que le kinkina, dans les fièvres intermittentes simples ou pernicieuses; le mercure dans la vérole; le soufre dans la gale; et le virus *vaccin* comme préservatif de la petite vérole.

Des Médicamens externes ou Topiques.

Les médicamens externes diffèrent : 1°. par leurs propriétés; 2°. par leur état ou leur forme; 3°. par la manière dont on les administre.

Modes d'action.

Ils agissent en modifiant la vitalité et en altérant le tissu des solides ou la composition des fluides avec lesquels on les met en contact.

De leurs effets apparens.

Pour ne pas trop nous éloigner de la manière dont on considère encore les médicamens externes dans la pratique de la chirurgié, nous les rangerons d'après leurs effets apparens, selon l'ancien usage. Ainsi, nous examinerons

Division.

successivement : les *répercussifs*, les *résolutifs*, les *émolliens*, les *sédatifs*, les *suppuratifs*, les *détersifs*, les *enflammans* et les *vésicans*, les *escarrhotiques* et les *spécifiques*.

Des Répercussifs.

Mode d'action des répercussifs.

Les *répercussifs*, par une stimulation vive et prompte, mettent en jeu la contractilité organique insensible, et déterminent l'astric-

Leurs principes actifs.

tion des tissus. Les uns n'opèrent que par le froid qu'ils causent, les autres par leur acidité (ceux-ci ont été aussi appelés *astringens*) ou par leur principe alkoolique.

Répercussifs simples.

L'eau froide.	La folle farine de tan.
L'eau salée.	Les vins acides.
La neige.	Le vinaigre.
La glace pilée.	Les acides affaiblis.
La terre cimolée.	L'alkool.
La boue simple.	Les pulpes végétales acides.

Répercussifs composés.

La décoction de tan et de noix de galle.	L'encre.
La boue ou la terre cimo-lée, délayée avec le vi-naigre, le vin ou l'eau-de-vie.	Les sulfates d'alumine.
	de cuivre.
	de fer.
	de zinc.
L'onguent rosat.	Et l'acétate de plomb dissous dans l'eau.

On a recours à ces moyens dans le début d'une inflammation de cause externe ; au moment d'une brûlure au premier degré ; au commencement d'une contusion, d'une ecchymose, d'une entorse ; dans les premiers momens de quelques hernies étranglées ; dans les hémorrhagies capillaires ou par exhalation.

Des cas où on peut les employer.

Ils doivent être froids et liquides ou de consistance molle.

Sous quelle forme et à quelle température.

Des Résolutifs.

Les résolutifs agissent en relevant lentement le ton de la partie et en augmentant l'action des absorbans, ce qui rétablit le cours des humeurs stagnantes, et procure la résorption des liquides extravasés.

Mode d'action des résolutifs.

Ils sont amers, aromatiques ou alkooliques.

Leurs principes actifs.

Résolutifs simples.

Les feuilles et les fleurs des plantes labiées, telles que :	Le romarin.
	La sauge.
Le thym.	Le serpolet.

La lavande.	Les semences de carotte
L'hyssope.	de fenouil.
La menthe , etc.	de cumin.
Les fleurs de sureau.	d'anis.
Les feuilles et les fleurs	Les farines de fève.
D'hyèble.	d'orobe.
De millepertuis.	de fénugrec.
De persicaire.	de seigle , etc.

Résolutifs composés.

Les cataplasmes avec l'eau salée ou les dissolutions alkalines.	Les emplâtres de diachylon.
	de savon.
L'eau-de-vie camphrée.	de vigo *cum*
L'alkool aromatique dit *eau vulnéraire.*	*mercurio.*
	de ciguë.
Les linimens avec les huiles essentielles.	Les baumes en général.
	L'onguent styrax.

A quelle température , dans quels cas.

On emploie les résolutifs sous la température de 25 à 30.deg.+0, dans les tumeurs inflammatoires, les ecchymoses et les contusions, lorsque les symptômes d'irritation sont dissipés. On les unit d'abord aux émolliens, puis

Et de quelle manière on les emploie.

on les emploie seuls, surtout lorsque les symptômes annoncent une tendance de la nature à opérer la résolution.

Des Emolliens.

Nature des émolliens.

Les émolliens sont des médicamens aqueux, mucilagineux ou huileux, qui agissent, pour

Mode d'action.

ainsi dire, comme des bains locaux, soit par

l'humidité qui leur est porpre, soit par la sueur qu'ils favorisent, et dont ils empêchent l'évaporation.

Emolliens simples.

L'eau tiède.	La farine de graines de lin.
La mauve.	Les farines céréales.
La guimauve.	La mie de pain.
Le bouillon blanc.	Les huiles.
La bette.	Les graisses récentes.
La mercuriale.	Le lait.
L'épinard.	Le jaune d'œuf.
L'oignon de lis.	

Emolliens composés.

Les cataplasmes de mie de pain.	Le bouillon de tripes.
	L'onguent d'althæa.
De farine de graine de lin.	L'onguent basilicum.

Les émolliens doivent être employés liquides ou mols à la température de 25 à 30 deg. + o. Plusieurs d'entre eux doivent être renouvelés souvent, parce que la chaleur locale les altère et les rend irritans. Tels sont le lait, les huiles et les graisses. Sous quelle forme et à quelle température on les emploie.

Des Sédatifs.

Ils comprennent les *anodins* et les *narcotiques*.

Les *anodins* doivent leur vertu à un arôme légèrement sédatif. On les associe aux émol- Les sédatifs comprennent: 1°. Les anodins.

Leur prin-
cipe actif.
liens. Ceux-ci sont aussi, dans l'occasion, des remèdes anodins.

Anodins simples.

Les fleurs de violette.	Le safran.
de bouillon blanc.	Le camphre.
de melilot.	

Anodins composés.

L'onguent populeum.	La liqueur d'Hoffmann.
Le cérat de Goulard.	L'extrait de saturne.

2°. Les narcoti-
ques.

Les *narcotiques* portent avec eux un principe stupéfiant qui engourdit la sensibilité, calme les douleurs fortes et paralyse l'action nerveuse.

Leur prin-
cipe actif.

Narcotiques simples.

Les têtes de pavot blanc.	La jusquiame.
La bella dona.	La ciguë.
La morelle.	L'opium.

Narcotiques composés.

Les cataplasmes faits avec une solution d'opium, avec les plantes solanées.	Le laudanum. La thériaque.

Forme et
températu-
re.

On donne aux anodins et aux narcotiques la forme liquide et une température douce. Ils sont d'un grand secours dans les maladies que compliquent de vives douleurs. Leur abus peut être très nuisible.

Des Maturatifs et Suppuratifs.

Les *maturatifs* et les *suppuratifs* excitent et entretiennent la suppuration dans une tumeur où à la surface d'une plaie ou d'un ulcère, soit en diminuant l'état inflammatoire lorsqu'il est trop intense, soit en maintenant le degré d'excitation nécessaire à la formation du pus.

Mode d'action des maturatifs et des suppuratifs.

Suppuratifs simples.

Tous les émolliens.	Les huiles d'olive., de lis.
Les feuilles d'oseille.	de noix.
de poirée.	Les graisses.
d'épinards.	Le beurre.
L'oignon de lis.	La térébenthine.

Suppuratifs composés.

L'onguent basilicum.	L'emplâtre diachylon.
de la mère.	Le baume d'arcéus.
d'althæa.	La pommade épispastique.

Les suppuratifs doux ou émolliens s'emploient dans le cas d'inflammation. Les suppuratifs actifs sont indiqués dans les tumeurs indolentes ou lorsque l'inflammation n'est plus au degré convenable pour donner une bonne suppuration.

Dans quels cas on les emploie.

Des Détersifs.

Ce sont des toniques lents qui agissent en procurant le resserrement des chairs, et en

Mode d'action des détersifs.

Principes actifs. diminuant la sécrétion du pus. Leur propriété réside dans leurs principes amer, aromatique ou astringent.

Détersifs simples.

Les feuilles de millefeuille.	Le vin rouge.
de noyer.	Le sel ammoniac.
de lierre.	L'eau-de-vie.
de ronces.	Le camphre.
La myrrhe.	Les sulfates de cuivre, de
L'áloës.	fer ou d'alumine.

Détersifs composés.

Le vin miellé ou sucré.	Le collyre de Lanfranc.
Celui de kinkina.	L'emplâtre de Nuremberg.
Les vins amers.	L'onguent égyptiac.
L'eau phagédénique.	Le baume de Fioraventi.
L'eau vulnéraire.	

Dans quels cas ils sont employés. On emploie ces médicamens dans les plaies et les ulcères dont les chairs sont pâles et blafardes ; ils conviennent encore pour remédier aux inconvéniens d'une suppuration viciée.

Des Rubéfians, des Enflammans et des Vésicans.

Ces trois sortes de moyens ne diffèrent que par l'intensité de leur action. Ces trois sortes de médicamens ne diffèrent entre eux que par le degré de leur action ; en effet, la rubéfaction, l'inflammation et la vésication peuvent être obtenues par l'emploi d'un seul des moyens dont nous allons faire l'énumération. Ces moyens sont d'un grand secours dans bien des cas, tant en médecine qu'en chirurgie.

Rubéfians ou Enflammans simples.

La chaleur solaire.

La chaleur du feu.

L'eau très chaude.

Le galvanisme.

Les frictions avec le vinaigre, l'alcohol ou l'ammoniaque.

Les huiles volatiles de gérofle.

de muscade.

Les huiles volatiles de térébenthine.

Les feuilles d'ortie fraîche.

Les euphorbes.

Les renonculacées.

Les alliacées.

Les feuilles du *rhus toxicodendron.*

Rubéfians ou Enflammans composés.

Le liniment volatil.

La teinture de cantharides.

La pulpe de dentelaire.

La poudre de gingembre unie à l'alcool.

Les rubéfians irritent la peau et déterminent l'afflux du sang dans ses vaisseaux capillaires. Mode d'action des rubéfians.

Vésicans simples.

L'eau bouillante.

L'ammoniaque pure.

Les cantharides.

Le bois gentil.

Le garou.

Vésicans composés.

L'emplâtre vésicatoire.

Le sinapisme fait avec la

graine de moutarde unie au vinaigre.

Les vésicans augmentent l'action des vaisseaux exhalans, d'où résultent l'épanchement de la sérosité sous l'épiderme, et par suite la formation de vésicules séreuses. Et des vésicans.

Des Escarrhotiques ou Escarrhifians.

Mode d'ac-
tion des es-
carrhoti-
ques. Les escarrhotiques sont presque tous des moyens enflammans. Ils prennent leur nom de l'*escarrhe* qu'ils forment, en brûlant la partie sur laquelle ils restent appliqués quelque temps : leur action est donc purement chimique.

Escarrhotiques simples.

Les rayons solaires con-   Les alkalis purs.
centrés au moyen d'un   L'oxide vert de cuivre
verre convexe.   (vert-de-gris).
Le fer rouge.   L'oxide rouge de mercure
Les acides concentrés.   (précipité rouge).

Escarrhotiques composés.

Les nitrates de mercure (eau mercurielle).
d'argent fondu (pierre infernale).
Les muriates d'antimoine sublimé (beurre d'antimoine).
de mercure suroxidé (sublimé corrosif).
Les sulfates d'alumine calciné (alun calciné).
de cuivre (vitriol bleu).
de fer (couperose).

Cas dans
lesquels on
emploie les
enflammans
et les escar-
rhifians. Les rubéfians, les enflammans, les vésicans et les escarrhotiques sont employés : 1°. pour diminuer une inflammation intérieure; 2°. pour attirer ou fixer sur une partie, un vice errant dans l'économie ; 3°. pour exciter directement ou sympathiquement un organe affaibli ; 4°. pour calmer ou régulariser l'action nerveuse ; 5°. pour détruire une matière virulente ou vénéneuse, insinuée dans le tissu de nos parties.

Des Spécifiques.

Voyez ce qui en a été dit en parlant des médicamens internes, page 267.

Etat ou Forme, et Mode d'application des Topiques.

On emploie ces médicamens sous les états pulvérulent, mol, solide, liquide ou gazeux. Des poudres.

Etat pulvérulent. La ténuité des poudres que l'on applique à l'extérieur, varie selon les corps qui les fournissent, et d'après les indications que l'on a à remplir.

On les applique en soufflant avec la bouche, par aspersion avec la main, ou à l'aide d'une houppe; d'autres fois on plonge la partie dans la masse pulvérulente; enfin, on en saupoudre des plumaceaux, des emplâtres, dont on recouvre ensuite la partie malade.

— Poudres inertes.

Le lycopode.

La poudre de vieux bois.

L'amidon.

On en fait usage dans les excoriations du sein, chez les femmes qui allaitent; dans la rougeur des cuisses et des parties génitales, chez les enfans dont les urines irritent et ex- Usage des poudres inertes.

corient ces parties, dans l'érysipèle avec phlyctaines, etc.

Poudres toniques.

℞ des poudres de kinkina ou de tan.......... ⎱
      de plantes aromatiques...āā... ⎰ ℥ iv.

Camphre............................ 3 ℔.

Mélangez les poudres. Dissolvez le camphre dans q. s.
d'alcool, pour le répandre ensuite sur la masse pulvérulente.

Elles sont usitées dans la gangrène humide,
pour absorber la sanie putride qui en découle,
et pour stimuler les tissus que cette affection
menace.

Usage des poudres actives. On les emploie entre deux linges, dans des
sachets, pour fortifier les articulations affai-
blies, ou pour relever le ton des parties re-
lâchées ou paralysées.

Des topiques qui sont à l'état mol. *Etat mol.* On trouve sous cet état : 1°. les
linimens qui ont un peu plus de consistance
que l'huile fixe ; 2°. les *onguens*, les *pommades*
et les *cérats* qui ont celle de l'axonge ; 3°. les
cataplasmes, celle d'une pulpe ou d'une pâte
molle ; 4°. les *emplâtres*, celle de le cire ou du
savon.

1°. Les linimens. Les *linimens* contiennent toujours de l'huile
ou autres matières onctueuses liquides, les-
quelles servent d'intermèdes aux autres substances actives.

Liniment anodin employé dans les douleurs extérieures.

℞ huile d'olive............................. ℥j.

   Vin d'opium composé (*laudanum*), depuis.. ℥ß

     jusqu'à............................. ℥j.

   Mêlez en agitant dans une fiole.

     (*Code pharmaceutique*, etc. par M. Parmentier.)

Liniment pour la brûlure au premier et au deuxième
degré.

℞ huiles d'amandes douces................. ℥j.

   Jaune d'œuf non cuit................. n° 1.

   Acétate de plomb liquide (*extrait de saturne*). ʒj.

   Délayez le jaune d'œuf avec l'huile ; ajoutez l'extrait
     de saturne ; mélangez le tout ensemble.

Liniment volatil ou ammoniacal.

℞ huile d'olive............................. ℥j.

   Ammoniaque............................. ʒij.

   Agitez dans une bouteille fermée, jusqu'à ce que le
     mélange soit parfait.

        (M. Parmentier, *ouv. cit.*)

On les emploie en frictions douces ou rudes, suivant l'indication. On en imprègne des compresses ou des morceaux de flanelle, qu'on étend sur la partie affectée. De quelle manière on les applique.

Les *onguens* ont pour excipient les huiles, les graisses ou le beurre. 2°. Les onguens.

Onguent mercuriel double (antisyphilitique).

℞ mercure coulant.....................

   Axonge... āā...................... } ℥ji.

   Huiles d'amandes douces, q. s.

Eteignez le mercure, en le triturant avec l'huile ; ajoutez successivement l'axonge. Faites un mélange parfait. Le mercure est dans cette préparation à l'état de division extrême et non d'oxidation.

(M. Parmentier, *ouv. cité*.)

Onguent antipsorique.

℞ soufre sublimé...................... ℥ iv.
Muriate de soude décrépité............ ℥ ij.
Axonge............................... ℔ j.

Porphyrisez le sel avec un peu de graisse ; faites fondre l'axonge dans une terrine vernissée ; ajoutez la fleur de soufre pour en former un mélange exact. La dose est de deux gros par friction.

.(M. Parmentier, *ouv. cit.*)

Manière de les appliquer.

On applique les onguens en frictions, ou sur du linge, du papier brouillard, dont on couvre ensuite la partie malade.

3°. Les pommades.

Les *pommades* sont de véritables onguens ; leur nom vient de ce qu'autrefois on y faisait entrer de la pulpe de pomme.

Pommade anti-ophtalmique de Desault.

℞ oxide rouge de mercure (*précipité rouge*).
  de plomb...................⎱
  de zinc (*tutie*)............⎰ ℥ j.
Alun calciné (sulfate d'alumine) ... āā........⎰
Muriate de mercure suroxidé (sublimé corrosif).. gr. xij.
Porphyrisez le tout et incorporez dans onguent rosat ou cérat non lavé, q. s.

On peut colorer la pommade avec cinabre (oxide de mercure sulfuré rouge)..................... ℥ j.

(M. Alibert, *ouv. cité*.)

Pommade pour les gerçures des lèvres.

℞ cire jaune . . . . ℥j.

Huile d'amandes douces. . . . . ℥ iv.

Gérofles concassés . . . . ℥j.

Faites fondre la cire avec l'huile au bain-marie; ajoutez les gérofles ; colorez avec orcanette q. s.; passez à travers un linge, et déposez dans une capsule de papier.

(. . . *Pharmacie-chimique*, etc. par Morelot.)

Les *cérats* se composent toujours avec la cire et l'huile, auxquelles on unit diverses sub-stances. 4°. Les cé-rats.

Cérat de Galien.

℞ Huile fine d'olive. . . . . ℔j.

Cire blanche . . . . ℥iv.

Faites fondre ; coulez dans un mortier de marbre échauffé ; agitez ; incorporez une livre d'eau de rivière ou d'eau de rose distillée.

Cérat de Saturne (de Goulard).

Il diffère du précédent par l'addition de l'acétate de plomb, à la dose de. . . . . ℥ iv.

Cérat soufré (anti-dartreux).

℞ cérat de Galien. . . . . ℔ j.

Soufre sublimé et non lavé. . . . . ℥ iv.

Aromatisez avec q. s. d'essence de citron.

(M. Alibert, *ouv. cit.*)

Les pommades et les cérats s'emploient en friction douce ou en application, à l'aide du papier brouillard ou du linge fin à demi-usé. Mode d'ap-plication des pommades et des cérats.

5°. Les emplâtres.

Les *emplâtres* doivent leur consistance aux résines ou aux oxides métalliques, qu'on associe à la graisse, à l'huile ou à la cire.

Emplâtre vésicatoire.

℞ cire jaune ou blanche.................... ℥ viii.
Poix résine blanche........................ ℥ iv.
Axonge.................................... ℥ iij.
F. s. l. une matière emplastique ; étendez-en une portion sur un morceau de peau ou de linge, saupoudrez-en la surface avec cantharides grossièrement pulvérisées......................... ℥ ß.

(M. Parmentier, *ouv. cité.*)

Emplâtre agglutinatif.

℞ poix résine............................. ℔ j.
Résine élémi............................. }
Térébenthine ...āā....................... } ℥ ij.

Faites fondre le tout ensemble à un chaleur modérée.
Passez à travers un linge.

(M. Parmentier, *ouv. cité.*)

Des magdaléons.

On malaxe cet emplâtre entre les doigts, et on le réduit en morceaux cylindriques, que l'on appelle *magdaléons.*

Des sparadraps.

Pour l'usage, on le fait ramollir dans l'eau chaude, puis on l'étend sur des morceaux de peau ou de linge neuf, pour en faire des *sparadraps*, que l'on coupe en *bandelettes*, pour réunir les parties divisées. Lorsqu'on roule les bandelettes, on en forme des *bou-*

Des bougies.

gies qui sont employées pour dilater les canaux naturels ou les trajets fistuleux.

Les matières emplastiques adhèrent fortement à la peau ; aussi doit-on avoir soin,
avant de les appliquer, de raser les parties
qui sont couvertes de poils.

Les *cataplasmes* se composent avec des farines ou des fécules, des pulpes végétales,
des poudres et des substances liquides de diverses natures.

6º. Les ca-
taplasmes.

Substances
qui les com-
posent.

Cataplasme émollient.

℞ farine de graine de lin.................... ℔j.
Mie de pain............................. ℔ß.
Faites cuire dans une décoction de plantes émol-
lientes, jusqu'à consistance de cataplasme.

On peut le rendre anodin ou narcotique, en
le faisant cuire dans une décoction de têtes de
pavots, ou en l'imprégnant de laudanum.

Cataplasme maturatif.

℞ feuilles d'oseille........................ ⎱
de poirée...āā................... ⎰ m.j.
Oignon de lis.......................... nº 1.
Faites cuire le tout sous la cendre chaude. Pilez en-
suite dans un mortier.
Ajoutez onguent basilicum................ ℥j.

(De la Faye, *ouv. cité.*)

Cataplasme résolutif.

℞ farines résolutives..................... ℥iv.
Vin aromatique....................... q. s.
F. s. l.

Sinapisme.

℞ poudres de graines de moutarde........... ℥j.
Farine d'orge.......................... ℥ij.
Vinaigre rouge........................ q. s.
Faites un mélange qui ait la consistance d'une pâte, que l'on applique aussitôt que la préparation est faite.

(M. Parmentier, *ouv. cité.*)

Comment on les appliquе. Les cataplasmes s'appliquent ou immédiatement sur la peau, préalablement rasée, ou bien entre deux linges très minces.

Des remèdes qui sont à l'état solide. *Etat solide.* Les sparadraps, les bougies, l'éponge et la racine de gentiane préparés, les trochisques, etc. s'offrent sous l'état solide.

Nous renvoyons, pour ce qui concerne leur confection, aux ouvrages de pharmacie.

On fait, avec les sparadraps, des bandelettes agglutinatives propres à maintenir affrontés les bords d'une plaie. Les bougies, l'éponge et les racines spongieuses, comme celle de gentiane, servent à dilater les plaies ou les conduits fistuleux. Les trochisques contiennent ordinairement quelque substance escarrhotique; on les insinue dans les fistules afin de détruire les callosités qui tendent à oblitérer leurs orifices et à entretenir la maladie.

Substances employées à l'état liquide. *État liquide.* Les substances liquides dont on fait usage à l'extérieur sont : l'eau commune, les eaux minérales, et les médicamens qui pour excipient l'eau, le vin, l'alcohol, etc.

On préfère les topiques sous cet état, lors- que l'action doit être prompte, le contact instantané, et surtout lorsqu'il faut agir sur une grande surface.

On les emploie sous différentes formes et de différentes manières : en *bain*, *fomentation*, *embrocation*, *lotion*, *douche*, *aspersion*, *affu- sion* et *injection*.

Les *bains* généraux ou locaux, pris dans l'eau simple, ont été traités dans la partie de l'hygiène, page 177.

Les *eaux minérales* sont de plusieurs sortes; elles tirent leur nom des principes qui y sont prédominans. Ainsi on les distingue en eaux acidules, salines, sulfureuses et ferrugineuses.

Les eaux *acidules* contiennent de l'acide car- bonique et quelques sels. Elles sont *thermales* ou chaudes, comme celles de Clermont-Fer- rand, du Mont-d'Or; ou *froides*, comme celles de Chateldon, de Montbrison.

Elles conviennent dans les rhumatismes chro- niques, la goutte atonique, la paralysie, le trem- blement des membres.

Les eaux *salines* contiennent, en proportion variée, des sulfates, des carbonates, des mu- riates de soude, de chaux, de magnésie, quel- quefois un peu d'acide carbonique et de gaz hydrogène sulfuré. Les eaux salines *froides* sont celles de Sedlitz, en Bohême; d'Epsom, dans le comté de Surry en Angleterre; de Balaruc, etc. Les eaux salines *thermales* sont celles de Bourbonne-les-Bains, de Plombières, etc.

Maladies où elles conviennent. On les emploie dans les maladies organiques intérieures; telles que les lésions de tissu du foie, du rein, etc.

Eaux sulfureuses. Les eaux *sulfureuses* doivent principalement leurs qualités au gaz hydrogène sulfuré, aux sulfures hydrogénés de potasse et de chaux. Elles sont *froides*, comme celles d'Enguien; *chaudes*, comme celles d'Aix-la-Chapelle et de Barrèges.

Affections auxquelles elles sont propres. Elles sont propres aux affections de la peau; telles que la gale, les dartres, les engorgemens scrophuleux.

Eaux ferrugineuses. Les eaux *ferrugineuses* donnent à l'analyse des sulfate et carbonate de fer; plus, quelques-unes des substances salines ou gazeuses communes aux autres eaux. Elles sont *acidules froides*, comme celles de Spa, de Forges, de Rouen; *acidules chaudes*, comme celles de Vichy, de Bourbon – l'Archambault; *sulfatées froides*, comme celles de Segray, près Pithiviers; de Passy, près Paris.

Dans quelles maladies elles sont employées. Elles sont en usage dans la chlorose, l'aménorrhée, les catarrhes chroniques, et dans les convalescences qui suivent de grandes blessures ou de longues maladies.

On prend à l'intérieur les eaux minérales pures ou coupées avec l'eau simple, le lait, etc. *Usage intérieur et extérieur des eaux minérales.*

On les administre à l'extérieur, en bains, demi-bains, douches et injections.

Les eaux thermales sont, en général, plus avantageuses que les eaux froides, dans les maladies atoniques, dans les constitutions faibles et chez les sujets épuisés. *Préférences des eaux thermales.*

La *fomentation* se fait en promenant doucement sur une partie, des morceaux de linge ou de flanelle trempés dans un liquide et que l'on applique ensuite sur la partie malade. *Des fomentations.*

Fomentation émolliente.

℞ feuilles de mauve......................⎫
  de pariétaire.....................⎬ mj.
  de bouillon blanc.................⎪
Graines de lin....āā....................⎭

Faites bouillir le tout dans quatre pintes d'eau, jusqu'à réduction aux deux tiers.

Fomentation tonique ou résolutive.

℞ feuilles de romarin....................⎫
  de sauge......................⎬ m. j.
  de menthe.....................⎪
  d'hyssope...āā.................⎭
Baies de laurier........................⎫ ℥ j.
  de genièvre...āā..............⎭

Faites infuser dans quatre pintes d'eau et deux de vin.

Le *vin aromatique* s'obtient en faisant macérer les substances ci-dessus dans du vin pur.

Des em-
brocations.

L'*embrocation* diffère peu de la fomentation; elle se fait, le plus souvent, avec des
liquides onctueux que l'on étend au moyen
d'une éponge, ou d'un linge dont on recouvre
ensuite la partie malade.

La fomentation et l'embrocation sont employées toutes les fois qu'on craint d'irriter ou
d'affaiblir un organe, par le poids des topiques.

Des lotions.

La *lotion* est une espèce de fomentation que
l'on fait avec une éponge pour humecter une
partie ou pour la débarrasser des matières qui
la couvrent.

Lotion détersive.

℞ feuilles de noyer..................⎱
   de sauge... āā............⎰ poignée j.

Kinkina concassé..................... ℥ j.

Eau................................. q. s.

Faites bouillir et ajoutez-y du sucre.

Lotion phagédénique.

℞ eau de chaux........................... ℔.

Sublimé corrosif......................... g. xx.

Dissolvez d'abord le sublimé dans q. s. d'alcohol; puis
 mêlez-le avec l'eau de chaux.

        (De la Faye, *ouv. cité.*)

Des dou-
ches.

Les *douches* se font en laissant tomber d'une
certaine hauteur, une colonne de liquide plus
ou moins considérable, sur la région malade.

Douche excitante.

℞ savon commun...................... ℔ ij.
   Dissolvez dans une q. s. d'eau-de-vie.
   Etendez le tout dans dix ou quinze pintes d'eau de
     rivière.

On emploie les douches dans les maladies chroniques des articulations. Le liquide agit par son poids et par ses qualités particulières.

L'*aspersion* consiste à répandre par jets un liquide sur une partie; l'*affusion* à l'étendre en nappe. *De l'aspersion et de l'affusion.*

L'eau froide et l'oxicrat conviennent en aspersion ou en affusion pour arrêter une hémorrhagie, donner du ton à un organe affaibli, faire cesser une syncope prolongée ou pour détruire les effets de l'asphyxie.

Les *injections* se pratiquent au moyen d'une seringue, avec laquelle on pousse une substance fluide dans un organe creux, tel que la vessie, le vagin; ou dans une fistule, un ulcère fistuleux, etc. *Des injections.*

Injection anodine.

℞ têtes de pavot..................... n° 6.
   Feuilles de morelle.................⎫
       de laitue...āā..............⎭ poig. j.
   Faites bouillir dans eau commune....... pintes iv.

Injection tonique et astringente.

℞ Roses de Provins .... poignées ij.
   Poudre de tan.................. ℥ ij.
   Kinkina concassé.............. ℥ j.
   Faites bouillir dans eau commune. pint. ij.

On a recours aux injections dans les maladies situées trop profondément pour que la main puisse y atteindre.

Des gargarismes. *Gargarismes.* Ce sont des lotions propres aux maladies de la bouche.

Gargarisme rafraîchissant.

℞ nitrate de potasse fondu (crystal minéral).. ℥ j.
   Syrop de mûres..................... ℥ j.
   Faites dissoudre dans eau commune...... chop. j.

Gargarisme détersif.

℞ orge entier........................ ℥ j.
   Feuilles d'aigremoine..............
   de menthe...āā............ } poig. j.
   Faites bouillir dans une pinte d'eau , et ajoutez q. s. de miel rosat.

En se gargarisant, il faut avoir soin de ne point avaler la lotion, surtout lorsqu'il s'y mêle des matières purulentes détachées de la partie malade, et lorsque les ingrédiens du gargarisme sont de nature à irriter l'estomac.

Des collyres. Les *collyres* sont des lotions destinées aux maladies des yeux.

Collyre émollient et anodin.

℞ eau de guimauve..................... ℥ij.
    Faites infuser safran.................... gr. **xx.**
    Passez et mêlez l'infusion avec partie égale de lait
       chaud.

Collyre astringent ou tonique.

℞ eaux de rose et de plantain............. ℥ij.
    Sulfate de zinc......................... gr. **xv.**
    Sucre................................. ℥ß.
    F. s. l.

On étuve l'œil avec une éponge fine ou un linge trempé dans le collyre. Ou bien on plonge cet organe dans le liquide, au moyen d'un petit vase appelé *œillère*.

État gazeux. Les vapeurs de l'eau simple ou chargée de quelques substances médicamenteuses, sont employées pour les parties profondes, telles que la gorge, l'oreille, ou pour celles qui ne pourraient supporter le poids des topiques. Ce mode d'application des remèdes externes s'appelle faire une fumigation ou prendre un bain de vapeur. Des remèdes à l'état gazeux.

Les remèdes, sous cet état, ont une action pénétrante, prompte et efficace, en raison de la chaleur et de la division de leurs molécules.

Les bains de vapeurs généraux sont ceux dans lesquels le corps est exposé dans un lieu clos aux vapeurs d'un liquide quelconque. Des bains de vapeur.

Des fumi-
gations.

On dirige les fumigations faites pour des parties profondes, à l'aide d'un entonnoir quelconque.

Fumigation d'acide carbonique.

℞ carbonate de chaux (*craie*) pulvérisé..... ℔ ij.
Acide sulfurique...................... q. s.
Versez peu à peu l'acide, et dirigez avec un entontonnoir le gaz qui s'échappe.

Fumigation excitante.

℞ muriate d'ammoniaque (*sel ammoniac*).. ℥ iv.
Vinaigre........................... pint. j.
Mêlez et exposez le tout dans un vase, sur des cendres chaudes.

Fumigation tonique.

℞ baies de genièvre....\.............. ℥ iv.
Résine de benjoin.................... ℥ j.
Projetez peu à peu sur des charbons ardens.

Moyens
puisés dans
la chirurgie.

La chirurgie fournit à la thérapeutique des moyens plus prompts et souvent plus efficaces dans leur action que ceux qu'elle emprunte à l'hygiène et à la matière médicale.

Nous allons d'abord examiner les principes généraux de la médecine opératoire, puis nous décrirons quelques opérations en particulier, considérées par les auteurs comme faisant partie de la chirurgie *ministrante*.

DES OPÉRATIONS DE LA CHIRURGIE EN GÉNÉRAL.

On appelle *opération* l'action méthodique de la main seule ou armée d'instrumens, pour prévenir, pallier ou guérir les maladies.

Définition de l'opéra-tion.

Il y a des opérations que le chirurgien peut faire simplement avec sa *main*; telles sont l'extraction des corps étrangers placés peu profondément, la réduction des luxations, des hernies, etc.

De la main comme in-strument naturel.

Toutes les fois que la chose est possible, il faut préférer la main aux instrumens, et parmi ceux-ci, les plus simples aux plus composés.

Pour entretenir la souplesse de sa main et pouvoir s'en servir dans toutes les circonstances, le chirurgien doit éviter les travaux manuels qui la rendent tremblante et affaiblissent la délicatesse du tact; il doit aussi être *ambidextre*, c'est à dire avoir l'habitude de se servir également de ses deux mains.

Les *instrumens* de la chirurgie sont simples, composés ou compliqués.

Des instru-mens pro-prement dits.

Les matières que l'on emploie à leur confection sont l'or, l'argent, l'acier, le cuivre, le plomb, la gomme élastique, le bois, le linge, etc. suivant qu'il est question de leur donner du

Matières qui les com-posent.

tranchant, de la solidité, de l'élasticité, de la flexibilité, etc.

Le cuivre est exclus pour ceux qui doivent séjourner quelque temps dans l'intérieur du corps.

Ils sont simples. Les instrumens *simples* sont le bistouri, le rasoir, les aiguilles, les sondes, les stylets et les érignes.

Composés. Les instrumens *composés* sont les pinces, les tenettes, les ciseaux, les trépans, etc.

Compliqués ou mécaniques. Les instrumens *compliqués* sont ceux dans lesquels le jeu des pièces est dû presque entièrement à l'élasticité de quelque ressort; comme dans la lancette allemande et dans tous les instrumens mécaniques inventés pour la cataracte, pour la lithotomie, pour la réduction des luxations, etc. (1).

Usages des instrumens
Pour les appareils.
Pour les pansemens.
Pour les opérations. Ces divers instrumens servent à la préparation des appareils ou aux pansemens, ou enfin aux opérations. Parmi ces derniers, les uns sont communs à la plupart des opérations; tels sont les bistouris, les ciseaux, les sondes, etc.

---

(1) Les instrumens mécaniques calculés sur des données générales, sont rarement applicables aux cas particuliers. Il est plus à propos que l'instrument puisse être modifié au besoin dans son action par le chirurgien, sur l'adresse duquel il faut surtout compter.

Les autres sont particuliers à quelque opération ; tels sont le trépan, le lithotome, les aiguilles à cataracte, etc.

Toutes les opérations de la chirurgie se réduisent : 1°. à réunir ce qui a été divisé : *syn-thèse*; 2°. à diviser ce qui est uni : *diérèse*; 3°. à extraire les corps dont la présence est nuisible : *exérèse*; 4°. à ajouter ceux qui sont nécessaires : *prothèse*.

Division des opérations en quatre parties.

De la Synthèse.

La *synthèse* comprend toutes les opérations par lesquelles on réunit ce qui est divisé, ou l'on rapproche ce qui est écarté ou éloigné.

De la synthèse ou réunion.

On appelle synthèse de *continuité* la réunion des bords d'une plaie ou le rapprochement des pièces d'un os fracturé.

Synthèse de continuité.

On appelle synthèse de *contiguité*, la réduction des organes déplacés, ainsi que cela a lieu dans les hernies ou dans les luxations.

Synthèse de contiguité.

La compression que l'on exerce, soit pour donner du ton à une partie, soit pour procurer son adhérence avec les tissus voisins, participe des deux espèces de synthèse qui précèdent.

La compression participe des deux espèces de synthèse.

De la Diérèse.

La *diérèse* consiste à dilater, diviser ou séparer les parties dont le rapprochement, l'union ou la continuité sont nuisibles.

De la diérèse ou division.

Cette opération se pratique d'une manière différente sur les parties molles et sur les parties dures.

Modes de division des parties molles. On divise les premières par *piqûre* avec la lancette ; par *incision* avec le bistouri ; par *arrachement* avec les pinces ; par *cautérisation* au moyen du fer rouge ou des caustiques ; enfin, par *constriction*, à l'aide d'un fil de soie, de chanvre ou de métal.

Modes de division des os. On divise les os en les *perforant* avec le trépan, en les *divisant* avec la scie, en les *usant* avec la lime et la rugine, en les *coupant* avec les tenailles incisives, en les *entamant* à l'aide de la gouge et du maillet ; enfin, en les *brûlant* avec le feu ou les caustiques.

Ce qu'on entend par incision. On appelle *incision* la simple division d'une partie faite avec le bistouri ou les ciseaux ; *res-*

Rescision. *cision* la séparation partielle de quelque organe, comme de l'extrémité dénudé d'un os

Excision. ou d'un tendon ; *excision* la séparation presque complète d'une partie peu considérable, par exemple, d'un polype, des fongosités d'un ulcère, des poireaux, etc. accessibles à l'action du bistouri ; *amputation* la séparation

Amputation. totale ou partielle d'un membre dans sa continuité ; *extirpation* l'amputation faite dans

Extirpation. une articulation ou encore l'ablation complète d'une tumeur, en conservant une partie ou la

totalité de la peau qui la recouvre ; *dilatation* Dilatation.
l'extension que l'on fait éprouver aux bords
d'une ouverture ou aux parois d'une cavité,
pour en augmenter les diamètres.

De l'Exérèse.

L'*exérèse* a pour objet l'extraction de tous De l'exé-
les corps formés au-dedans de nous, ou de rèse ou extraction.
ceux qui proviennent de l'extérieur, et dont
la présence pourrait être nuisible.

Cette opération se pratique avec les doigts, Elle se
ou avec des instrumens, lorsque les doigts sont pratique
avec des in-
insuffisans. On a aussi recours quelquefois à strumens.
la succion, pour enlever les substances lé- Ou par succion.
gères ; au moyen d'une seringue, on peut extraire les liquides ; à l'aide de l'aimant, on Par attraction, etc.
attire des petites particules de fer ; avec un
bâton de cire d'Espagne mis à l'état électrique
par le frottement, on débarrasse l'œil des
corps légers qui l'irritent, etc.

L'exérèse est souvent précédée de la diérèse, lorsque les corps étrangers sont situés
profondément ou engagés d'une manière fixe
dans quelque partie ; elle est aussi alors suivie
de la synthèse.

De la Prothèse.

De la prothèse ou ad-dition.

Elle consiste à ajouter au corps les choses qui lui manquent, et à corriger certains vices d'organisation, naturels ou accidentels.

1°. Pour faciliter les fonctions.

On a recours à cette opération, 1°. pour faciliter les fonctions : ainsi, on adapte des dents artificielles, un obturateur au palais, pour faciliter la prononciation, la mastication et la déglutition.

2°. Pour les rétablir.

2°. Pour rétablir quelque fonction : après l'amputation d'une jambe, on ajuste une jambe de bois, pour rétablir la faculté de marcher.

3°. Pour diminuer une difformité.

3°. Pour diminuer une difformité : ainsi, on met un œil d'émail, un nez d'argent, etc. aux personnes qui ont perdu ces organes.

4°. Pour corriger une conforma-tion vicieu-se.

4°. Pour corriger une mauvaise conformation : ainsi, on fait porter un corset mécanique, pour redresser la colonne vertébrale qui tend à se courber ; des bottines, pour corriger, chez les enfans, le vice de direction des pieds ; un brayer, à ceux qui sont prédisposés aux hernies, en raison de la largeur de l'anneau inguinal, etc.

Opérations où l'on ne met en usage qu'un des modes précédens.

Il y a des opérations où l'on met exclusivement en usage, ou la synthèse, comme dans la réunion des plaies simples ; ou la diérèse, comme dans la désunion des paupières, des lèvres, unies par vice de conformation ; ou l'exérèse, comme dans l'extraction des corps étrangers engagés dans quelqu'une des cavités extérieures du corps ; ou enfin la prothèse, comme dans l'emploi des différens moyens orthopédiques.

Dans d'autres cas, on opère par deux de ces modes : la diérèse et la synthèse. Par exemple, dans l'opération du bec de lièvre, on *rafraîchit* les bords de la division labiale, puis on les *réunit* pour en procurer la consolidation.

On en réunit trois ; savoir : la diérèse, l'exérèse et la synthèse, lorsqu'on tire une balle par une contre-ouverture ; en effet, on *incise* les tégumens, on *extrait* la balle, puis l'on *réunit*.

Enfin, il arrive quelquefois qu'une opération se compose des quatre modes ci-dessus. Par exemple, dans l'opération du trépan, on *divise* les tégumens et les os, on *extrait* les corps étrangers, on *réunit* les parties divisées, et, après la guérison, on *ajoute* au bonnet du malade, et vis-à-vis la blessure, une plaque solide qui garantit le cerveau du choc des corps extérieurs.

Des Préceptes généraux des Opérations.

Ce qu'il faut savoir avant de faire une opération. Avant de faire une opération, il est nécessaire de savoir pourquoi on la fait, quand il convient de la faire, et de quelle manière elle se pratique.

1°. Pourquoi on opère. On sait pourquoi on fait une opération lorsqu'on connaît la nature, les causes, les symptômes d'une maladie, et les indications qu'elle présente.

De la nécessité et de la possibilité des opérations. On est instruit sur sa nécessité et sa possibilité, par l'examen détaillé de l'espèce de maladie qui la requiert et de ses accidens, par la connaissance de l'âge, du sexe, de la profession et de la constitution du sujet.

Aucune opération ne doit être entreprise que l'on n'y ait été décidé par une nécessité absolue, et qu'on ait, sinon la certitude, du moins l'espoir bien fondé de guérir ou de soulager le malade; autrement le chirurgien blesse sa conscience, compromet l'art et expose la vie du malade.

2°. Dans quels cas il faut opérer. On se décide à opérer quand les remèdes internes et externes employés n'ont procuré aucune amélioration sensible, et quand la maladie reste stationnaire ou continue à faire des progrès.

3°. De quelle manière. Pour savoir en quoi consiste une opération

et de quelle manière elle se pratique, il faut :
1°. avoir des notions exactes sur l'état naturel et pathologique .des organes ; 2°. s'être
instruit sur les préceptes généraux et particuliers de l'art, par la lecture des auteurs et par
l'assiduité aux leçons des professeurs de chirurgie.

L'habitude de voir opérer les chirurgiens
habiles, et les exercices pratiqués répétés sur
le cadavre, apprennent à exécuter les préceptes.

Lorsque le chirurgien est décidé à l'opération, il doit y préparer le malade. Cette préparation consiste à employer les bains, les
saignées, les légers purgatifs, les rafraîchissans, la diète; ou bien les toniques, les nourrissans, etc. suivant la disposition du malade; à lui faire respirer un air pur, en un
mot, à le mettre dans les circonstances hygiéniques les plus favorables au succès de l'opération.

Préparation du malade avant l'opération.

Les règles relatives à l'opération en elle-
même, embrassent ce qui se fait *avant*, *pendant* et *après*.

*Autres rè-
gles relati-
ves à l'opé-
ration elle-
même.*

Avant l'opération, il faut faire choix du
temps, du lieu, puis procéder à la préparation de l'appareil, enfin, placer les aides et
le malade convenablement.

*1°. Ce qui
se fait avant.*

Choix du temps.

Temps de nécessité. Le temps où l'on peut pratiquer une opération, peut être de *nécessité*, lorsque la maladie est très grave et le danger instant ; tel est le cas de l'anévrisme faux primitif, de l'empyème, etc. qu'il faut opérer sans différer. Il est d'*élection*, lorque le chirurgien a la faculté de choisir la saison ou l'époque qui lui paraît la plus convenable. Cette époque est ordinairement le printemps ou l'automne, parce que, dans ces deux saisons, la température de l'atmosphère est modérée. Le printemps est plus favorable que l'automne, par rapport à la convalescence, qui sera beaucoup plus facile en été qu'en hiver.

Temps d'élection.

Choix du lieu.

Lieu de nécessité. Le lieu où l'on doit faire l'opération est aussi de nécessité ou d'élection. C'est ainsi que l'ouverture d'un abcès ou l'extirpation d'une tumeur, ne saurait se faire que dans l'endroit où la maladie s'est formée ; tandis que la ponction, dans l'ascite, l'hydrocèle, etc. peut être faite dans plusieurs points du lieu qu'occupe ces maladies.

Lieu d'élection.

Des choses qu'il faut se procurer. Avant d'opérer, il convient d'être muni de tout ce qui peut être utile ou nécessaire, soit pendant, soit après l'opération. Ainsi, on aura plusieurs lumières, de l'eau chaude et froide, du vinaigre, du vin, des calmans, etc. des bassins, des draps, des serviettes, un lit

commode ou une table couverte d'un matelas ;
le tout suivant l'espèce d'opération que l'on
se propose de pratiquer.

On entend par *appareil*, l'assemblage de
toutes les pièces nécessaires pour l'opération
et le pansement. *De l'appareil. Il comprend :*

Ces pièces, qui nécessairement sont différentes, suivant les cas, doivent être rangées
sur un plat, dans l'ordre de leur emploi. On
les recouvre d'un linge , afin que leur vue
n'effraie pas le malade. On dispose sur un
autre plat les pièces nécessaires pour le pansement ; telles que la charpie, les compresses , les bandes , les bandelettes agglutina-
tives , etc. *1°. Les instrumens. — 2°. Les pièces du pansement.*

On place le malade dans un lieu d'une température modérée , et le plus éclairé qu'il est
possible. La situation qu'on lui donne doit être
celle qui sera la moins gênante pour lui et
pour le chirurgien , celle surtont qui permet
à ce dernier d'agir plus librement. Même précaution dans le placement des aides qui , autant que possible , doivent être choisis, forts,
éclairés et intelligens. *Situation du malade, ou situation tractative. — Choix et placement des aides.*

« Chaque opération a ses règles particulières ; mais il y a des règles générales dont il
ne faut pas s'écarter , et que les anciens ont
renfermées dans ces trois mois latins : *citò*, *Règles générales applicables à l'opération proprement dite.*

tutò et *jucundè*; promptement, sûrement et agréablement » (1).

1°. Il faut opérer *citò* ou promptement.
Explication.

Il faut opérer avec *promptitude*, évitant les manœuvres fausses ou inutiles, les distractions, les observations indiscrètes, enfin, tout ce qui peut prolonger inutilement les souffrances du malade. Il faut éviter aussi l'excès de promptitude, qui est inconciliable avec la seconde règle (*tutò*).

2°. *Tutò* ou sûrement.
Explication.

On doit opérer avec *sûreté*, c'est-à-dire, que le chirurgien instruit par les connaissances anatomiques et pathologiques, et exercé par l'habitude, doit régler avec dextérité et assurance, l'action de ses instrumens.

3°. *Jucundè* ou agréablement.
Explication.

Enfin, il faut opérer *agréablement*, c'est-à-dire, que le chirurgien doit encourager le malade, lui cacher en partie les douleurs de l'opération, les lui faire oublier, en occupant son esprit pendant qu'il agit, et les lui épargner autant qu'il est possible, en suivant la première règle (*citò*).

Application du premier appareil.

Après l'opération, on applique méthodiquement les pièces du pansement. On met le malade dans la position la plus commode. On lui administre tous les soins propres à diminuer l'éréthisme général, qui suit ordinaire-

---

(1) De la Faye, *ouv. cité.*

ment la douleur, causée par l'opération. On place la partie opérée dans une situation élevée qui favorise la circulation ; on la couvre de linges chauds ou de sachets de sable échauffé, pour en entretenir la chaleur, surtout pendant l'hiver.

On soumet le malade à une diète d'autant plus rigoureuse, que l'opération a été plus grave. On prescrit la saignée, les bains et des calmans ou des toniques, suivant les cas. *Prescription du régime. Et des remèdes convenables.*

Enfin, on rassure le malade sur les suites de l'opération, par un pronostic favorable qui ranime son espérance ; mais on fonde spécialement le succès, sur la docilité qu'il apportera pour ne faire que ce qui lui est ordonné, et sur l'exactitude qu'il mettra pour exécuter tout ce qui lui sera prescrit. *Du pronostic.*

Des petites Opérations de la Chirurgie.

Sous ce titre nous comprendrons 1°. les différens modes d'application des topiques dont il a été parlé en traitant des formes variées que l'on donne aux médicamens externes (*voyez* page 267 et suiv.); 2°. les opérations proprement dites. *Deux classes de petites opérations. 1°. Les modes d'application des topiques. 2°. Les opérations proprement dites.*

Pour ne point trop multiplier les divisions et subdivisions, si embarrassantes dans tout ouvrage élémentaire, on pourrait ranger toutes les opérations, proprement dites, de la chirurgie ministrante, sous les quatre chefs généraux admis par les anciens : ainsi, la plupart des pansemens, les bandages et les sutures se rattacheraient à la synthèse ; les incisions en général, les différentes espèces de saignées, les inoculations, les exutoires et la cautérisation à la diérèse ; l'extraction des corps étrangers venus du dehors, l'extirpation des dents et de quelques tumeurs cutanées à l'exérèse ; enfin, l'application des bandages mécaniques ou de plusieurs corps propres à suppléer des parties qui manquent, ou à corriger celles qui sont difformes à la prothèse.

Tel était le plan que nous nous proposions de suivre ; mais les détails dans lesquels il faudrait entrer, et le défaut d'espace surtout, nous ont forcé à nous restreindre, et à ne décrire que celles des petites opérations que l'on pratique le plus fréquemment. D'ailleurs, l'examen de plusieurs d'entre elles se trouvera mieux placé à la suite des maladies auxquelles elles conviennent, pour que nous n'ayons pas besoin de les traiter dans un article à part.

Des Pansemens.

Le *pansément* est l'application méthodique Définition.
d'un appareil ou de quelque topique, sur une
partie malade.

Les pièces dont les appareils se composent Pièces qui
sont : la charpie, les compresses, les bandes, composent les appareils
les emplâtres, les fils cirés ou non cirés, les can- à pansement.
nules, les attelles, les draps, etc. etc.

La *charpie* se fait ou en effilant le linge qu'on De la char-
a d'abord coupé par petits morceaux, ou en le pie.
ratissant avec la lame d'un couteau : dans le
premier cas, on obtient la charpie *brute*, dans Brute et
le second la charpie *rapée*. rapée.

Avec la charpie brute, on fait des plumaceaux, des bourdonnets, des tentes, des mé-
ches, des tampons et des pelotes.

Les *plumaceaux* sont des gâteaux de charpie Des plu-
dont les brins, rangés les uns à côté des autres, maceaux.
sont repliés à leurs extrémités et applatis entre
la paume des mains. On en fait de ronds, Forme.
d'ovales, de grands, de moyens ou de petits.
Ils ne doivent pas être trop épais, parce qu'ils
chargeraient la partie ; ni trop minces, parce
qu'ils ne s'impregneraient point d'une assez
grande quantité des fluides qui s'écoulent de Et usages.
la partie malade, ou parce qu'on ne pourrait
pas les recouvrir d'une dose suffisante de matières médicamenteuses.

Des bourdonnets. Forme. Les *bourdonnets* sont des tampons de charpie plus épais que larges, que l'on roule entre les mains, et qu'on lie quelquefois par le milieu.

Et usages. On les enfonce dans une plaie profonde, pour absorber le pus et empêcher le recollement prématuré de ses bords.

Des tentes. Les *tentes* sont des espèces de bourdonnets

Forme. un peu durs, de forme cylindrique ou pyramidale, et liés au milieu avec un fil, pour qu'ils ne se dérangent pas ou pour qu'ils soient plus facilement retirés au pansement suivant. On les fait non-seulement avec de la charpie, mais encore avec de l'éponge préparée, de la ra-

Et usages. cine de gentiane, etc. Elles sont en usage dans les maladies de l'anus, et partout où il faut agrandir une ouverture ou un canal, et prévenir leur rétrécissement.

De la mèche. La *mèche* est faite de plusieurs brins de

Forme. charpie, de coton ou de soie écrue, d'une certaine longueur et unis ensemble. On l'emploie à déterger les sinus, soit en l'y faisant passer à l'aide d'une aiguille, soit en l'y

Et usages. laissant séjourner, après qu'elle a été imbue de quelque médicament.

Du tampon. Les *tampons* sont de petites masses de char-

Forme et usages. pies, roulées entre les mains, que l'on porte au fond d'un ulcère pour en absterger le pus, ou au fond d'une plaie pour compri-

mer les vaisseaux et arrêter une hémorrhagie.

La *pelotte* est un gros tampon de charpie
grossière ou de petits morceaux de linge
fin, entouré d'un morceau de linge rond ou
quarré, dont les bords sont repliés et réunis
ensemble. On emploie la pelotte pour contenir les hernies ou comprimer un gros vaisseau à travers la peau.

Les *compresses* sont des pièces de linge simples ou pliées en plusieurs doubles.

Elles sont *quarrées* ou *longuettes*. Les compresses quarrées, dont on a fendu les quatre
angles, sont appelées *croix de Malte*. Celles dont
on n'a fendu que les deux angles parallèles,
sont des demi-croix de Malte. Les compresses
longuettes sont plus longues que larges ; lorsqu'elles sont fendues aux deux bouts, on les
nomme *frondes*, et compresses *fendues*, lorsqu'il n'y a qu'un des bouts de coupé.

Les divisions que l'on fait aux bords ou
aux angles des compresses, sont pour faciliter
leur application et pour prévenir les godets.

On appelle compresses *graduées*, celles qui
sont pliées en plusieurs doubles de largeur
toujours décroissante : on les place les unes
au-dessus des autres, de manière à figurer une
pyramide ; quelquefois on ne les gradue que

d'un côté. Leur usage est de comprimer fortement les parties sur lesquelles on les applique.

Usages. Les compresses servent, en général, à remplir les vides, afin que la compression exercée par les bandes soit ferme et égale ; elles
défendent la partie des injures de l'air, et y
maintiennent les remèdes dont on la recouvre.

Des bandes distinguées des bandages. Les *bandes* doivent être distinguées des bandages. La bande est un morceau de linge étroit
et plus ou moins long, qui sert à entourer
une partie. Le mot *bandage* se prend tantôt
pour les circonvolutions d'une ou de plusieurs
bandes, dont une partie est recouverte, et
tantôt pour un instrument mécanique, qui
ceint une partie; tels sont, par exemple, tous
les bandages herniaires.

Confection des bandes. Leurs dimensions. Les bandes doivent être coupées à droit fil,
et surfilées aux bords. Leur longueur varie
d'une aune à sept ou huit, et leur largeur d'un
demi pouce à trois ou quatre. Elles sont continues dans toute leur étendue, ou bien divisées en plusieurs bandelettes à leurs extrémités.

Comment on roule les bandes. Pour rouler une bande, on commence par
replier sur elle-même, et dans une certaine
étendue, une de ses extrémités ou chefs; puis
on se sert de cette portion repliée comme d'un
rouleau, que l'on saisit entre le pouce et le

doigt *index* de la main droite, et que l'on fait tourner sur son axe, pendant qu'avec les premiers doigts de l'autre main, on dirige la bande qui doit entourer le globe commencé.

Les bandes doivent être roulées également, et serrées suffisamment : une bande trop lâche échappe des mains, et s'applique avec beaucoup de peine.

Une bande *roulée* sans interruption d'un chef à l'autre, est dite bande roulée à *un seul globe*; lorsqu'on roule simultanément les deux extrémités dans le même sens, jusqu'à ce qu'elles se rencontrent, c'est la bande roulée à *deux globes*; ceux-ci sont égaux ou inégaux en volume; l'endroit où ils se joignent s'appelle le *plein* où le *centre* de la bande.

Les *bandelettes* sont de longs et étroits morceaux de linge fin; lorsqu'on les effile des deux côtés, elles forment des *sétons* et même des mèches. L'usage des sétons est d'exciter la suppuration dans une plaie et de faciliter l'écoulement du pus amassé dans un foyer profond.

Découpées sur un de leurs bords, et enduites de cérat sur une de leurs faces, les bandelettes s'appliquent sur le bord des plaies et des ulcères qui se consolident, afin de prévenir le collement de la charpie et le déchirement de la cicatrice.

[notes marginales] Bandes à un ou à deux globes. — Des chefs. — Et du plein de la bande. — Des bandelettes. — Des sétons. — Usages. — Bandelettes découpées. — Usages.

Qualités que doit avoir le linge. — Le linge employé à la confection des pièces d'appareil qui précèdent, doit être blanc de lessive, ni trop fin, ni trop gros, ni trop neuf, ni trop usé ; les compresses et les bandes doivent aussi, autant qu'il est possible, être sans couture ni lisière, afin d'éviter la compression douloureuse des parties malades.

Des bandages. — Les *bandages* qui résultent de l'application des bandes, sont simples ou composés.

Le simple est — On divise le bandage *simple* en égal et inégal.

Egal. — Le bandage *égal* se fait en apposant les tours ou *jets* de la bande circulairement les uns sur les autres.

Ou inégal ; celui-ci est appelé — Le bandage *inégal* est celui dans lequel les jets ne se recouvrent qu'en partie. Lorsque chaque tour n'est découvert que d'un tiers,

Doloire. — c'est le *doloire ;* si les bords se touchent en-

Mousse. — core un peu, c'est le *mousse ;* si les jets sont

Rampant. — écartés et obliques, c'est le *rampant ;* s'ils sont

Ou renversé. — renversés sur eux-mêmes, c'est le *renversé.*

Des bandages composés. — Par ces différentes manières de disposer les tours de bande, on forme des bandages *composés*, qui ont reçu des noms relatifs à

Ceux-ci sont appelés spica, 8 de chiffre, etc. — leur figure et aux parties sur lesquelles on les applique ; tels sont : le *spica*, le 8 *de chiffre*, le *monocle*, l'*œil double*, la *capeline*, le *chevestre simple*, le *chevestre double*, etc.

Autres ban- — On donne encore le nom de *bandage com-*

posé à celui qui est construit avec plusieurs pièces de linge, et qui prend différentes formes. Tels sont le T, le triangulaire, le quarré, le sus-pensoire, le bandage à 18 chefs, etc.

Eu égard à leurs usages, les bandages sont *unissans*, *divisifs*, *expulsifs*, *contentifs*, etc.

L'art de bien appliquer les bandages con-siste moins à dessiner scrupuleusement, avec les tours de bande, telle ou telle figure, qu'à bien prendre ses points d'appui, et à couvrir également et uniformément les parties sur les-quelles on les applique.

Les *emplâtres* à l'état de sparadrap sont né-cessaires dans plusieurs pansemens. Tantôt on les emploie en bandelettes de figures diverses, pour réunir des parties divisées. D'autres fois on les applique largement sur des tumeurs in-dolentes, pour exciter leur ramollissement, procurer leur résolution, ou accélérer leur suppuration. On divise les angles des piè-ces de sparadrap, et on les fait chauffer, afin qu'ils s'appliquent mieux sur les tu-meurs et qu'ils se collent plus facilement sur la peau.

Les *attelles* sont des morceaux de bois ou de carton de grosseur, de longueur et de forme différentes, selon les cas. Elles sont sim-ples, ou bien elles présentent des *tenons*, des *mortaises*, des *genoux*, des *échancrures* sur leurs bords ou à leurs extrémités. Elles sont en usage dans le traitement des fractures, du diastasis, et dans le pansement des plaies, dont la cicatrice tend à altérer la direction naturelle des parties.

Des autres pièces nécessaires au pansement. On se procure encore des liens de fil, des lacs tissus de laine, de coton ou de soie, du fil ciré, des épingles, des aiguilles à coudre et des aiguilles courbes pour la ligature des artères, une éponge et une seringue à injection.

On place dans une boîte large, peu profonde, et découverte, connue dans les hôpitaux sous le nom d'*appareil*, toutes les choses dont il vient d'être question. On y met aussi les instrumens usuels des pansemens, tels que les pinces à anneaux, les pinces à disséquer, des ciseaux droits et courbes, une spatule mince sur ses bords, une sonde cannelée, un stylet boutonné, des bistouris et un rasoir, un porte-pierre garni de nitrate d'argent fondu ou pierre infernale.

Instrumens usuels des pansemens.

Composition de la trousse du chirurgien. Si on ajoute à ces instrumens une sonde de femme, quelques lancettes, des aiguilles à coudre et des aiguilles courbes, des fils cirés et quelques morceaux de taffetas d'Angleterre ou de sparadrap de diachylon, on aura les différens instrumens qui doivent entrer dans la trousse du chirurgien.

On a soin d'avoir du feu dans un rechaud, soit pour ramollir les matières emplastiques, soit pour faire chauffer les pièces dont on doit faire usage. Il faut également se procurer de l'eau tiède, et de plus, des bassins, soit pour contenir les liquides nécessaires au pansement, soit pour recevoir les linges que l'on enlève et les matières qui s'écoulent de la partie.

Avant de procéder au pansement, on met le malade et la partie blessée dans une position commode; on place les aides, et on leur assigne ce qu'ils ont à faire. *Situation du malade et des aides.*

Si, maintenant, nous supposons une plaie simple dont il faille lever l'appareil, nous dirons, avec tous les praticiens, qu'il faut panser *doucement*, afin de ne donner à la partie aucune secousse qui pourrait exciter de la douleur; *mollement*, en n'introduisant rien de dur et d'irritant dans la plaie; *promptement*, afin que la surface malade ne soit point trop long-temps exposée au contact de l'air, ce qui pourrait avoir des suites fâcheuses; et nous ajouterons *proprement*, afin qu'il ne reste rien de malpropre dans la partie, qui puisse, en altérant, causer de l'irritation, et retarder la marche de la maladie. *Règles à observer en faisant les pansemens. Doucement. Mollement. Promptement. Proprement.*

Application des règles précédentes.

Toutes les choses étant convenues ainsi qu'il vient d'être dit, on lève successivement les bandes, les compresses et la charpie; on les humecte lorsque le sang ou le pus les ont collés; on saisit avec les doigts ou les pinces à anneaux la charpie que l'on ne peut entraîner,, après l'avoir humectée avec de l'eau tiède ou d'autre liqueur; puis on enlève, à l'aide de la spatule ou d'un linge fin, les matières qui adhèrent aux bords de la plaie; on nettoie le fond avec des boulettes de charpie, que l'on y porte doucement et à plusieurs reprises. On fait les lotions ou les injections nécessaires, et on applique de suite les topiques et un appareil convenable.

Les compresses et les bandes dont on se servira, seront plus ou moins épaisses, selon la forme de la partie, la nature des médicamens employés et la température de l'air. Leurs dimensions, ainsi que celles des bandes, varieront aussi, eu égard au volume de la partie malade.

Du degré de constriction qu'il faut donner à l'appareil.

Lorsque l'appareil est purement contentif des remèdes, il n'est pas nécessaire de le serrer beaucoup; si, au contraire, il doit agir en comprimant, et même si la partie n'est point en repos, il faut lui donner un certain degré de constriction, afin qu'il ne se dérange pas.

Intervalles.

L'intervalle qu'il faut mettre d'un pansement à l'autre, est relatif à l'espèce de mala-ladie et à ses temps, aux accidens qui se ma-nifestent, à la nature des topiques employés et à l'état de l'atmosphère.

Il est de règle de ne lever le premier appa-reil d'une plaie simple ou celui qu'a nécessité certaines opérations par diérèse, telles que les amputations, l'extirpation d'une tumeur, etc. que vers le deuxième jour; ce temps est néces-saire pour que l'irritation locale s'affaiblisse.

La manifestation de quelque accident, telles que la douleur, l'inflammation, l'hémorrha-gie, la gangrène, etc. dans différentes affec-tions chirurgicales, nécessite de lever l'appa-reil plutôt, et de répéter les pansemens plus souvent qu'on ne l'aurait fait sans ces circon-stances fâcheuses.

On met un intervalle assez long dans les pansemens des luxations, des fractures, des hernies, et même des plaies et des ulcères qui se cicatrisent, afin de ne point troubler la na-ture dans la marche qu'elle suit pour procurer la guérison de ces maladies.

Le temps de suppuration d'une plaie, l'abon-dance du pus que fournit un abcès ouvert ou un ulcère, et l'odeur putride que ce fluide ré-pand dans les temps chauds; l'emploi des médi-camens liquides qui se dissipent promptement, tels que les alkooliques, les aromatiques et les narcotiques ; ceux qui s'altèrent facilement, tels que le lait, les huiles et les graisses ; enfin ceux qui ont un degré d'action relatif à la durée de leur contact, tels que les caustiques. Telles sont les différentes circonstances qui exigent que les pansemens soient plus rapprochés.

Difficulté de tracer des règles générales à ce sujet.

Les règles générales qui précèdent sont loin de comprendre toutes les particularités des pansemens. De la Faye, après les avoir traitées beaucoup plus longuement, termine ainsi : « Toutes ces considérations font voir qu'on ne peut point prescrire, par rapport à chaque espèce de maladie, la longueur des intervalles qu'il faut mettre entre les pansemens. Ce qu'on peut dire, en général, à ce sujet, c'est que le chirurgien n'étant que le ministre et l'aide de la nature, doit lui prêter son secours toutes les fois qu'elle en a besoin, et prendre garde de la déranger dans ses opérations par un zèle inconsidéré » (1).

De la Saignée en général.

La *saignée* est l'opération qui consiste à ouvrir les vaisseaux pour en évacuer du sang.

Il y a trois

Pratiquée aux artères, elle prend le nom

---

(1) *Ouv. cité.*

d'*artériotomie*; aux veines, celui de *phléboto-* mie; aux vaisseaux capillaires, celui de *saignée capillaire.* espèces de saignées.

Les moyens avec lesquels cette opération se pratique, sont : le *bistouri*, dans l'artério-tomie ; la *lancette*, dans la phlébotomie ; les *sangsues* et la *lancette*, soit seules, soit aidées des *ventouses*, dans la saignée capillaire. Trois sor-tes d'instru-mens.

La saignée se fait dans un temps de néces-sité, comme dans les maladies aiguës, et lors-que l'indication est pressante ; ou dans un temps d'élection, comme pour les saignées d'ha-bitude ou de précaution, que l'on pratique ordinairement au printemps. Elle se pratique dans un temps de nécessité. Ou d'élec-tion.

La présence des alimens dans l'estomac, une évacuation périodique dont l'humeur flue actuellement, le frisson de la fièvre, et une foule d'autres circonstances, peuvent devenir une contre-indication de la saignée. Contre-in-dications.

On fait cette opération pour remplir diffé-rentes indications : c'est, 1°. de diminuer la masse du sang. On l'appelle alors *évacuative*; 2°. de soulager un organe dans lequel l'exal-tation vitale a déterminé la plénitude des vais-seaux sanguins; dans ce cas, elle est *révulsive*, lorsqu'on la fait loin de l'endroit affecté, et *dé-rivative*, lorsqu'on la pratique très près de cet endroit; 3°. de déterminer une sorte de fluxion D'après les indica-tions de cette opéra-tion, on la distingue : En éva-cuative. Révulsive. Dérivative.

dans quelque organe voisin du lieu où on la fait. On pourrait l'appeler, dans ce cas, saignée *attractive* ; 4°. de diminuer la consistance du sang. Celle-ci a reçu le nom de *spoliative*. On obtient ce dernier effet en faisant à la veine une large ouverture, et en répétant fréquemment l'opération ; alors, la partie rouge ou cruorique, qui se répare lentement, cesse de prédominer sur la partie blanche ou séreuse, que la lymphe remplace promptement.

La quantité de sang que l'on tire ordinairement à un adulte, est de deux ou trois palettes. La *palette* est un petit vaisseau qui en contient trois onces environ.

Les effets immédiats de la saignée sont la diminution de la masse du sang et de la chaleur, le ralentissement du pouls et quelquefois la syncope. Celle-ci arrive chez les individus faibles ou méticuleux.

L'inspection de ce fluide, quelques momens après sa sortie des vaisseaux, ne peut servir à tirer des inductions certaines sur le caractère de la maladie et sur l'état de la constitution de l'individu ; en effet, le diamètre de l'ouverture par laquelle le sang s'échappe, la forme du vase qui le reçoit, l'état de l'atmosphère, etc. sont autant de causes qui peuvent faire varier la couleur, la consistance et la proportion du cruor et de la sérosité. (*Voyez* l'Analyse du sang, p. 70.)

La nature et le siége de la maladie, l'âge, le tempérament, la constitution du sujet, etc. sont autant de circonstances qui décident dans le choix du vaisseaux qu'il convient d'ouvrir, dans la quantité de sang qu'il faut évacuer, et dans les remèdes qu'il convient d'administrer avant ou après cette opération.

De l'Artériotomie.

Cette saignée ne se pratique qu'à la branche frontale de l'artère temporale, par la raison que cette artère est superficielle et peu éloignée des os qui servent de point d'appui, soit pour en faire la section, soit pour la comprimer et mettre à l'abri d'une hémorrhagie. *Pourquoi elle ne se pratique qu'à l'artère temporale.*

L'artère temporale provient de la carotide externe ; elle monte au-devant du pavillon de l'oreille pour gagner la fosse temporale, où elle est placée entre la peau et l'aponévrose superficielle du muscle *crotaphyte* (*temporo-maxillaire*) ; sa branche frontale monte derrière l'apophyse orbitaire externe du coronal, pour venir se répandre sur le front. *Origine, trajet et situation de cette artère.*

Un bistouri droit ou convexe, une bande d'une aune et demie, une compresse graduée de six lignes de diamètre à son sommet, et un *Instrumens nécessaires.*

vase pour recevoir le sang, sont les choses dont il convient de se munir pour faire l'artériotomie.

On commence, s'il est nécessaire, par raser les cheveux qui sont au voisinage de la branche artérielle. Le malade est couché ou assis; un aide lui assujétit la tête.

Comment on la fait. Le chirurgien marque avec l'ongle le lieu où il veut inciser; il comprime ensuite, avec le pouce, l'artère au-dessous du lieu marqué, puis il la coupe en travers en faisant une incision de trois à quatre lignes de longueur; le sang sort en arcade et par jets avec sa couleur vermeille.

Application de l'appareil compressif. Lorsqu'on a obtenu de ce liquide la quantité que l'on desire, on l'arrête, en appliquant le pouce au-dessous de la petite plaie; on place sur celle-ci la compresse graduée que l'on fixe au moyen du bandage circulaire de la tête; pour plus de solidité, on attache, avec des épingles, les tours de bande au bonnet du malade. On ferait usage du bandage dit *nœud d'emballeur*, dans le cas où le malade serait indocile ou très agité.

Effets de cette saignée. Dans quels cas on y a recours. Les effets de cette saignée ne sont point encore bien connus, aussi y a-t-on rarement recours. Elle a été recommandée dans la céphalalgie opiniâtre, la commotion cérébrale, la phrénésie, l'ophtalmie très aiguë, l'otalgie violente, etc. et surtout lorsque la saignée de la jugulaire est difficile ou impossible.

De la Phlébotomie.

La phlébotomie se pratique aux veines sous-cutanées du col, de l'avant-bras et de la jambe. On ouvre quelquefois celles de la main et du pied. Les anciens saignaient encore aux veines principales de la tête. *Des veines où elle se pratique.*

Les instrumens nécessaires pour la phlébotomie sont la ligature, la lancette ou le phlébotôme. *Instru-mens néces-saires.*

La *ligature* est une bande de drap rouge, longue d'une aune, large d'un pouce pour les adultes, de six lignes pour les enfans. On peut, au besoin, employer un ruban, tissu de laine ou de soie, très serré, ou même une bande ordinaire. *La liga-ture.*

La *lancette* est un instrument composé de deux parties, la châsse et la lame. La première est formée de deux petites lames d'é-cailles ou d'autres matières, mobiles sur la lame qu'elles sont destinées à conserver. La seconde est en acier bien poli ; on y distingue trois parties, qui sont le talon ou la base, le corps ou le milieu, et la pointe. Ces deux der-nières sont tranchantes sur les côtés. *La lan-cette. Sa châsse.* *Et sa lame.*

Il y a trois espèces de lancettes. La pre- *Des trois*

mière est appelée à *grain d'orge*. Sa lame est large jusque vers la pointe. Elle convient aux commençans et pour les veines grosses et superficielles; la deuxième, dite à *grain d'avoine*, diffère de l'autre en ce que sa pointe est très alongée. La troisième, à *langue de serpent*, offre une pointe encore plus aiguë. Les deux dernières sont bonnes pour les veines profondes, ou lorsqu'on ne veut faire qu'une très petite ouverture.

Le *phlébotome* est un petit instrument mécanique en usage en Allemagne, en Suisse et en Russie. On l'approche à une certaine distance de la veine, et on presse un ressort qui fait sortir brusquement une lame de lancette qu'il renferme. (*Voyez* la note de la page 294.)

De la Saignée du bras.

Les veines que l'on saigne au pli du bras, sont au nombre de cinq; savoir : la céphalique, la basilique, les deux médianes, et la cubitale antérieure ou externe.

La *céphalique* naît de la veine axillaire; elle descend le long du bord externe du biceps jusqu'à la partie supérieure et externe du pli du bras.

La *basilique*, plus grosse, semble être la

continuation de l'axillaire; elle longe la partie interne du bras jusqu'auprès de la tubérosité interne de l'humérus.

Les deux *médianes* sont placées obliquement dans le pli du bras : l'une provient de la céphalique ; elle est placée au côté interne du tendon du muscle biceps ; l'autre de la basilique ; elle passe au-devant de l'artère brachiale pour venir s'anastomoser avec la première.

Les médianes céphalique et basilique.

La *cubitale* antérieure est un rameau de la basilique qui se trouve au-devant du condyle interne de l'humérus. Elle communique avec la cubitale postérieure, qui côtoie le bord interne de l'avant-bras, pour se continuer sur le dos de la main, sous le nom de *salvatelle*.

La cubitale antérieure.

Ces quatre veines s'étendent en se ramifiant sur l'avant-bras, le poignet et le dos de la main. On peut les ouvrir en quelqu'un de ces endroits lorsqu'elles ne sont point apparentes au pli du bras.

Trajet et distribution de ces veines.

On se procure un vase pour recevoir le sang, de l'eau tiède, une éponge, du vinaigre, deux petites compresses quarrées, d'inégale largeur et pliées en plusieurs doubles, une bande roulée, longue d'une aune et demie, et large de deux pouces, une serviette et un drap.

Des choses nécessaires avant l'opération.

Le malade étant couché, et placé sur son séant,

ou bien assis sur un siége d'une hauteur convenable, on s'assure de la situation de l'artère brachiale et du tendon du biceps, par rapport aux veines. On place ensuite la ligature à deux ou trois travers de doigts du lieu que l'on veut piquer, en faisant deux tours, que l'on serre par degrés, jusqu'à ce que les veines se gonflent; on l'arrête par un nœud à rosette simple.

Manière
d'opérer. On fait fléchir l'avant-bras sur le bras, pendant que l'on ouvre la lancette, dont la lame formera un angle aigu avec la châsse. Cet instrument est mis à la bouche, son talon étant dirigé du côté de la main qui doit opérer. On fait ensuite étendre l'avant-bras, et l'on exerce sur sa face antérieure quelques frictions de bas en haut, afin de faire gonfler les veines. On retient la colonne de sang avec le pouce de l'autre main, que l'on pose fermement sur celle des veines qui paraît la plus sensible à la vue ou au tact; de la même main on empoigne la partie postérieure de l'avant-bras dont on tend la peau en la tirant en arrière. La lancette est prise entre le pouce et l'indicateur, la châsse dirigée en haut et appuyée contre ce dernier doigt; les trois autres doigts, arc-boutés par leurs extrémités sur l'avant-bras du malade, servent de point d'appui à la main de l'opérateur, qui enfoncera obliquement la lancette dans la veine, puis relevera la main pour la retirer perpendiculairement, de manière à agrandir l'ouverture avec le tranchant antérieur de la pointe (1).

Le sentiment d'une résistance vaincue, et la sortie de quelques gouttes de sang, font connaître que la veine est ouverte.

Quelques chirurgiens ont l'habitude d'appliquer aussitôt sur l'ouverture, le pouce qui fixait la veine; ce qui permet de poser la lancette et de prendre le vase, de la main de l'aide, pour le présenter directement au jet de sang. Cette précaution pourrait être négligée, si on avait eu soin de couvrir le lit avec un drap plié en plusieurs doubles, et de garnir la poitrine du malade avec une serviette. *Procédé accessoire.*

Pendant que le sang s'écoule, on soutient le bras; on recommande au malade de tourner le lancetier dans la main; la contraction des muscles fait passer le sang des veines profondes dans les veines sous-cutanées, ce qui accélère la sortie du liquide. *Comment on favorise et on excite la sortie du sang.*

Quand la quantité de sang desirée est évacuée, on ôte la ligature, que l'on relève sur le bras; les tégumens sont tirés en dehors, afin *De quelle manière on étanche le sang.*

____

(1) Callisen, *Systema chirurgiæ hodiernæ*, etc. tom. prim. p. 73.

de détruire le parallélisme de leur ouverture et de celle de la veine; on nettoie avec une éponge humide, les tâches que le sang a faites sur le bras; puis l'on essuie la plaie, sur laquelle on pose d'abord la petite compresse, ensuite celle qui est plus large; le tout est maintenu avec la bande, que l'on applique en 8 de chiffre, ayant l'attention de laisser pendre, du côté externe, un jet de quatre à cinq pouces, que les croisés doivent laisser libre. On termine par des circulaires en haut et en bas, et l'on noue en dehors les deux chefs de la bande.

Application de l'appareil.

Il faut alors ramener la chemise du blessé sur le petit appareil, recommander au malade de laisser le membre dans le repos et de le tenir demi-fléchi, la main tournée du coté de la poitrine, pendant 24 ou 36 heures.

Situation et immobilité du membre après l'opération.

La saignée du bras présente quelquefois des difficultés : si les vaisseaux ne sont point apparens, on serre davantage la ligature ; on plonge la main et l'avant-bras dans l'eau chaude; on répète les frictions sur celui-ci. Lorsque ces moyens ne réussissent pas, il vaut mieux saigner au poignet ou à la main, que de se laisser guider par les cicatrices de saignées antérieures.

Difficultés que présente cette opération :

1°. Quand les vaisseaux ne sont point apparens.

D'autres fois, l'artère brachiale ou le tendon du biceps, est presque collé à la veine;

2°. Quand l'artère brachiale et le

il faut, dans le premier cas, éviter de piquer dans le lieu où l'on sent les pulsations, à moins que la veine ne soit très grosse; et, dans le second cas, on fait mettre l'avant-bras en pronation; dès-lors le tendon s'éloigne et s'enfonce dans le pli du bras.

tendon du biceps sont collés aux veines.

Enfin, il arrive, chez certains sujets, que les veines sont roulantes sous la peau; dans ce cas, au lieu de les piquer obliquement, comme on a coutume de le faire, il est plus sûr de plonger perpendiculairement la lancette, ou, ce qui conviendrait encore mieux, d'ouvrir les vaisseaux exactement selon leur longueur.

3°. Quand les vaisseaux sont roulans.

De la Saignée de la Jambe, vulgairement Saignée du Pied ou Saphène.

Les veines que l'on ouvre à la jambe sont les saphènes externe et interne.

Des veines saphènes.

La *saphène interne* ou *grande saphène*, naît dans le pli de l'aine de la veine crurale, suit le côté interne de la cuisse et de la jambe, passe au devant de la malléole interne, et se divise sur le dos du pied.

Interne ou grande saphène.

La *saphène externe* ou *petite saphène*, sort de la veine poplitée dans le creux du jarret, descend au côté exerne de la jambe, au-devant de la malléole externe et sur le dos du pied.

Externe ou petite saphène.

<table>
<tr><td>Endroits
où elles peu-
vent être ou-
vertes.</td><td>Ces deux veines ne sont recouvertes que par la peau ; elles sont très apparentes au bas de la jambe, à un pouce des malléoles ; c'est ordinairement en cet endroit qu'on les ouvre.</td></tr>
<tr><td>Des choses
nécessaires
avant l'opé-
ration.</td><td>Pour la saignée du pied, on a besoin d'un seau qui contiendra assez d'eau chaude pour que la jambe entière, ou au moins ses deux tiers y soient plongés, d'un drap plié en six ou huit doubles, d'une compresse et d'une bande roulée.</td></tr>
<tr><td>Situation
du malade.</td><td>On place le malade sur le bord de son lit, ou sur un siége bas, à dossier.</td></tr>
<tr><td>Immer-
sion des
jambes dans
l'eau
Applica-
tion de la li-
gature.</td><td>On lui fait mettre les jambes dans l'eau, pour faire gonfler les veines. Le chirurgien s'assied vis-à-vis du malade, prend un des pieds, qu'il pose sur son genou, préablement couvert du drap, fait la ligature avec une bande ordinaire, qu'il applique au-dessous du mollet. On pourrait se servir de la ligature de drap, lorsque l'on juge plus convenable de comprimer les veines saphènes au-dessous du genou. Il remet la jambe dans l'eau, pour donner le temps aux veines de se remplir. Quelques mi-</td></tr>
<tr><td>Opéra-
tion.</td><td>nutes après, il la retire de l'eau, et fixe la plante du pied sur son genou. Quelques frictions exercées de bas en haut, ramènent le sang dans les veines, où il est retenu par le pouce de l'une des mains, qui doit embrasser</td></tr>
</table>

le bas de la jambe. Il reconnaît la veine, qu'il
ouvre de la même manière qu'il a été dit pour
la saignée du bras. La jambe est aussitôt re-
mise dans l'eau, et après avoir laissé sortir
la quantité de sang exigée par l'indication,
ce qui se juge à la couleur de l'eau, au volume du jet, et au temps qui s'est écoulé, il
desserre la ligature, essuie le pied et la jambe,
place la compresse, et fait le bandage appelé
étrier.

Voici comment se fait l'*étrier* : on laisse *Du bandage appelé*
pendre en dehors et sous le talon, un jet de *étrier.*
bande de six pouces ; on vient faire quelques
doloires, ouverts en haut, sur la compresse ;
puis on passe derrière le talon, sous la plante
du pied, pour revenir faire des croisés en 8 de
chiffre, qui embrassent la jambe et le pied ;
on termine en nouant en dehors les deux chefs
de la bande.

On saigne sur le dos du pied, quand on ne *Cas dans
lesquels il*
peut point appercevoir les veines de la jambe, *faut saigner*
ou quand quelque altération locale s'y oppose. *sur le dos du
pied.*

La saphène est usitée comme révulsive dans *Maladies
dans les-
quelles la*
les maladies douloureuses ou inflammatoires *saphène est*
de la tête ; comme dérivative dans les in- *usitée.*
flammations de l'abdomen ; comme attractive
dans la suppression des flux menstruel et hémorroïdal.

De la Saignée du Col ou de la Jugulaire.

Des veines jugulaires. Les veines du col que l'on peut ouvrir, sont les deux *jugulaires* externes, une de chaque côté. Nées des veines sous - clavières, elles montent presque verticalement sous la peau et le muscle peaucier (*thoraco-facial*), dont elles croisent à angle aigu la direction des fibres charnues. Elles reçoivent le sang des parties extérieures de la face, et le déposent dans les jugulaires internes.

Manière de comprimer ou de faire la ligature. On comprime la veine au-dessus de la clavicule, au moyen d'une compresse graduée, sur laquelle on presse fortement avec le pouce, ou bien on fixe celle-ci à l'aide d'une bande, qui, passant au-devant et derrière la poitrine, prend son point d'appui sous l'aisselle, du côté opposé.

Procédé opératoire. L'opérateur place le pouce d'une main sur la compresse, et l'indicateur sur la veine qu'il assujétit ; l'autre main, armée de la lancette, fait la saignée dans l'intervalle des deux doigts, en incisant obliquement en haut et en dehors, afin de couper en travers les fibres du peaucier, qui, par leur rétraction, laissent béante l'ouverture faite à la peau.

Comment on accélère Le sang sort plus vîte, si le malade meut ses mâchoires comme s'il voulait mâcher quelque

chose. Lorsqu'il coule le long de la peau, on la sortie du
le reçoit avec une carte courbée en gouttière, sang.
que l'on place au-dessous de la saignée.

On arrête le sang et on ferme la petite plaie Appareil
avec une bandelette de taffetas d'Angleterre, et bandage.
une compresse et un bandage circulaire qu'il
faut tenir un peu lâche.

Cette saignée convient dans les fortes con- Maladies
gestions sanguines de la tête ou de la face, qui exigent
telles que l'apoplexie foudroyante, la phréné- cette saig-
sie, l'ophtalmie et l'esquinancie intenses, etc. née.

Accidens de la Phlébotomie.

Les accidens qui peuvent arriver dans la Les acci-
saignée, sont la syncope, le trumbus, l'ec- dens de la
chymose, la douleur, l'inflammation et l'ané- phléboto-
vrisme. mie sont :

La *syncope* est moins un accident, qu'un La syn-
effet naturel de l'effusion du sang, chez quel- cope.
ques personnes, ainsi que nous l'avons déjà
fait remarquer. Lorsqu'elle arrive, on arrête Comment
la saignée; on fait coucher le malade hori- on y remé-
zontalement; on lui fait respirer un peu de die.
vinaigre ou d'ammoniaque : on peut encore
la faire cesser en jetant par aspersion quelques
gouttes d'eau sur le visage.

L'*ecchymose* est due à l'obliquité de l'inci- L'ecchy-
sion faite à la veine; ce qui permet à une pe- mose.
Causes.

tite quantité de sang de s'infiltrer sous les tégumens : une constriction très forte de la peau par la ligature, des frictions trop rudes sur l'avant-bras, peuvent encore la produire.

Traitement.

Des compresses trempées dans l'eau salée, l'eau-de-vie camphrée, ou même le temps, suffisent pour la dissiper.

Le trumbus.

Causes.

Le *trumbus* est une petite tumeur dure, formée par l'épanchement du sang au voisinage de la veine ; ses causes sont : le défaut de parallélisme de l'ouverture de la veine et de celle de la peau, la petitesse excessive de celle-ci, un petit globule de graisse qui se présente sur le passage du sang, etc.

Souvent on est obligé de piquer ailleurs, lorsque le trumbus se forme au commencement de l'opération.

Traitement.

Mêmes moyens que pour l'ecchymose.

La douleur, l'inflammation, l'abcès, etc.

La *douleur* permanente, l'*inflammation* de la veine et des parties voisines, l'*abcès*, etc. qui suivent quelquefois la saignée, sont dus

Causes.

à la malpropreté de l'instrument, à la section incomplète d'un filet nerveux, ou à la mauvaise disposition du sujet.

Lésion du tendon et de l'aponévrose du biceps et du périoste.

Le tendon et l'aponévrose du biceps dans la saignée du bras, le périoste dans la saphène, peuvent être atteints par la lancette, lorsque celle-ci a percé la veine de part en part. La lésion de ces organes est rarement suivie d'accidens inflammatoires aussi graves que les anciens le prétendaient, d'après leurs idées sur la nature des tissus fibreux, qu'ils regardaient comme des parties nerveuses.

Au reste, on traite ces accidens par les émol-liens, les anodyns ou les narcotiques ; et la conduite ultérieure que le chirurgien tiendra, sera d'ailleurs subordonnée à l'espèce de ter--minaison de l'affection topique.

La piqûre de l'artère brachiale expose le blessé à des dangers réels. Le sang s'échappe soudainement par secousse et avec toutes les qualités qui le constituent sang artériel ; si l'on fait une compression au-dessus de la saignée, on interrompt sa sortie, tandis que, faite au-dessous, il ne s'élance qu'avec plus de force : cette maladie est appelée *anévrisme faux primitif.*

« Le chirurgien, dit M. le prof. Riche-rand, doit conserver son sang-froid, et dé-rober, s'il est possible, la connaissance du danger, soit au malade, soit aux spectateurs: il laissera sortir le sang jusqu'à défaillance, glissera adroitement une petite pièce de mon-naie dans la compresse, qu'il appliquera im-médiatement sur la plaie, employera deux bandes roulées, afin d'exercer une compression assez forte pour applatir l'artère blessée renouvellera l'appareil toutes les fois que le relâchement des bandes l'exigera, et en continuera l'emploi durant quatre ou cinq semaines, temps nécessaire pour l'oblitération du vaisseau » (1).

Anévrisme faux consécutif.

Lorsque l'on cesse de trop bonne heure la compression, ou même quand l'appareil n'est point assez serré, le sang sort peu à peu par la piqûre de l'artère, et forme un épanchement circonscrit, connu sous le nom d'anévrisme *faux consécutif.* D'autres fois, et ce cas est beaucoup plus rare, l'ouverture correspondante de chacun de ces vaisseaux reste béante, tandis que la plaie extérieure se cicatrise, le sang artériel s'insinue dans la veine, où il continue de passer ; ce qui forme l'anévrisme *variqueux* des auteurs.

Anévrisme variqueux.

Tumeur et fistule lymphatique.

La *tumeur lymphatique* et l'exudation de même nature, dépendent de la division de quelque vaisseau lymphatique.

Traitement.

On fait résoudre la tumeur avec l'eau salée, l'alkool aromatique ou la compression ; s'il reste sur la cicatrice un pertuis fistuleux, qui donne issue à une humeur séreuse, on le touche légèrement avec la pierre infernale.

---

(1) *Nosographie chirurgicale,* 2ᵉ édit. tom. 2, p. 392.

• *De la Saignée capillaire ou Saignée locale.*

On pratique la saignée *capillaire* sur la peau, et sur le commencement des membranes muqueuses.

Quant au choix de la région, il est subordonné : 1°. au temps de la maladie; 2°. à son intensité; 3°. aux effets locaux, sympathiques ou généraux que l'on desire obtenir. •

Les sangsues, la lancette, le scarificateur et les ventouses sont les moyens que l'on met en usage. Ils agissent en déterminant une sorte de fluxion locale, analogue à celle qui s'établit spontanément dans les hémorrhagies par exhalation. C'est d'après la connaissance de cet effet que leur emploi doit être souvent précédé de la saignée générale.

De l'Application des Sangsues.

La *sangsue* médicinale est un ver aquatique, à sang rouge, de couleur brune foncée, ayant sur le dos des lignes longitudinales d'un jaune verdâtre, et sur les côtés deux autres lignes jaunes. Ses deux extrémités sont terminées par un disque charnu, contractile, à l'aide duquel elle se meut en faisant le vide sur les corps où elle est placée.

L'extrémité céphalique porte trois petites

22

dents tranchantes , placées au fond de son disque. A l'aide de ces dents, la sangsue fait à la peau une piqûre triangulaire, et ensuite elle aspire le sang par le mouvement de succion qu'elle fait avec la bouche.

Ce qu'il faut faire avant l'application des sangsues. On tire les sangsues hors de l'eau, au moins une heure avant de les employer, afin de les rendre plus avides de sang.

Procédés. Avant de les poser, on frotte d'abord la partie avec un linge pour la faire rougir ; puis on l'humecte avec du lait ou de l'eau sucrée ; on saisit ensuite chaque sangsue avec un linge, et on la présente à la peau par son ex-*Application avec la main,* trémité buccale. D'autres fois on les met toutes *un verre* dans un verre à liqueur, que l'on renverse sur la partie où elles doivent s'attacher.

ou un tube. Lorsque la surface de la partie est très limitée, comme, par exemple, les paupières, les lèvres, les gencives, etc. et surtout, si l'on craint que les sangsues ne se dérangent et n'aillent blesser les organes voisins, on les pose à l'aide d'un tube de verre ou d'os calibré également, dans lequel on les introduit ; puis avec un piston adapté au tube, on pousse la sangsue doucement, jusqu'à l'extrémité qui est en contact avec la partie. Si l'animal se retourne, on renverse le tube, et on enfonce le piston dans l'autre extrémité.

Les sangsues se détachent d'elles-mêmes lors-qu'elles se sont remplies. Si on veut les faire tomber plutôt, on leur jette sur la tête un peu de sel en poudre, de tabac ou de poivre. On courrait risque, en les arrachant, de déchirer les petites plaies, et de déterminer une inflam-mation suivie de suppuration.

Comment on fait tomber les sangsues.

Pour obtenir une plus grande évacuation de sang, on lave ou l'on baigne, s'il est pos-sible, la partie dans l'eau tiède, on l'expose à la vapeur de l'eau chaude, ou enfin on y ap-plique une ventouse que l'on videra chaque fois qu'elle se sera remplie de sang.

Comment on peut rendre l'évacuation sanguine plus abondante.

Des Ventouses, des Mouchetures et des Scarifications.

On fait précéder les mouchetures et les scari-fications par des frictions sèches sur la peau, ou par l'application des ventouses, afin d'ap-peler le sang dans les vaisseaux capillaires.

Procédés dont on les fait précé-der.

La *ventouse* est une petite cloche de verre dont l'entrée est plus étroite que le fond qui est arrondi. Un verre ordinaire ou tout autre vase analogue pourrait la suppléer.

De la ven-touse.

Avant de l'appliquer, on allume deux bouts de petites bougies, ou bien un peu de papier, de coton ou d'étoupe de chanvre, que l'on fixe sur une carte placée sur la peau ; on recouvre aussitôt ce petit appareil avec la ventouse ; dès-

De quelle manière on l'applique.

lors, la partie rougit et se gonfle par l'afflux des liquides et leur raréfaction, et la ventouse adhère fortement à la peau.

Effets physiques de la ventouse. Ces effets sont dus : 1°. à l'irritation causée par la chaleur; 2°. à la raréfaction de la portion d'air intérieur échappé à la combustion; 3°. à la pression exercée par l'air extérieur sur la surface du vase.

Comment on la lève. Pour lever la ventouse, on déprime avec le bout du doigt la peau qui entoure son bord en dehors; l'air extérieur se précipite, par le petit jour que l'on fait, sous l'instrument qui se détache aussitôt.

Des mouchetures et des scarifications. Lorsque la ventouse est levée, on fait avec la pointe d'une lancette un nombre suffisant de mouchetures, ou bien on scarifie la surface, soit avec le tranchant de cet instrument, soit avec un petit bistouri.

Procédés des chirurgiens allemands. Les Allemands ont des moyens plus expéditifs pour faire cette opération : ils font le vide sur la peau à l'aide d'un instrument *pneumatique* dont le mécanisme est calqué sur celui de la seringue, et les incisions avec le *scarificateur*, autre instrument garni de dix à douze pointes de lancettes.

Des ventouses sèches. Lorsque les ventouses sont appliquées sans faire de mouchetures ou de scarifications, on les appelle *sèches*. C'est ainsi qu'on en fait usage

pour exciter la suppuration dans les abcès froids,
et pour extraire une petite quantité de pus d'un
dépôt par congestion, que l'on craint de vider
en totalité, etc. On les appelle *mouchetées* ou
scarifiées dans le cas contraire; alors on répète
plus ou moins l'application de la ventouse, selon
la quantité de sang qu'il convient d'évacuer.

Mouche-
tées et sca-
rifiées.

On panse la surface mouchetée ou scarifiée
avec une compresse de linge fin, enduite de
cérat frais; par-dessus on met une autre compresse, que l'on soutient avec quelques tours
de bande, peu serrés.

En certains cas, on pratique des mouchetures
dans l'intention d'opérer un dégorgement local,
comme, par exemple, dans l'ophtalmie forte,
appelée *chémosis*, et dans l'inflammation, avec
turgescence sanguine, des gencives, de la langue et du prépuce; on y a quelquefois recours
dans l'anasarque, pour procurer l'écoulement
de la sérosité qui distend la peau et le tissu
cellulaire.

Des mou-
chetures
faites sans
l'emploi des
ventouses.

On fait encore des scarifications dans les
callosités des ulcères et des fistules, afin d'exciter la résolution des matières endurcies; et
dans les tissus mortifiés, afin de donner issue
aux sucs putrides et de faciliter l'action des
médicamens.

Des scari-
fications.

La saignée capillaire agit de deux manières: Modes

d'action de la saignée capillaire.

1°. en modifiant la vitalité des organes ; 2°. en évacuant une certaine quantité de sang.

Cas où elle est dérivative.

Dans le commencement des maladies inflammatoires, et lorsque les symptômes sont modérés, on emploie les sangsues ou les ventouses mouchetées près du lieu affecté : ainsi, on agit sur les parois de la poitrine, dans la pleurésie et la péripneumonie, et sur celles de

Révulsive.

l'abdomen dans la péritonite. Lorsqu'au contraire la maladie est parvenue à son plus haut période et avec une intensité très grande des symptômes, il faut agir sur des parties éloignées du siége du mal ; ainsi on pose les sangsues à l'anus ou aux jambes dans la péritonité

Attractive.

très aiguë. Enfin, lorsqu'il s'agit d'attirer le sang dans les organes voisins, et d'y rétablir une hémorrhagie périodique supprimée, on les applique le plus près possible du lieu malade, comme à la vulve, dans l'aménorrhée ; à l'anus, dans la suppression des hémorroïdes fluentes.

Accidens de la Saignée locale.

Hémorrhagie.

Il est quelquefois très difficile d'arrêter l'écoulement du sang ; on a recours, dans ce cas,

Comment on la réprime.

à des lotions d'eau froide, d'oxicrat ou d'eau alumineuse. On applique sur la partie de l'agaric ou de la charpie saupoudrée d'alun calciné ou de colophane. La compression sera un auxiliaire de ces moyens, suivant l'exigence des cas.

S'il survient un érysipèle, soit parce que l'on a employé des sangsues de mauvaise qualité, soit parce que leur piqûre ou bien les mouchetures ont agi trop vivement chez un sujet mal disposé ; on oppose à cet accident les cataplasmes émolliens et anodyns. Dans le cas où l'inflammation prendrait une intensité inquiétante, on évacuerait du sang par la saignée générale.

Inflamma-
tion érysipé-
lateuse.

Traite-
ment.

Des Exutoires.

Les *exutoires* sont des ulcérations artificielles établies à la peau ou dans le tissu cellulaire souscutané, et dont on entretient la suppuration.

Ce qu'on
entend par
exutoire.

Il y en a de deux sortes : 1°. les vésicatoires qui n'intéressent que la surface libre de la peau ; 2°. les cautères et les sétons, qui affectent toute l'épaisseur de cette partie, et de plus, le tissu cellulaire subjacent.

Il y en a
de deux sor-
tes, eu égard
aux parties
intéressées.

Des Vésicatoires.

Les vésicatoires sont les exutoires les plus fréquemment employés. Les substances qui servent dans cette occasion sont de plusieurs espèces (*voy.* page 275) : elles varient non-seulement par leur nature, mais encore par la promptitude de leur action.

Les vési-
catoires sont
les plus com-
muns.

Substances
vésicantes.

L'eau bouil-lante.

L'eau bouillante est le vésicant le plus actif ; on la met en contact instantanément avec les tégumens au moyen d'un vase dont l'ouverture est plus ou moins large, et que l'on renverse adroitement sur la partie ; on la retire aussitôt, afin d'éviter la formation d'une escharre ; et en faisant attention surtout, qu'elle ne fuse pas sur les parties voisines.

Manière de l'employer.

L'ammoniaque et la teinture de cantharides.

L'ammoniaque pure et la teinture alkoolique de cantharides, s'emploient en frictions faites avec un linge que l'on appose ensuite sur la partie. La première agit en quelques minutes, la seconde au bout de quelques heures.

Manière de les employer.

L'emplâtre vésicatoire.

L'emplâtre vésicatoire dont il a été parlé page 282, ou celui que l'on prépare extemporanément avec le levain de pâte, le vinaigre et les cantharides en poudre, agit plus lentement, mais plus sûrement que les moyens précédens.

La poudre de moutarde et l'écorce de garou.

Quant à la poudre de moutarde et à l'écorce de garou, elles déterminent plutôt l'érosion de l'épiderme qu'une véritable vésication. La moutarde n'est guère en usage que pour irriter et rubéfier la peau ; ainsi on l'applique à la plante des pieds sous forme de sinapisme (*voyez* page 284), dans les fièvres ataxiques, l'assoupissement comateux, etc. Le garou est un moyen succédané des cantharides chez les sujets qui sont prédisposés aux maladies des voies urinaires. Nous parlerons de son emploi à la fin de cet article.

C'est aux cuisses et aux jambes que l'on place le vésicatoire rubéfiant ou *volant*, employé comme excitant diffusif des forces , dans les fièvres adynamiques et ataxiques. Lorsqu'il doit agir comme *attractif*, on le pose sur le siége primitif de la maladie. Doit-il opérer commé *dérivatif*, on choisit la région qui sympathise le plus avec les organes affectés; ainsi dans l'ophtalmie chronique, c'est à la nuque qu'il faut l'appliquer ; dans la névralgie, c'est sur le trajet même du nerf affecté. *Des lieux où l'on pose le vésicatoire volant.*

On préfère le bras pour le vésicatoire que l'on veut faire suppurer long-temps. Tel est celui qui a pour but d'attirer et de fixer un vice ou une humeur vague. *Et le vésicatoire suppurant.*

Avant de poser le vésicatoire, on rase la partié et on la frotte avec un peu de vinaigre , puis on assujétit l'emplâtre avec une compresse et un bandage circulaire. *Comment on l'applique.*

Lorsqu'il est resté le temps convenable , c'est-à-dire 2 ou 3 heures pour le vésicatoire volant, et 12 à 24 heures pour celui que la vésication doit suivre, on le lève doucement, de manière à ne causer que le moins de douleur possible. On perce la vésicule qui s'est formée; *Temps nécessaire pour qu'il agisse.* *Manière de le lever.*

l'épiderme sera respecté, ou bien on l'enlevera aussitôt, suivant le degré d'irritation que l'on aura l'intention de produire.

Premier pansement. Le pansement se fait avec une feuille de poirée amortie ou avec un morceau de linge fin ou de papier brouillard, que l'on recouvre de beurre ou du cérat frais.

Pansemens suivans. Par la suite, si l'on veut maintenir ou rendre plus active la suppuration, on substituera au cérat la pommade épispatique, préparée avec des cantharides en poudre, ou mieux par la digestion de ces insectes entiers, dans de l'axonge que l'on passe a travers un linge, en exprimant. La pommade obtenue par ce procédé n'a point l'inconvénient de porter son action sur les organes urinaires et génitaux (1).

De la fréquence des pansemens. On panse plus ou moins souvent les vésicatoires, ainsi que les autres exutoires, selon l'abondance du pus, l'odeur que celui-ci répand, les accidens qui surviennent, etc.

Contre-indications à l'emploi des cantharides. Chez quelques personnes, les cantharides irritent les reins, la vessie, ou aggravent les maladies de ces organes. Dans ce cas, on établit les vésicatoires avec le garou ou sain-bois. Voici, d'après M. Parmentier, la manière de s'en servir : « On choisit les tiges de la grosseur

---

(1) M. Parmentier, *ouv. cit.* 4ᵉ édit. p. 519.

d'une plume à écrire, ayant l'écorce bien lisse;
on en coupe un morceau d'environ six lignes
de long, on le fait tremper dans l'eau tiède ou
dans du vinaigre, pendant une demi-heure,
afin de ramollir l'écorce; on la fend avec un
canif, on sépare le bois qui est dans l'intérieur
et on le jette comme inutile : on applique la
surface intérieure de l'écorce, ainsi séparée,
sur la partie où l'on veut produire la vésication, après l'avoir frottée avec un peu de vinaigre : au bout de 24 heures elle a fait son
effet. »

Des Cautères (fonticules à pois ***).***

On ouvre les cautères de trois manières : Il y a trois
1°. par irritation; 2°. par incision; 3°. par manières d'ouvrir les
cautérisation. cautères.

Les endroits où on les établit sont : au On les éta-
bras, dans l'enfoncement qui se trouve à la blit Au bras,
partie externe et inférieure du moignon de l'é-
paule, près de l'insertion du deltoïde sur l'humérus ; à la *cuisse*, dans la petite dépression A la cuisse
qui existe à sa partie inférieure et interne,
au-devant du tendon du troisième adducteur;
à la *jambe*, au-dessous de la partie interne Et à la
du genou, entre le jumeau interne et le ten- jambe.
don du couturier.

____

* Schwilgué, *ouv. cité.*

Premier procédé par irritation avec l'emplâtre vésicatoire. Chez les personnes craintives qui redoutént le bistouri ou le caustique, quelques chirurgiens appliquent une mouche d'emplâtre vésicatoire; lorsque la vésicule est formée, ils enlèvent l'épiderme, et placent sur la surface dénudée un pois recouvert de pommadé épispastique, qu'ils fixent avec une compresse épaisse et un bandage serré. Ils renouvellent ce petit appareil toutes les 24 heures, jusqu'à ce que l'ulcération soit complète.

Ce procédé est long et douloureux. On ne doit le mettre en usage que quand il n'est pas possible de faire autrement.

Deuxième procédé par incision avec le bistouri. L'incision est plus prompte dans son action: on fait un pli à la peau, qu'on fait tenir d'une part par un aide, tandis qu'on le retient de l'autre part.; puis on incise avec le bistouri, dans l'étendue de trois ou quatre lignes. Une boulette de charpie est mise dans l'ouverture, on recouvre la petite plaie avec une compresse qui sera soutênue par quelques tours de bande.

L'appareil ne doit être levé que le deuxième ou le troisième jour; alors la suppuration commence à se former; on remplace la boulette de charpie par un pois ordinaire ou de petites boules d'iris, de cire ou d'ivoire.

Troisième procédé par escarrhification. Le procédé par escarrhification est celui que l'on suit le plus généralement; on y pro

cède de la manière suivante : on prend une Avec la
potasse caus-
tique.
pièce de sparadrap de diachylon, large de
trois travers de doigts, percé à son milieu
d'une ouverture, ayant une ligne et demie de
diamètre; on le colle sur la partie ; on place
dans la petite ouverture un fragment de potasse
caustique (*pierre à cautère*) du volume d'une
lentille. Pour empêcher que la potasse ne fuse,
on l'entoure avec un peu de charpie ou de
coton cardé, et par-dessus on met un second
morceau de sparadrap, un peu plus large que
le précédent. Une compresse et un bandage
circulaire assujétissent le tout.

La potasse agit en se combinant chimique- Comment
agit la po-
tasse.
ment avec les élémens du tissu cutané, dont
elle convertit toute l'épaisseur en une escarrhe
grise ou brunâtre et *savonneuse*. Cet effet est
opéré au bout de 12 ou 24 heures. Alors on
décolle avec attention les emplâtres, on fend Ce que l'on
fait dans le
premier
pansement.
l'escarrhe crucialement avec la pointe d'un
bistouri, et on la recouvre d'un cataplasme
émollient ou d'onguent basilicum, pour l'assouplir et faciliter sa chute. Lorsqu'elle est
tombée, on insinue le pois dans l'ouverture
qu'elle a laissée.

Pour entretenir la suppuration d'un fonti- Et dans
les panse-
mens sui-
vans.
cule, on remplace les pois ordinaires par des
petites oranges desséchées, ou bien par des

petites boules faites avec la racine de daphné ou d'iris de Florence. On peut aussi oindre les pois avec un peu de pommade épispastique.

Modifications de l'appareil du cautère.
Pour le pois.

Pour extraire facilement le pois, on le traverse avec un fil, que l'on colle sur les côtés du fonticule avec une petite bandelette agglutinative.

Pour le bandage.

On fait aussi entrer dans le bandage du fonticule une plaque de corne, d'argent, de fer blanc ou de gomme élastique, afin de garantir la partie de toute pression douloureuse, surtout chez les personnes qui font beaucoup de mouvemens.

De la fréquence des pansemens.

On panse le cautère plus ou moins souvent, ainsi que les autres exutoires, selon l'abondance de la suppuration.

Le cautère est un meilleur exutoire que le vésicatoire.

Le cautère convient mieux que le vésicatoire, toutes les fois que la suppuration doit être durable, comme dans les maladies organiques, les dartres, etc. Le choix que l'on fait de telle ou telle place dépend de la maladie à laquelle on l'oppose ; lorsqu'on est libre sur ce point, il faut, de préférence, prendre le bras gauche ; ce qui permettra au malade de se panser plus facilement lui-même.

Du Séton (*fonticule à séton* ★).

Le mot *séton* se prend et pour l'exutoire Deux acceptions du mot séton.
lui-même, que l'on établit le plus ordinaire-
ment à la nuque, et pour la bandelette de
linge effilé dont il est traversé.

L'opération du séton se pratique à la nuque,
de la manière qui va être indiquée.

Le chirurgien, placé derrière le malade,
fait aux tégumens un pli longitudinal, dont il Procédé opératoire.
donne une extrémité à tenir à un aide, tandis
qu'avec sa main gauche il saisit l'autre extrémité ; avec la main droite, munie d'un bistouri ou d'une lancette à abcès, il traverse
la base du pli ; cela fait, il passe, à l'aide d'un Premier temps : incision.
stylet boutonné percé d'une ouverture longi-
tudinale à sa base, la bandelette appelée *séton*. Deuxième temps : introduction de la bandelette.

Au lieu de bistouri, on peut employer l'instrument appelé *aiguille à séton*. Celui-ci consiste en une tige d'acier, aplatie, et terminée
par une grande lame de lancette fenêtrée à son
talon, avec laquelle on passe la bandelette en
même temps qu'on fait l'ouverture.

On laisse sous la peau une partie du séton, Application de l'appareil.
dont un bout dépasse de quelques pouces la
plaie, tandis que l'on replie le bout le plus long

★ Schwilgué, *ouv. cit.*

pour l'arrêter dans l'appareil ; celui-ci se compose d'un gateau de charpie, d'une compresse et de quelques tours de bandes sur le col. Pour plus de solidité, chez les enfans ou chez les malades indociles, on coud ensemble, ou bien on noue mollement les deux extrémités du séton.

Premier pansement. Deux ou trois jours après l'opération, on lève le premier appareil, on graisse la bandelette avec du cérat ou de l'onguent basilicum, dans l'étendue d'un pouce et demi à deux pouces près de la plaie ; on retire du côté opposé la portion que le pus a sali, pour la retrancher avec des ciseaux. On continue de la même manière les autres pansemens. *Pansemens suivans.* Lorsque la bandelette est presque entièrement épuisée, on en coud une autre au bout qui reste, et on la fait passer dans le fonticule, en l'attirant du côté opposé.

Le séton est le meilleur de tous les exutoires. La suppuration se maintient beaucoup mieux dans le séton que dans les autres exutoires précédens, ce qui est dû à l'irritation produite par le passage et par la présence continuelle de la bandelette au milieu de la peau et du tissu cellulaire subjacent.

Maladies auxquelles il convient. Le séton est un excellent dérivatif dans les céphalalgies rébelles, dans l'épilepsie par vice organique et dans l'ophtalmie ancienne. On pourrait en obtenir des effets très avantageux dans les maladies organiques de la poitrine et de l'abdomen ; pour cela, il faudrait l'établir sur les parois de ces cavités, ou à leur voisinage.

Accidens des Exutoires.

L'irritation permanente des exutoires détermine quelquefois une inflammation érysipélateuse ou phlegmoneuse de la partie. Dans cette occurrence, on cesse l'emploi de tout moyen irritant, pour ne faire usage que des émolliens et des anodyns.

Erysipèle.

Phlegmon

'La surface du vésicatoire se recouvre souvent d'une couche couenneuse très adhérente ; on parvient aisément à l'en détacher au moyen d'un cataplasme émollient.'

Couenne albumineuse.

Il n'est pas rare de voir des bourgeons charnus ou des chairs fongueuses pulluler sur les exutoires ; on les réprime avec l'alun calciné ou la pierre infernale ; en cas de résistance, on les excise avec des ciseaux ou le bistouri.

Bourgeons trop saillans et chairs fongueuses.

Des callosités surmontent quelquefois les bords des exutoires ; elles cèdent à l'emploi répété des émolliens et aux scarifications faites dans leur épaisseur.

Callosités.

La suppression intempestive des exutoires anciens, de même que le ralentissement de

Accidens graves résultant de leur

23

suppression ou de la diminution de leur suppuration. leur suppuration, peut entraîner les maladies les plus graves, telles que l'hydropisie, l'apoplexie, la phthisie, etc. Lorsque celles-ci se déclarent, il faut se hâter de rouvrir le fonticule, ou d'y rappeler la suppuration par l'emploi des épispastiques ou autres remèdes irritans.

Des Incisions.

Ce que l'on entend par incision. On appelle *incision* toute division méthodique faite aux parties molles, à l'aide d'un instrument tranchant.

Instrumens employés. On pratique ces opérations simples avec le bistouri, les ciseaux et même la lancette.

Le bistouri. Le bistouri est l'instrument le plus utile de la chirurgie; sa lame, plus ou moins longue, est droite, convexe ou concave; la pointe de celle-ci est aiguë, mousse ou terminée par un bouton. Le manche est uni à la lame par un ressort ou par un clou simple, rivé à ses extrémités.

Comment il doit agir. Vue au microscope, la lame du bistouri, ainsi que celle des instrumens les mieux affilés, présente une série de dents très fines, à la manière des scies; c'est pourquoi on a dit que l'art de pratiquer les incisions, consistait à faire agir le bistouri autant en sciant qu'en pressant.

Manière La manière de tenir cet instrument varie,

selon que l'on doit inciser de dehors en de- de le tenir:
dans ou de dedans en dehors.

Pour inciser de dehors en dedans, on saisit le 1°. Dans
l'incision
faite de de-
hors en de-
dans.
bistouri de l'une ou de l'autre main, le pouce
et le doigt du milieu appuyés sur les côtés de
la jonction du manche avec la lame, l'index
étendu sur le dos de celle-ci, l'annulaire et le
petit doigt recourbés sous le bord inférieur du
manche ; qu'ils fixent au milieu de la paume
de la main (1).

L'instrument étant tenu comme il vient On coupe
contre soi,
ou de gau-
che à droite.
d'être dit, on coupe les parties contre soi ou
de gauche à droite. Le talon de la lame regar-
dera toujours le côté vers lequel l'incision doit
être prolongée.

Lorsqu'il n'y a rien à blesser au-dessous de On le fait
agir en poin-
tant d'a-
bord.
la peau, comme, par exemple, dans l'ouver-
ture d'un abcès ou d'un dépôt sanguin, on
plonge perpendiculairement la pointe du bistouri ; puis on abaisse le poignet pour que l'instrument fasse avec la partie un angle plus ou
moins aigu ; on le tire dans cette direction, puis
on le redresse en achevant l'incision, afin que
la peau soit coupée nettement et sans faire de

---

(1) Afin d'abréger et surtout d'éviter des répétitions
fastidieuses, nous supposerons l'instrument placé dans la
main droite.

queue, comme on le dit familièrement dans la manœuvre des opérations.

Dans le cas contraire, on soulève les tégumens pour leur faire faire un pli que l'on coupe, en faisant agir le bistouri, de sa base à sa pointe.

Si la peau ne peut point être soulevée, il faut la tendre avec le bord cubital, le pouce et l'index de la main gauche, que l'on pose derrière le lieu qui doit être incisé, puis on coupe doucement jusqu'au tissu cellulaire. S'il est nécessaire d'agrandir l'incision, on glisse sous chacun des angles de celle-ci, une sonde cannelée, pour, à sa faveur, guider l'action de l'instrument.

L'incision de dedans en dehors ne peut se faire que quand la peau a déjà été divisée, soit par les progrès de la maladie qui existe au-dessous, soit par le bistouri. Le doigt ou la sonde cannelée servent de conducteurs à l'instrument.

On introduit la sonde cannelée, en la glissant sur le dos de la main gauche, appliquée au-devant de l'ouverture; la main étant retournée, et le pouce posé sur la sonde, on fait faire à celle-ci un mouvement de bascule par lequel son extrémité externe est appliquée dans la paume de la main, tandis que l'extrémité interne soulève et tend la peau.

Alors, veut-on inciser devant soi, ou bien

de droite à gauche, on tourne le tranchant de tenir le
bistouri
dans l'inci-
sion devant
soi ou de
droite à gau-
che. du bistouri en haut, le pouce et l'index sont fixés sur les côtés de la charnière, et les autres doigts sont fléchis sur le dos du manche, qu'ils pressent dans la paume de la main. Veut-on, au contraire, diviser les parties contre soi, ou de Contre soi
ou de gau-
che à droite. gauche à droite, on tient le bistouri exactement comme une plume à écrire.

La sonde étant introduite comme il a été dit plus haut, on engage la pointe du bistouri dans sa cannelure, puis on incline l'instrument sous un angle à-peu-près de 45 degrés ; on le redresse à mesure qu'il avance ; l'incision faite, on retire simultanément les deux instrumens qui ne doivent pas s'abandonner.

Les ciseaux ne conviennent guère que pour Les ci-
seaux. la section de parties minces, comme la peau qui est décollée, le sac herniaire, etc. ou de parties très mobiles, comme les lèvres, dans l'opération du bec-de-lièvre, les petites tumeurs à pédicule grêle, etc.

La lancette n'est usitée que pour les mou- La lan-
cette. chetures ou les scarifications superficielles. On se sert quelquefois encore de la grande lancette de Petit, pour ouvrir les abcès d'un volume moyen. Le bistouri est cependant préférable.

Il est de règle : 1°. de diviser la peau paral- Règles gé-
nérales des
incisions. lèlement à ses plis, lorsque l'on craint la difformité d'une cicatrice, comme cela aurait lieu au visage ; ou bien selon la longueur des parties, comme sur les membres, afin que la réunion soit plus facile et la cicatrice moins sujette à se déchirer.

2°. De faire, autant que cela se peut, les incisions le plus près possible de la maladie, et de leur donner une étendue suffisante, afin de remplir sans difficulté le but que l'on se propose.

3°. D'épargner les parties voisines de celles que l'on incise, et de s'éloigner surtout, avec attention, du trajet des gros vaisseaux et des nerfs.

Buts des incisions. On fait les incisions pour procurer l'issue d'un fluide morbifique, extraire un corps étranger, débrider une partie étranglée, mettre à découvert une maladie cachée, détruire une cicatrice vicieuse, etc. etc.

De la Cautérisation.

Comment agit la cautérisation. La *cautérisation* agit en désorganisant les tissus, qu'elle convertit en une escarrhe dont la couleur, la consistance, l'épaisseur et l'adhérence aux parties voisines, varient selon la nature, la quantité et la durée d'action des agens employés.

Moyens que l'on met en usage. Elle se pratique avec les rayons solaires, les caustiques et le feu.

Les *rayons solaires*, concentrés par des verres convexes, et dirigés fixément sur une partie, ne brûlent que très superficiellement.

L'impuissance de ce moyen, surtout pour les cautérisations profondes, jointe à d'autres inconvéniens, l'a fait abandonner. Quelques praticiens conseillent cependant encore de promener les rayons solaires rapprochés sur la surface des ulcères atoniques, afin de réveiller les propriétés vitales des chairs tombées dans l'inertie.

Les *caustiques* ou les *cautères potentiels* des auteurs, sont pris parmi les substances chimiques. (*Voy.* page 276.)

Ceux qui sont employés à l'état liquide, comme l'ammoniaque, les acides sulfurique, nitrique et muriatique simple ou suroxigéné, le nitrate de mercure, le muriate d'antimoine sublimé, conviennent : 1°. lorsqu'il s'agit de neutraliser promptement un virus ou un venin, tels que la liqueur putride des cadavres, le virus de la peste, de la pustule maligne, le venin de la vipère, etc.; 2°. quand il existe une plaie sinueuse qui recèle ces matières; 3°. quand l'action du caustique doit se prolonger plus ou moins loin.

On trempe un pinceau fait avec de la charpie, une plume, ou tout autre corps ana-

1°. Les rayons solaires.

Ils sont impuissans.

On les a employés comme excitans.

2°. Les caustiques ou cautères potentiels.

Ceux qui sont employés à l'état liquide.

Cas où ils conviennent.

Manière de les appliquer.

logue, dans l'une de ces substances, que l'on dépose aussitôt sur la partie, en appuyant le pinceau pour l'exprimer. On répète cette opération jusqu'à ce que l'on ait rempli l'objet de la cautérisation.

Ceux qui sont employés à l'état solide. Les uns brûlent superficiellement.

Parmi les caustiques solides, les uns ne brûlent que la superficie des tissus. Tels sont les sulfates d'alumine calciné, de cuivre et de fer, etc. dont on se sert pour toucher les aphthes de l'intérieur de la bouche, ou pour consumer les chairs baveuses des ulcères.

Les autres, plus énergiques, sont dangereux.

D'autres sont un peu plus énergiques; mais ils sont dangereux lorsqu'on les prodigue sur les surfaces dénudées : ils peuvent causer les accidens de l'empoisonnement. Tels sont le muriate suroxidé de mercure, l'acide arsenieux, etc. que l'on emploie sous forme de pâte molle ou de trochisque, soit dans les fistules et les ulcères calleux, soit dans les cancères superficiels de la peau.

Enfin, il y en a qui agissent avec énergie et localement.

Enfin, il y en a qui escarrhifient profondément les tissus. Tels sont la potasse caustique et la soude pure : la première sert à ouvrir les fonticules et les abcès froids ; la seconde pourrait être employée dans les mêmes circonstances que la première.

La pierre

Quant au nitrate d'argent fondu, qui est

d'un usage journalier, il agit avec promptitude ; mais l'escarrhe qu'il produit est mince
et sèche : il ne convient donc pas quand l'escarrhification doit avoir quelque profondeur.
On en fait usage pour réprimer les bourgeons
charnus trop saillans des plaies et des uloères
et pour cautériser la racine de diverses petites
excroissances cutanées.

Le *feu* ou le *cautère actuel* est l'escarrhotique
le plus actif et le plus efficace.

« Cautériser, dit M. le prof. Percy, c'est
appliquer, sur une partie quelconque, le feu
pur, le feu mis en action, et communiqué à
un intermède capable de le retenir et de le
transmettre » (1).

Le feu s'applique au moyen de corps incandescens ou de corps enflammés.

Les corps incandescens sont appelés *cautères*.
On les fabrique avec des métaux. L'acier est
le meilleur, parce qu'il retient plus long-temps
le calorique dont il s'est pénétré. On distingue
les cautères en officinaux et en extemporanés :
les premiers ont la forme *cylindrique* ou de

Marginal notes:
infernale n'agit que superficiel-lement.

4°. Le feu ou le cautère actuel.

De la cau-térisation proprement dite.

Des corps incandes-cens appelés *cautères*.

Ils sont officinaux ou extem-poranés.

______

(1) *Pyrotechnie chirurgicale-pratique*, ou l'*Art d'appliquer le feu en chirurgie*, p. 69.

Tout ce que nous allons dire sur le *cautérisme*, est, pour
la plus grande partie, extrait de cet ouvrage.

roseau, la forme *cultelaire* ou d'une petite hache, la forme *nummulaire* ou d'une pièce de monnaie, et la forme *octogone*. Les seconds n'ont pas de formes déterminées ; celles-ci sont relatives à la maladie et à la configuration des parties.

Degrés d'incandescence. On fait chauffer les cautères à divers degrés d'incandescence, selon l'indication de la maladie ; lorsqu'ils sont rouges-blancs, l'adustion est subite et la douleur instantanée.

Cautères objectif, Le cautère que l'on présente de plus ou moins loin à la partie malade, s'appelle *objectif* ; celui qui ne fait que l'effleurer s'appelle Transcurrent, *transcurrent* ; enfin, celui qui est appliqué est Et inhérent. dit cautère *inhérent*.

Comment on garantit les parties voisines de celles que l'on brûle. On limite l'action du feu en introduisant le cautère dans une cannule d'acier ; on préserve les parties voisines de toute irritation en les recouvrant de plaques de carton ramolli, ou de linge trempé dans l'eau simple ou l'eau salée.

Action du fer rouge. La cautérisation de la peau est très douloureuse, celle des parties soujacentes l'est moins. L'escarrhe qui résulte de l'application du fer rouge, est noire et plus ou moins épaisse.

Cas dans lesquels ce moyen est employé. Ce moyen extrême est en usage dans les morsures faites par des animaux enragés ou vénimeux, dans la gangrène et la carie humides, dans l'opération du cancer, dans l'hémorrha-

gie par lésion des artères de la langue, du pé-
nis, ou des corps caverneux de ce dernier, etc. *Des corps enflammés appelés moxas.*

Les corps enflammés ne sont guère employés
que pour l'adustion de la peau. Tels sont le
coton cardé, la charpie ou des étoupes avec
lesquels on prépare les moxas. Les Chinois se
servent du duvet cotonneux de l'armoise pour
cet usage. *Matières qui les composent.*

On appelle *moxa* un cylindre de coton cardé,
ou d'autre matière très combustible, ayant
6 lignes de diamètre et 4 lignes de hauteur.
Voici comment on le prépare : on prend une
petite bandelette de linge fin et serré; on en
coud les extrémités pour en faire un anneau,
dans lequel on entasse, en pressant, le coton
cardé ou la charpie ; on égalise ensuite les
extrémités du moxa avec un rasoir ou un bistouri bien affilé. *Confection du moxa.*

M. Percy propose plusieurs modifications
pour la confection des moxas : 1°. de se servir,
soit de la mèche de canons, que l'on effilera
jusqu'à ce qu'on lui ait donné l'aspect lanu-
gineux ; soit de coton, de charpie ou d'étoupe
que l'on aura fait bouillir dans une dissolution
de nitrate de potasse. Ce sel accélère la combustion ; 2°. de déposer la matière combustible
dans un anneau de carton, et de ne l'y presser
que médiocrement ; 3°. de faire au bas de cet *Modifications proposées par M. Percy.*

anneau de carton, deux petites entailles, pour que la fumée s'échappe facilement, et à l'autre bout, de disposer deux petites oreilles ou anses pour pouvoir fixer le moxa sans crainte de se brûler les doigts.

Manière d'appliquer le moxa. Pour appliquer le moxa ordinaire, le chirurgien le saisit avec des pinces à anneaux, et met le feu au bout supérieur; il humecte, avec un peu de salive, la peau, et y appose de suite le moxa par le bout opposé; un aide entretient la combustion, en soufflant doucement dessus, avec un moyen quelconque.

Lorsque le feu gagne la dernière couche du moxa, la douleur est très vive, la peau s'enflamme, et bientôt elle est escarrhifiée.

Cas dans lesquels ce remède est recommandé. Ce remède est recommandé dans la névralgie, le rhumatisme chronique, la paralysie, dans quelques maladies des articulations, au début d'une carie de la colonne vertébrale, etc.

Autres corps combustibles dont on pouraitfaire usage. Dans un cas pressant, et à défaut de moyens plus convenables, on pourrait tirer parti de l'eau bouillante (*voyez* p. 344) ou bien de l'alkool, de la poudre à canon, etc. auxquels on mettrait le feu, après en avoir déposé une petite quantité sur la partie dont on veut déterminer l'ustion.

De l'Inoculation de quelques Virus.

L'*inoculation* est, en général, l'opération par laquelle on communique une maladie contagieuse, soit par l'insertion d'un virus dans une piqûre faite à la peau, soit par son application sur une membrane muqueuse ou sur le tissu cellulaire à nu. *(Acception générale du mot* inoculation.*)*

On inocule 1°. le *cowpox* ou la vaccine, comme préservatif infaillible de la petite-vérole, d'après la découverte qui en a été publiée et répandue, à la fin du siècle dernier, par le doct. Jenner. *(L'inoculation se fait : 1°. pour préserver d'une maladie qui nous menace.)*

2°. Certaines maladies à la contagion desquelles on ne peut échapper, dans l'espérance que les symptômes en seront moins graves; ainsi, Samoëlowitz, médecin russe, a conseillé de le faire pour la peste; Home, pour la rougeole. Les Bramines, d'après les voyageurs, pratiquent de temps immémorial l'inoculation de la variole, qui a été adoptée en Europe au commencement du 18e siècle. *(2°. pour atténuer la gravité de certaines maladies.)*

3°. Quelques affections extérieures, dont la disparition coïncide avec l'imminence d'une métastase grave; par exemple, on a proposé d'introduire, dans l'urètre, du mucus blénorrhagique, chez ceux dont la blénorrhagie se supprime et menace les testicules, d'inoculer *(3°. Pour rétablir celles qui sont disparues.)*

la galle, quand cette éruption s'affaisse, en même temps que quelque organe intérieur paraît s'affecter.

De la Vaccination.

Du vaccin. Le virus *vaccin* est le spécifique préservatif de la petite-vérole. Il existe dans les pustules **Origine.** du *cowpox*, nom que les Anglais donnent à une éruption particulière qui a son siége au pis des vaches. C'est là que le doct. Jenner l'a pris pour le transporter dans notre espèce, où il s'est, en quelque sorte, naturalisé.

Le virus vaccin est plus innocent que le virus du cowpox. Recueilli sur les boutons de ceux qui ont été vaccinés, ce virus produit une éruption très bénigne, tandis que celui qui est fourni par le cowpox cause quelques accidens, tels que le frisson, des lassitudes, le vomissement, l'ulcération de la partie ; etc.

Instrumens nécessaires pour vacciner. Les instrumens avec lesquels on vaccine, sont la lancette ordinaire ou une aiguille applatie, cannelée sur une de ses faces. On pourrait encore employer l'aiguille à coudre.

La vaccination se pratique à tout âge. La *vaccine* réussit à tout âge, dans tous les pays et dans toutes les saisons de l'année, à moins que les individus n'aient eu antérieurement la petite-vérole, ou qu'ils n'aient été déjà vaccinés.

Le bras Le bras est la partie la plus commode pour

cette opération ; c'est à la partie supérieure et externe que l'on fait les piqûres. Quand la peau est sèche et dense, on l'assouplit avec un cataplasme émollient; si elle est pâle, molle et lâche, on en relève le ton en l'excitant par quelques frictions. est le lieu où l'on fait l'insertion.

Le vaccin peut être conservé sur les corps non oxidables, tels que l'or, l'ivoire, l'écaille, le fil et le verre, pourvu qu'on ait soin de le soustraire au contact de l'air, de la lumière, de la chaleur et de l'humidité. Avant de s'en servir, il faut le délayer avec un peu d'eau tiède ou de salive. Du vaccin desséché.

Le vaccin frais est plus sûr que celui qui est desséché. On le prend sur un bouton qui est arrivé à peu près au 10e jour depuis l'insertion; on le pique légèrement ; le virus sort peu à peu, et forme une gouttelette ronde avec laquelle on charge l'instrument. Du vaccin frais.

La *vaccination* de bras à bras est une opération très simple ; nous ne saurions mieux la décrire que d'après M. le doct. Husson : « Après avoir reçu sur la pointe de la lancette ou de l'aiguille une portion de fluide vaccin, l'inoculateur prend fermement et postérieurement, avec la main gauche, le bras du sujet qu'il se dispose à vacciner; il tend exactement la peau, et avec la main droite il pratique la Vaccination de bras à bras.

piqûre en introduisant l'instrument dans la peau , suivant une direction horizontale , jusqu'à ce qu'il se teigne d'une légère couleur de sang. Alors, pour faciliter l'absorption du vaccin par les lymphatiques , il appliquera sur l'incision le pouce de la main qui tendait la peau , laissera séjourner un instant dans la plaie l'instrument, qu'il agitera légèrement, et qu'il ne retirera qu'en appuyant avec le doigt sur le lieu de la piqûre , comme pour l'y essuyer » (1).

On fait deux ou trois piqû-res. — Par précaution, on fait deux ou trois piqûres à chaque bras, laissant entre elles un intervalle de deux ou trois travers de doigts, de manière que les aréoles inflammatoires ne se confondent point.

Marche de la vaccine vraie. Période d'infection ou d'inertie. — A l'instant même de l'insertion, il se manifeste un cercle rosé et superficiel, qui disparaît promptement ; la piqûre se gonfle et s'affaisse peu d'instans après.

Période d'inflamma-tion. — Du 3e au 7° jour, les phénomènes inflammatoires se manifestent par la rougeur, le prurit, et l'apparition du bouton vaccinal ; celui-ci offre à son centre une sorte de dépression ombilicale ; il est entouré d'un bourre-

____

(1) *Recherches historiques et médicales sur la Vaccine*, etc. p. 294.

let, qui est lui-même ceint par un cercle inflammatoire.

Le 9e jour, il y a un peu de chaleur et de Période
douleur; quelquefois les glandes de l'aisselle de- de suppura-
viennent sensibles et se tuméfient; on éprouve
des bâillemens et des pandiculations, rarement des vomissemens et de la fièvre.

Le 10e et le 11e jour, le bourrelet prend du
volume, il devient comme argenté; si on ouvre
la pustule, le vaccin s'écoule; c'est-alors qu'on
peut le prendre pour l'inoculer ou pour le
conserver.

Du 12e au 27e jour, les phénomènes locaux Période
décroissent, la tumeur s'affaisse et se recouvre de dessicca-
d'une croûte déprimée au centre; l'humeur
du bourrelet devient opaque; la croûte jaunit Période
et durcit; elle fait place à une autre croûte, de cicatrisa-
dont la chute laisse à découvert la petite cicatrice qui est enfoncée et pointillée.

Telle est la marche de la *vaccine vraie* ou
légitime. L'insertion n'est pas toujours aussi
heureuse; elle peut donner lieu à diverses
éruptions, et surtout à la *fausse vaccine*; De la vac-
celle-ci n'offre point les caractères de la pre- cine fausse.
mière, et n'en a point non plus la propriété
préservative.

La fausse vaccine se reconnaît à une petite Ses phé-
tumeur inflammatoire ronde ou pointue, qui nomènes.

24

se remplit de pus véritable. Elle arrive assez ordinairement chez les sujets qui ont eu anciennement la variole, ou qui sortent de la contracter. Le vaccin mal délayé, une piqûre trop profonde, l'irritation de celle-ci par les mains de l'enfant ou par des manches trop serrées, et la mauvaise disposition du sujet, en sont encore des causes fréquentes.

Lorsque cet accident a lieu, on attend que le malade soit guéri, pour le vacciner de nouveau, et jusqu'à ce que l'on obtienne une éruption de vaccine vraie.

CINQUIÈME PARTIE.

DE LA PATHOLOGIE EXTERNE OU CHIRURGICALE.

Les maladies accessibles aux sens, et dont la curation exige spécialement l'emploi des topiques et de la main, seule ou munie d'instrumens, sont du ressort de la *pathologie externe* ou *chirurgicale*.

Des maladies externes ou chirurgicales.

Celles, au contraire, qui, plus ou moins cachées, ne se reconnaissent que par des troubles d'actions, des phénomènes sympathiques, et dont le traitement est basé spécialement sur l'usage des moyens hygiéniques et des remèdes internes, sont du domaine de la *pathologie interne* ou de la *médecine* proprement dite (1).

Des maladies internes.

---

(1) Il n'existe point de démarcation réelle entre les affections dont la *chirurgie* s'occupe, et celles qui appartiennent à la *médecine* ; aussi ces deux branches de l'art, alliées dans leur origine, séparées à une époque postérieure, sont maintenant rendues à leur antique unité.

Obligé de suivre un ordre quelconque, dans
l'exposition abrégée des maladies externes,
nous avons réuni, sous un certain nombre de
chefs généraux, celles qui ont quelques affinités
de nature ou de caractères, et qui, par conséquent, nécessitent un traitement analogue ;
seul moyen de ménager l'espace et d'éviter
surtout des redites, dont un ouvrage de la nature de celui-ci ne saurait être trop exempt.

DE L'INFLAMMATION.

Définition
et caractè-
res.

On donne le nom d'*inflammation* à toute
altération essentiellement vitale, déterminée
par quelque cause irritante, et caractérisée
par la douleur, la rougeur, la tumeur et la
chaleur des parties.

Disposi-
tion des tis-
sus à con-
tracter l'état
inflamma-
toire.

L'aptitude des parties à s'enflammer se mesure par la quantité des vaisseaux capillaires
et des nerfs qu'elles reçoivent : la peau, les
membranes muqueuses, les tissus cellulaire
et séreux, le parenchyme des viscères, sont
celles qui y ont le plus de disposition ; tandis
que les os, les cartilages, et les parties fibreuses, tels que les ligamens, les tendons et les
aponévroses, ne s'enflamment que très diffi-
cillement. Quant aux poils à l'épiderme et aux
ongles, ils ne paraissent pas susceptibles de
contracter cette maladie.

L'inflammation peut n'atteindre qu'un des tissus qui composent un organe, ou les comprendre tous.

Chaque tissu a un mode d'inflammation particulier : l'*érysipèle* est celui de la peau ; le *phlegmon* celui du tissu cellulaire; le *catarrhe* celui des membranes muqueuses, etc. Fixée dans un organe, l'inflammation tire son nom du siége qu'elle occupe; ainsi, on appelle *hépatite* celle du foie; *néphrite* celle du rein ; *cystite* celle de la vessie, etc. etc. *[marginal note: Synonimie.]* *[marginal note: Relative aux tissus. Et aux organes.]*

Les *causes prédisposantes* de l'inflammation sont : la jeunesse et l'âge adulte, la première éruption, le retour ou la cessation des règles, le tempérament sanguin, l'état pléthorique, la saison du printemps, les professions qui exigent de grands mouvemens ou qui exposent aux variations de l'atmosphère. *[marginal note: Causes prédisposantes.]*

Les *causes déterminantes* sont : certains états inconnus de l'air, le passage du chaud au froid, le corps étant en sueur ou couvert inégalement, les excès de table, la colère, l'exercice forcé, les coups, les chutes, le contact des substances irritantes, un corps étranger engagé dans la substance des organes, la suppression d'une hémorrhagie habituelle, la métastase de quelque maladie, l'action des vices dartreux, variolique, vénérien, etc. *[marginal note: Causes déterminantes.]*

Invasion. L'inflammation qui provient d'une cause interne ou qui a une grande étendue s'annonce par le mal-aise, des horripilations et le frisson ; celle qui est due à une cause externe, ou qui est peu considérable, ne se manifeste que par des phénomènes locaux.

Des symptômes. Dans toute inflammation intense on distingue des symptômes *locaux* et des symptômes *généraux*. Les premiers sont la douleur, la tumeur, la rougeur, la chaleur et le trouble des actions de l'organe affecté. Les seconds sont la fièvre et le dérangement des fonctions.

Symptômes locaux. 1°. La douleur. La *douleur* offre autant de variétés qu'on en observe dans la texture et les propriétés vitales des parties. Toujours elle commence Elle est primitive avec l'irritation inflammatoire dans les organes doués de beaucoup de sensibilité ; elle ne survient ou consécutive. au contraire qu'après les autres phénomènes phlegmasiques dans les tissus qui sont peu sensibles.

2°. La tumeur. La *tumeur* résulte de l'afflux du sang et de la sérosité, attirés par l'irritation. *Ubi stimulus, ibi fluxus.* La tuméfaction qui en résulte, Elle varie selon les tissus. varie selon les parties : le tissu cellulaire, les glandes, la peau et les membranes muqueuses sont celles qui acquièrent le plus de volume dans les congestions inflammatoires.

La *rougeur* dépend de l'accumulation du sang. Dans l'état sain, ce fluide ne passe qu'en filets ténus dans les vaisseaux capillaires ; les plus petits vaisseaux se refusent même à l'entrée de ses molécules cruoriques ; mais du moment que l'inflammation se déclare, il se précipite partout, dilate les vaisseaux capillaires et laisse voir, à travers leurs parois amincies, sa couleur rouge, laquelle est d'autant plus foncée que l'affection est plus vive. Le sang s'échappe quelquefois, par les exhalans, pour former des ecchymoses.

La *chaleur* est augmentée dans une partie enflammée. Si on applique la boule d'un thermomètre, on voit la liqueur s'élever de quelques degrés. Il faut cependant remarquer que le sentiment de chaleur n'est pas en rapport avec le léger changement de température indiqué par l'instrument ; d'où il faut en inférer que quand la sensibilité est exaltée, elle ne peut plus rien nous transmettre qu'avec exagération.

Tout organe qui est enflammé, cesse d'exercer ses actions d'après le rythme habituel, ou ne les exerce plus du tout ; ainsi, les odeurs deviennent faibles ou nulles dans le coryza, vulgairement appelé *rhume de cerveau* ; l'œil est irrité par le contact de la lumière dans l'ophtalmie, etc. Ce trouble des actions par-

3°. La rougeur.

Cause.

4°. La chaleur.

Elle est augmentée de quelques degrés.

5°. Le trouble des actions locales

dans l'inflammation externe

et interne.

ticulières aide à reconnaître les phlegmasies intérieures ; par exemple, la suppression d'urine, conjointement avec d'autres symptômes, nous fait reconnaître la néphrite.

Symptômes. généraux.

Le dérangement des fonctions n'a lieu que dans les grandes inflammations ou dans celles

1°. Le dérangement des fonctions.

qui ont leur siége dans des parties très sensibles: alors les urines diminuent, la sueur se supprime, les voies digestives s'embarrassent, le cœur augmente et presse ses pulsations ; il y a du délire. Cette participation générale en

2°. La fièvre.

traîne la fièvre qui, tantôt est primitive, comme dans certaines phlegmasies de la peau, et tantôt consécutive, comme dans toutes les inflammations fortes.

De la marche active,

La *marche* active et régulière d'une inflammation, annonce le bon état des forces

modérée ou immodérée.

vitales et la liberté de la réaction de l'organe affecté ; quelquefois cette réaction est tellement forte, que la vie est étouffée sous le poids des humeurs accumulées, outre mesure, dans le lieu enflammé : la gangrène en est le résultat.

passive

En certains cas, la maladie a primitivement un caractère de lenteur. D'autres fois elle

et chronique.

prend un caractère chronique; c'est ce qui a lieu quand l'état aigu se prolonge trop, ou quand la cause irritante continue d'agir.

Comparai

Ce n'est qu'en comparant l'état inflamma

toire à lui-même , dans telle ou telle partie , qu'on peut déterminer son caractère ; par exemple, l'ophtalmie aiguë parcoure ses périodes en sept jours environ ; passé ce temps, elle devient passive; l'inflammation aiguë d'un os, d'un cartilage, dure , au contraire, vingt ou trente jours ; ce n'est qu'au bout de ce terme que l'état chronique existe. *(son de l'inflammation avec elle-même dans les tissus.)*

L'inflammation des organes extérieurs est bien moins grave que celle des viscères ou des organes intérieurs. Celle qui est aiguë et modérée se guérit plus promptement que celle qui est passive ou chronique. La complication avec les fièvres adynamique et ataxique est toujours fâcheuse , etc. *(Pronostic de l'inflammation simple, compliquée.)*

Les terminaisons de cette maladie sont : la résolution , la délitescence, la suppuration , l'induration et la gangrène. *(Terminaisons.)*

La *résolution* a lieu lorsque les symptômes décroissent progressivement , et que la partie revient à son état naturel. On peut l'espérer toutes les fois que les symptômes sont modérés. Des évacuations critiques l'accompagnent souvent. *(Par résolution.)*

La *délitescence* est une disparition subite de l'inflammation. Lorsque celle-ci est due à une cause extérieure , elle est à desirer, parce qu'elle n'entraîne aucun dérangement ulté- *(Délitescence.)*

rieur ; il n'en est pas de même de l'inflammation par cause interne ; on a lieu de craindre, **Métastase.** dans ce cas, une *métastase* plus ou moins dangereuse ; c'est-à-dire, l'affection consécutive d'un organe quelconque.

Suppuration. La *suppuration* consiste dans la formation d'un liquide étranger appelé *pus;* la présence de celui-ci convertit la tumeur inflammatoire en un abcès (1). L'exaspération des symptômes locaux et généraux, et un mouvement pulsatif local, présagent cette terminaison.

Induration L'*induration* est cet état d'endurcissement, avec indolence, qui succède à l'inflammation. On l'attribue à la présence d'une matière concressible arrêtée dans les vaisseaux capillaires et les aréoles du tissu cellulaire.

et gangrène. La *gangrène* se manifeste par l'extinction des propriétés vitales de la partie enflammée. Elle résulte 1°. de la malignité de la cause ; 2°. de la véhémence des symptômes.

Telles sont les terminaisons communes à la plupart des inflammations chirurgicales, les seules qui doivent nous occuper.

____

(1) Si, à la surface des membranes, le pus est exclusivement le produit d'une sécrétion nouvelle, on ne peut raisonnablement nier que dans le tissu cellulaire, la destruction partielle de ce dernier et des vaisseaux capillaires ne contribue, avec les vaisseaux exhalans, à sa formation.

Le traitement de l'inflammation consiste à la prévenir par la saignée locale ou générale, le repos, la diète et les boissons délayantes ou acidulées. On a recours aux répercussifs, lors du début d'une inflammation par cause externe. Les topiques émolliens et anodyns sont indiqués lorsque la maladie est déclarée. Dans les cas les plus simples, on n'emploie pas d'autres moyens. *Le traitement est préservatif ou curatif.*

Les *modifications du traitement* sont relatives, 1°. à la cause ; lorsque celle-ci est délétère, il faut l'anéantir, à l'aide de la cautérisation, dans le lieu même où elle s'est insinuée; 2°. au lieu affecté ; c'est ainsi qu'on fait avorter le panaris par les répercussifs, avant même qu'il ait acquis déjà un certain développement ; 3°. aux périodes de la maladie; dans les premiers temps, on a recours aux moyens indiqués ci-dessus ; et lors de la terminaison, on veille sur celle que choisit la nature, pour la favoriser ou la combattre, selon que, par sa cause ou son siége, elle est avantageuse ou nuisible; 4°. à la complication; c'est ainsi qu'un vomitif, administré à propos, dissipe l'embarras gastrique et suffoque l'inflammation sympathique qu'il a produit. *Les modifications du traitement sont relatives, 1°. A la cause. 2°. Au lieu affecté. 3°. Aux périodes de la maladie. 4°. A la complication.*

L'espèce de complication et son degré règlent d'ailleurs sur la conduite que l'on doit tenir dans le traitement des espèces compliquées.

De l'Erysipèle.

Siége de l'érysipèle.   L'*érysipèle* ou inflammation de la peau, se fixe ordinairement au visage, au col, sur les bras et quelquefois sur le tronc.

-Causes prédisposantes,   Les jeunes gens, les femmes et les personnes dont la peau est délicate, y sont très sujets. Il se manifeste ordinairement dans l'été et dans

efficientes. l'automne. Ses causes efficientes sont : l'insolation, l'application de matières irritantes sur la peau, le contact prolongé des urines, la brûlure au premier degré, la piqûre des insectes, les frictions rudes, l'usage des poissons gâtés et des moules altérées et non lavées; un foyer bilieux dans les premières voies, etc.

Sympômes.   L'inflammation érysipélateuse est diffuse et d'un rouge vif; cette couleur disparaît sous la pression du doigt et reparaît presque aussitôt après; il y a peu d'élévation à la peau; la chaleur est âcre, et la douleur s'accompagne d'un sentiment de prurit insupportable.

Trois espèces d'érysipèle.   Les auteurs reconnaissent trois sortes d'érysipèle : 1°. l'*érythème* qui est une simple phlogose de la peau; 2°. l'*érysipèle* proprement dit, lequel se recouvre quelquefois de phlyctaines; 3°. le *zona* ou *zoster*. Celui-ci est une inflammation pustuleuse, qui naît, de préférence, sur le tronc, sous la forme d'une demi-ceinture.

On a encore distingué l'érysipèle en *acci-dentel*, *périodique*, *ambulant*, etc.

Variétés de l'érysipèle.

L'érysipèle est, de toutes les inflammations, celle qui se déplace le plus facilement; c'est pourquoi, il faut proscrire tous les topiques irritans, sédatifs, etc. qui pourraient le faire disparaître.

L'érysipèle est sujet à la délitescence.

Sa terminaison élective est la résolution qui arrive du 7 au 14e jour, avec ou sans desquammation de l'épiderme. Le zona dure de 24 à 30 jours; après la dessiccation des pustules, il reste souvent des douleurs qu'on ne peut faire cesser qu'à l'aide des rubéfians ou du vésicatoire.

Durée de l'érysipèle; sa résolution.
Durée du zona.

La suppuration et la gangrène n'arrivent que rarement dans l'érysipèle; elles sont toujours fâcheuses, parce qu'elles détruisent la peau dans une étendue quelquefois très considérable.

Suppuration et gangrène.

On emploie les émolliens en bains et en fomentations, les boissons délayantes et acidulées, et la diète; l'embarras de l'estomac se dissipe par l'émétique; on fait une saignée, si la fièvre est forte et la réaction locale très vive; on associe sur la fin de l'érysipèle les toniques légers aux émolliens, par exemple, ou coupe la décoction de racine de guimauve avec celle de fleurs de sureau, et on y ajoute quelques gouttes d'eau-de-vie.

Traitement de l'érypèle simple et des complications.

Du Phlegmon.

Définition. Le *phlegmon* est une tumeur inflammatoire bornée, qui a son siége dans le tissu cellulaire.

Siége. Il se montre souvent à l'extérieur, soit qu'il affecte le tissu cellulaire soucutané, soit qu'il ait pris naissance dans celui qui entoure les muscles, les vaisseaux et les nerfs.

Causes prédisposantes. Les adultes, les hommes forts, robustes, pléthoriques, et ceux qui font des excès de table, y sont prédisposés.

Causes déterminantes. Il se développe à la suite d'une violente contusion, d'une ligature forte, d'une piqûre profonde, d'une plaie étroite ou compliquée de quelque corps étranger. Un virus quelconque, la matière critique d'une maladie, etc. peuvent aussi en être l'occasion.

Symptômes. Le phlegmon forme une tumeur sensible, d'un rouge foncé; la chaleur est halitueuse, et la douleur est pulsative et quelquefois lancinante par moment. Tantôt le phlegmon n'occupe qu'une partie d'un membre, et tantôt il en envahit toute la longueur et toute l'épais-

Etendue du phlegmon.

Il est simple ou compliqué. seur. Il peut être simple, ou compliqué d'érysipèle, de fracture, de plaie et de différentes espèces de fièvre.

Terminaisons. Le phlegmon qui n'a pu être affaibli dans ses premières périodes, a tellement altéré la

structure du tissu cellulaire et des parties contiguës , qu'il doit nécessairement se terminer
par suppuration. C'est, en effet, l'issue la plus
fréquente de cette maladie, et la seule qu'alors
on doive desirer. La résolution n'arrive que
quand les symptômes ont été très modérés.
La gangrène survient quand l'inflammation a
été d'une violence extrême.

La suppuration s'annonce par des frissons
irréguliers, par la fièvre, la sécheresse de la
bouche, l'aridité de la peau et par l'exaspération de tous les phénomènes locaux. Elle est
formée lorsque la tumeur est ramollie à son
centre et qu'il y a de l'empâtement à sa base.
La peau qui recouvre l'abcès est pâle et amincie. La fluctuation est d'ailleurs le signe le plus
certain de l'existence du pus.

Pour produire la fluctuation et la reconnaître, on presse doucement, d'une main, les
environs de la base de la tumeur, pendant que
l'autre main, appliquée sur son sommet ou
dans un autre point, reçoit le choc qui résulte
du mouvement d'ondulation du fluide.

On recouvre le phlegmon de cataplasmes
émolliens. On y joint, dans le commencement,
les anodyns, afin d'atténuer les douleurs. Les
maturatifs conviennent lorsque le phlegmon se
convertit en abcès. Il ne faut pas trop se pres-

ser de donner jour au pus par l'incision, à moins de circonstances particulières : *Le pus fait le pus*, disent les praticiens.

Du furoncle. Le *furoncle* ou *clou* participe du phlegmon, de l'érysipèle et même de l'anthrax benin. Son volume varie entre la grosseur d'une petite noi-

Son siége. sette et celle d'un œuf de poule. Il se montre plus souvent aux membres qu'au tronc, et c'est presque toujours vers leurs parties supérieures, où la peau est épaisse et résistante, qu'il a son siége.

Ses causes. Il affecte les jeunes gens et les personnes qui sont d'une constitution pléthorique. Quel-

Il est quelquefois critique. quefois les maladies internes se jugent par l'éruption de plusieurs tumeurs de cette espéce.

Suppuration et gangrène. La suppuration qui arrive au furoncle est accompagnée de la mortification du tissu cellulaire; celui-ci se sépare des parties voisines sous forme d'une masse grisâtre, spongieuse, et imprégnée de pus, à laquelle on a donné le nom

Du bourbillon. vulgaire de *bourbillon*.

Traitement. On traite le furoncle, de la même manière que le phlegmon; lorsqu'il s'est percé à son sommet, on entretient l'ouverture en y insinuant une tente de charpie.

On continue d'appliquer des cataplasmes émolliens et maturatifs jusqu'à ce que le bourbillon soit sorti et que l'engorgement soit dissipé.

DES ABCÈS.

On donne, en général, le nom *d'abcès,* à toute tumeur circonscrite formée par une collection de pus.

On distingue les abcès en idiopathiques et en symptomatiques. Les premiers se manifestent dans le lieu même où le pus est formé; les seconds paraissent dans une endroit plus ou moins éloigné de la partie malade.

Les abcès *idiopathiques* qui se forment lentement et sans aucune apparence d'irritation locale, sont appelés *froids.* Ceux qui ont été précédés d'inflammation sont appelés *chauds.*

Les abcès *symptomatiques* ou par *congestion*, dépendent de la suppuration de quelque partie située profondément. L'usage veut, cependant, que l'on n'emploie ces mots que pour désigner l'abcès qui résulte de la carie de la colonne vertébrale.

La carie des vertèbres est causée, le plus souvent, chez les jeunes gens, par l'habitude de la masturbation; et chez les adultes, par l'affection rhumatismale.

Elle est précédée et accompagnée de douleurs sourdes et permanentes; la colonne vertébrale se courbe; le corps de la vertèbre, qui est au-dessus de celle que la carie a détruite,

— 25

Définition.

Différences des abcès.

Abcès idiopathiques.

Froids.

Chauds.

Abcès symptomatiques ou par congestion.
Restriction de ces mots.

Causes ordinaires de la carie des vertèbres.

Symptômes et marché.

s'abaisse ; son apophyse épineuse s'élève et fait saillie à travers la peau ; la sanie purulente qui s'échappe de la carie et de l'ulcération des parties molles environnantes , glisse sur les côtés de la partie antérieure de l'épine , traverse la poitrine et l'abdomen , et vient paraître dans l'aine , aux environs de l'anus ou dans la région lombaire ; quelquefois le pus se porte directement en arrière , et forme tumeur vis-à-vis la vertèbre altérée. La peau qui recouvre l'abcès , rougit et s'ulcère ; il s'écoule une matière purulente mal élaborée, que l'action de l'air rend fétide ; le dévoiement et la fièvre hectique surviennent ; le malade s'épuise , et il expire dans un état d'émaciation extrême.

A la première apparition de la maladie, il faut prescrire le repos absolu au lit , faire prendre quelques bains tièdes , des tisanes amères , et appliquer des vésicatoires volans, des moxas, ou bien ouvrir des cautères sur les côtés du lieu menacé. Le malade doit abandonner sa pernicieuse habitude. Parvenue au dernier degré, la maladie est mortelle. On prolonge les jours du malade en ouvrant son abcès à la faveur d'un trois-quarts très fin, lorsque , toutefois, la peau menace de s'ulcérer ; on n'évacue qu'une partie du fluide ; la cannule du trois-quarts étant rétirée, on ferme l'ouverture avec une mouche de sparadrap, de diachylon ou de taffetas d'Angleterre.

On recouvre les abcès inflammatoires de cataplasmes émolliens, et lorsque le pus est formé, on lui donne issue par une incision faite au lieu le plus déclive et où la fluctuation est le plus marquée. *Traitement des abcès chauds. On donne issue au pus par l'incision.*

On laisse à la nature le soin d'ouvrir les petits abcès du visage, parce qu'il est d'observation que quand le pus s'est fait jour lui-même, la cicatrice est moins difforme que quand on lui a donné issue par le bistouri ou la lancette. *On laisse les abcès du visage s'ouvrir spontanément.*

On doit ouvrir de bonne heure les abcès volumineux, et ceux qui sont placés près des articulations, des grandes cavités, ou dans un endroit où le tissu cellulaire est très lâche. *Abcès qu'il faut ouvrir de bonne heure.*

On fait accélérer la marche des abcès indolens ou froids, en les recouvrant de cataplasmes maturatifs, d'emplâtres fondans de savon ou de *vigo cum mercurio.* Lorsque la fluctuation est sensible, on place sur le point qui est ramolli, un petit morceau de potasse caustique; on fend ensuite l'escarrhe, et on recouvre toute la tumeur d'un cataplasme émollient. *Traitement des abcès froids.*

DE LA GANGRÈNE.

Définition de la gangrène.

La gangrène est définie l'extinction des propriétés vitales dans la partie qui en est le siége (1).

La nécrose.
Les escarrhes.

Cette affection est aux parties molles ce que la *nécrose* est aux os. On appelle *escarrhes* les plaques gangréneuses, sèches et superficielles, qui affectent la peau ou les tissus subjacens, quelles que soient les causes qui les aient déterminées.

Le sphacèle.

On donne le nom de *sphacèle* à la mort totale d'une partie ; comme , par exemple , à celle qui frappe toute l'épaisseur d'un membre: il y a donc, à-la-fois, dans le sphacèle, gangrène et nécrose.

La gangrène est humide ou sèche.
Différences.

On distingue la gangrène en *humide* et en *sèche* : dans la première ; les tissus sont gorgés de sucs ; la peau se couvre de phlyctaines ; l'épiderme se détache et la décomposition putride ne tarde pas à s'y développer. Dans la seconde , les parties sont sèches. et comme *momifiées* ; la putréfaction y est très lente.

Elle ne doit pas être confondue , ni avec la mort apparente,

La gangrène ne doit pas être confondue ni avec la stupeur momentanée d'une partie , qui peut être causée par une ligature ou une

____

(1) M. Richerand , *ouv. cit.* t. 1 , p. 131.

contusion très forte, ni avec la pourriture gangréneuse, qui suit de plus ou moins près l'extinction de la vie dans les tissus. *ni avec la pourriture.*

La pourriture ou putréfaction offre autant de variétés dans ses phénomènes, qu'il y en a dans les symptômes qui précèdent la gangrène. *Variétés de la pourriture gangréneuse.*

C'est sur la différence des causes qu'est fondée la distinction de la gangrène en plusieurs espèces.

Gangrène par excès d'action.

Toute inflammation excessive qui a résisté aux moyens anti-phlogistiques, ou dont le développement trouve un obstacle insurmontable dans la résistance des parties, est susceptible de dégénérer en gangrène. *Elle dépend 1°. d'une inflammation excessive.*

Cette terminaison arrive fréquemment, 1°. dans la hernie étranglée; 2°. dans l'inflammation profonde d'un membre dont l'aponévrose d'enveloppe offre beaucoup d'épaisseur; 3°. dans le panaris qui affecte toute l'épaisseur du doigt, et lorsque la peau n'est point entamée; 4°. enfin, dans certaines inflammations très limitées de la peau, et dont les symptômes sont si vifs que le malade éprouve la sensation d'une brûlure. Dans ce dernier cas, la gangrène a reçu le nom d'*anthrax benin*. *Maladies dans lesquelles elle survient.* *Anthrax benin.*

On pourrait encore placer ici la gangrène *2°. de l'in-*

filtration ou de l'épanchement des urines, de la bile et des matières stercorales.

produite par les urines, la bile ou les matières stercorales infiltrées dans le tissu cellulaire ou épanchées dans l'addomen. L'inflammation que ces matières déterminent, est quelquefois si brusque, que la vie est presqu'aussitôt suffoquée dans les parties.

Symptômes précurseurs.

Invasion.

La gangrène par excès d'action s'annonce par la diminution rapide ou plutôt par la cessation subite des symptômes inflammatoires : la partie devient froide, insensible et livide; elle se couvre de phlyctaines, l'épiderme se détache, la putréfaction s'en empare; elle répand une odeur putride très forte.

Traitement.

On prévient la gangrène par excès d'action : 1°. en diminuant l'intensité de l'inflammation; 2°. en levant l'étranglement par des incisions suffisantes; 3°. en donnant issue par le même moyen aux matières irritantes dont il a été parlé, et en atténuant leur action par des injections émollientes et anodynes.

Gangrène par défaut d'action.

Il y en a quatre espèces :

1° La gangrène sénile.

Causes.

Nous comprendrons ici :

1°. La gangrène *sénile*, qui arrive aux personnes décrépites et aux individus atteints d'une vieillesse prématurée, par suite d'excès en tous genres, de maladies chroniques et de misère.

2°. La gangrène symptomatique.

2°. Celle qui reconnaît pour cause la dilatation passive du cœur, l'érosion de la substance de cet organe, la compression, la ligature ou l'ossification de l'artère principale d'un membre. Causes.

Ces deux espèces de gangrène sont ordinairement sèches ; elles commencent par les dernières extrémités du corps, quelquefois par la peau qui recouvre des éminences osseuses, telles que le sacrum, les trokanters, les apophyses épineuses des vertèbres, etc. Caractères des deux espèces précédentes.

Leur invasion a lieu de trois manières : par une inflammation lente, suivie de l'érosion de l'épiderme et de la lividité du derme ; par une douleur brûlante, intolérable, ou par une insensibilité que la mort suit de près. Leur invasion a lieu de trois manières.

3°, La mortification de la peau et du tissu cellulaire, qui survient dans les mouchetures ou les scarifications trop profondes que l'on pratique dans les infiltrations excessives des bourses et des membres inférieurs chez les hydropiques. 3°. La gangrène due à l'infiltration séreuse.

4°. Les escarrhes ou la gangrène profonde due à une compression ou à une ligature permanente, à une contusion excessive, à une stupeur prolongée, etc. de quelque partie. 4°. La gangrène due à la compression, à une ligature permanente, etc.

Dans ces dernières espèces de gangrène, les les parties mortifiées sont remplies de liquides stagnans, dont la présence accélère la pourriture.

On applique, dans la gangrène par défaut d'action, des toniques sur la partie malade; on les administre aussi à l'intérieur, mais avec ménagement, surtout si elle dépend de la lésion des organes circulatoires.

Gangrène par Causes internes, et par Causes essentiellement délétères.

1°. Gangrène par causes internes : le scorbut, la fièvre adynamique, etc.

Le scorbut, les fièvres adynamiques et ataxiques, simples ou compliquées, produisent des gangrènes partielles dans plusieurs régions de l'extérieur du corps.

Elles sont symptomatiques ou critiques.

Ces gangrènes partielles, sont symptomatiques ou critiques des maladies qui les engendrent. Dans le premier cas, on arrête leur marche par la cautérisation et l'usage de fortifians à l'intérieur; dans le second, il est rationnel de les favoriser, et de ne les arrêter que quand elles font des progrès.

Traitement.

L'usage du pain fait avec le seigle ergoté.

L'usage du pain dans lequel il entre du seigle ergoté ou carié, produit une gangrène sèche, analogue à celle des vieillards. Elle est commune aux hommes et aux animaux, dont elle affecte les dernières extrémités du corps.

Celle-ci affecte l'homme et les animaux.

On la rencontre assez fréquemment dans les pays où l'on se nourrit habituellement avec le seigle ou même avec le bled noir, comme dans la province de Sologne.

Symptômes.

Dans son début, elle simule une inflamma-

tion brusque ; la chaleur, qui est d'abord brûlante, se change, au bout de deux ou trois
jours, en un froid glacial ; la partie se des-
sèche, et se noircit comme si elle eût été brûlée par le feu ; elle tombe ensuite comme une
escarrhe ordinaire.

On soutient les forces du malade par de bons
alimens et par quelques substances cordiales. *Traitement.*

Le *charbon* ou *anthrax malin*, affecte ceux
qui ont absorbé par la peau, par la respiration ou par la surface d'une plaie, les émanations des substances animales altérées par
des maladies contagieuses, telles que la peste
chez l'homme, les épizooties chez les animaux ;
ou bien ceux qui ont été exposés à l'action des
miasmes dégagés des cadavres putréfiés. *2°. Gangrène par
causes délé-
tères : le
charbon ou
anthrax ma-
lin.
Causes.*

Les personnes faibles, et celles qui sont
continuellement exposées à l'influence de ces
causes, se soustraient difficilement au danger
de l'absorption.

Le charbon se fixe au visage, au col et sur
le tronc. Il a pour signes précurseurs la prostration des forces, la syncope, la petitesse du
pouls et la décomposition des traits du visage. *Siége.
Symptô-
mes géné-
raux*

Il s'annonce par une tumeur d'un rouge
foncé, accompagnée de douleur vive et de
chaleur mordicante. Une vésicule surmonte
le sommet de la tumeur ; la base de celle-ci *et locaux.*

est bientôt entourée par un gonflement em-
physémateux et luisant.

Complication. L'anthrax n'a quelquefois qu'une très petite
étendue ; d'autres fois il occupe tout un membre. La cause qui l'engendre peut être assez
intense pour infecter l'économie entière, et
donner lieu à une fièvre atacto - adynamique
(*putride maligne*), presque toujours mortelle.

Traitement. Il est souvent plus facile de prévenir cette
maladie que de la guérir. On favorise l'invasion des escarrhes gangréneuses, par l'application des rubéfians ou des vésicans sur
les points de la peau où elles se montrent.
Lorsque la cause paraît s'être épuisée, on
limite la mort locale par la cautérisation, en
même temps que l'on soutient les forces par
des toniques de toutes sortes.

La pustule maligne. La *pustule maligne* est connue, dans quelques pays, sous le nom de *puce maligne* ; elle
est commune dans les anciennes provinces
Causes. de Provence, de Bourgogne et du Gatinois ;
c'est surtout dans les lieux bas, marécageux,
et dans ceux où l'on élève beaucoup de bé-
tails, qu'elle se présente fréquemment.

Siége. Elle reconnaît à peu près les mêmes causes
que l'anthrax malin, et se fixe dans les mêmes
En quoi elle diffère de l'anthrax malin. endroits que lui. Elle en diffère en ce qu'elle est
primitivement une maladie locale, tandis que

l'apparition du charbon au dehors paraît être due aux efforts de la nature qui tend à chasser le principe délétère.

Quatre périodes partagent le cours de là pustule maligne.

Ses quatre périodes :

Dans la 1re, il y a démangeaison, picotement et formation d'une vésicule dont le fond est d'une couleur citrine.

Affection 1°. du corps muqueux.

Dans la 2e, la tache citrine devient brunâtre ; au - dessous d'elle naît un tubercule lenticulaire, rénitent, qu'entoure une oréole, pâle, garnie de phlyctaines.

2°. du corps de la peau.

Dans la 3e, la gangrène s'est emparée du tubercule ; elle s'étend en largeur et en profondeur ; elle est devancée par un gonflement très douloureux, qui tient du météorisme.

3°. du tissu cellulaire souscutané.

Dans la 4e, la maladie devient générale ; le pouls est petit et concentré, la langue est aride et brunâtre ; il y a chaleur interne, anxiétés, cardialgie, délire, hémorrhagie et sueurs colliquatives. Le malade meurt dans un état gangréneux général ; son cadavre exhale une odeur fétide, et se putréfie promptement.

4°. de toute l'économie.

État gangréneux gégéral.

Dès le début de la maladie, on coupe la vésicule et l'on cautérise son fond avec le feu ou les caustiques liquides ; on applique sur l'escharre un peu d'onguent épispastique, et par-dessus le tout, un cataplasme émollient. Lors-

Traitement.

que la gangrène est déclarée, on scarifie jusqu'au voisinage du vif; on cautérise, puis on
saupoudre la partie avec du kinkina et du
camphre. Si la maladie est devenue générale,
on prodigue les toniques de toute espèce à
l'intérieur et à l'extérieur (1).

La gangrène ou pourriture d'hôpital. La *gangrène* ou *pourriture d'hôpital*, est un
accident des plaies et des ulcères, dont elle
retarde la marche et entrave la guérison.

Causes prédisposantes. La faiblesse, les passions tristes et l'air froid
et humide, prédisposent à cet accident. Ses cau

Ses causes déterminantes. ses productrices sont : l'air vicié des hôpitaux
encombrés de malades, les miasmes putrides
dégagés de ceux qui ont des fièvres adynamiques, ataxiques, ou des maladies gangréneuses,
et le contact des instrumens, du linge et de
la charpie qui ont touché les individus déjà
affectés de cette espèce de gangrène.

Symptômes Que la pourriture d'hôpital soit due à l'absorption intérieure du principe gangréneux,
ou qu'elle dépende de son action locale et
extérieure, ses phénomènes sont presque toujours les mêmes.

locaux La suppuration de la plaie ou de l'ulcère se
tarit, un pus grisâtre et couenneux adhère à

______

(1) Il existe une autre espèce de pustule maligne, épidémique et non contagieuse; elle a été observée par M. le
doct. Bayle.

leur surface; il se forme au centre de celle-ci un point gangréneux, qui gagne bientôt les bords; ceux-ci sont gonflés, renversés et très douloureux ; un cercle rouge-foncé précède la gangrène. Le malade s'affaiblit, et contracte une fièvre adynamique, compliquée de symptômes ataxiques.

On se comportera différemment, selon l'origine de la maladie. Lorsqu'on a lieu de présumer que la gangrène est primitive, on se hâtera d'annihiler son principe générateur par la cautérisation. Paraît-elle due, au contraire, à une infection intérieure, on laissera la cause s'épuiser dans la gangrène locale qu'elle suscite, pendant que l'on soutiendra le malade par de bons toniques, tels que le kina, le camphre et le vin de Bordeaux.

et généraux. Traitement local, général.

Gangrènes par les degrés extrémes de température.

La chaleur et le froid extrêmes peuvent troubler, suspendre ou anéantir la vie dans les organes qui sont exposés à leur influence : la gangrène n'est que le dernier effet de leur action.

La gangrène n'est que le dernier effet de la brûlure et de la congélation.

Nous considérerons ici les différens accidens auxquels ces deux causes peuvent donner lieu, selon leur degré d'intensité.

De quelque manière que le *calorique* soit appliqué à la surface du corps, ses effets sont

De l'action du calorique.

toujours relatifs à sa quantité, et à la durée de son action.

Brûlure. La *brûlure* se présente sous trois degrés principaux.

Premier degré. Inflammation. Dans le 1ᵉʳ *degré*, l'irritation est suivie de phlogose avec douleur cuisante. Un corps solide ou liquide très échauffé, et l'insolation continuée déterminent cet effet ; on y remédie par *Les répercussifs.* les répercussifs, et par des compresses trempées dans l'acétate de plomb affaibli (*eau végéto-minérale*).

Deuxième degré. Vésication. Dans le 2ᵉ *degré*, l'épiderme est soulevé par la sérosité, comme dans l'action du vésicatoire. Ce phénomène se remarque dans une brûlure vive et subite, comme est celle que *On perce les vésicules.* produirait l'eau bouillante. On perce les vésicules séreuses au lieu le plus déclive, ayant soin de conserver l'épiderme ; on applique *Les anodyns.* sur la surface brûlée, du papier brouillard enduit de cérat frais ou trempé dans un liniment opiacé. Les environs de la brûlure seront recouverts de compresses imprégnées d'eau végéto-minérale.

Inflammation et fièvre. L'inflammation se développe peu de temps après l'accident ; la fièvre inflammatoire survient, quand la brûlure a quelque étendue ; on lui oppose la saignée et les boissons acidulées.

Suppuration. Après cette période d'irritation, la suppuration

s'établit, et l'épiderme se détache. L'extrême
sensibilité de la peau, qui est à nu, exige que
l'on apporte beaucoup de précautions dans les
pansemens.

Dans le 3e *degré*, la partie est escarrifiée
plus ou moins profondément. La nature trace
une zône inflammatoire entre les tissus sains
et ceux que la brûlure a désorganisés ; la
fièvre s'allume et devient quelquefois si forte,
quand surtout l'escarrhe est large et profonde,
que le malade succombe quelques jours après
l'accident. Cette issue funeste peut également
avoir lieu dans les autres brûlures, lorsqu'elles
occupent une grande surface.

Troisième degré. Escarrhification.

Fièvre inflammatoire.

L'indication est d'assouplir l'escarrhe par
l'application des émolliens ; lorsqu'elle est tombée, il reste une plaie avec perte de substance,
dont il est quelquefois nécessaire de surveiller
la cicatrisation, pour prévenir les directions
vicieuses et les adhérences contre nature des
parties.

Traitement.

La brûlure, plus ou moins générale, appelée *combustion humaine*, donne toujours la
mort : elle sort conséquemment du domaine
de la pathologie.

Brûlure générale ou combustion humaine.

Le *froid* modéré excite les organes ; le froid
rigoureux les irrite d'abord, et les affaiblit ensuite, s'il continue d'agir ; le froid glacial en-

De l'action du froid.

gourdit le principe vital, et entraîne la congélation partielle ou générale du corps.

Des enge-
lures.

Les *engelures* se manifestent en hiver, aux
doigts, aux orteils et au talon.

Sujets qui
y sont pré-
disposés.

Les enfans, les jeunes gens, qui ont la peau
délicate, et les individus scrophuleux, y sont
très sujets.

Symptô-
mes.

Elles sont précédées d'un prurit incommode,
avec chaleur et engourdissement ; il naît ensuite des tâches rouges ou violettes, qui sont
accompagnées de douleurs cuisantes et de tuméfaction. Ces symptômes prennent de l'accroissement la nuit, ou lorsqu'on approche
du feu les parties malades.

Traite-
ment pré-
servatif et
curatif.

On prévient les engelures en évitant les alternatives du chaud et du froid, et en couvrant
les parties avec de la laine. On fortifie ces dernières par des lotions d'eau froide, dans laquelle
on a fait dissoudre du sel commun ou du muriate d'ammoniaque. Les frictions avec la neige
sont également utiles.

Ulcération
des enge-
lures.

Lorsque les engelures sont ulcérées, il est
à craindre que l'érosion ne s'étende en profondeur, et ne détermine la carie des os
voisins; on doit alors, prescrire le repos, la-

Traite-
ment.

ver la partie avec du vin tiède miélé, et y
appliquer des plumaceaux enduits de cérat
de Goulard. On aurait recours aux émol-

liens et aux anodyns, si la douleur était très
vive.

La *congélation* arrive dans les hivers rigou- De la con-
reux, sous les latitudes glacées du nord, et sur gélation.
les hautes montagnes, telles que les Pyrénées
et les Alpes.

Les enfans, les vieillards, les individus fai- Causes.
bles, les soldats harassés de fatigues et épuisés
par la disette ou la mauvaise nourriture, résistent difficilement à l'action destructive d'un
froid extrême. Les parties qui se gèlent le plus Parties
facilement, sont les pieds, les mains et les or- qui se gèlent
ganes qui sont comme détachés du corps, tels ordinaire-
que les parties génitales, les oreilles, le nez, les ment.
doigts et les orteils.

La congélation *partielle* se reconnaît au gon- Phéno-
flement de la partie qui devient violette, froide mènes de la
et insensible. La gangrène humide se manifeste congélation
bientôt, avec tous les symptômes qui la ca- partielle.
ractérisent.

La congélation *générale* atteint les hommes Phéno-
ivres, qui s'endorment sur la neige, et ceux que mènes de la
la fatigue ou le besoin ont complètement épuisés. congélation
générale.

Le froid engourdit le corps et dispose au Progres-
sommeil; malheur à celui qui s'y abandonne! sion de ces
Le système nerveux tombe dans la torpeur, phénomè-
le cœur cesse de battre, les liquides s'arrêtent nes.
dans leurs canaux, les propriétés vitales s'étei-

gnent; et encore quelques instans, la congélation absolue s'empare de tout le corps, que la vie a abandonné.

Conduite qu'il faut tenir, et traitement.

Quelle que soit son étendue, la congélation se traite toujours d'après les mêmes principes : le corps de l'individu qui offre encore quelque espérance, sera placé dans un lieu dont la température est à peu près à zéro; on fera des fric

Frictions excitantes.

tions, d'abord avec la neige ou la glace pilée, et ensuite avec une flanelle imprégnée d'une liqueur spiritueuse et aromatique. Ces frictions porteront, en premier lieu, sur la région précordiale, et ensuite sur le tronc et les membres.

Toniques à l'intérieur.

On fera prendre au malade quelques cuillerées d'un vin généreux, et lorsque la nature reprendra ses droits, que la chaleur et la sensibilité se réveilleront, on pourra appliquer avec ménagement la chaleur extérieure, qui n'est utile que pour soutenir les efforts de la calorification, comme nous l'avons fait observer dans

Danger d'approcher du feu les parties congélées.

la physiologie, page 95. Trop de précipitation pour approcher du feu les parties congelées, pourrait donner lieu aux accidens les plus funestes.

Disparition des effets.

A mesure que la vie se ranime, on voit les taches rouges ou violettes s'effacer, l'enflure diminuer et les autres accidens disparaître.

Lé malade n'est pas toujours aussi heureux ; il arrive souvent que la mort générale ou locale se confirme par l'inutilité des secours administrés; et lorsque l'affection est locale, un cercle inflammatoire indique les limites de la gangrène.

D'autres fois, les parties congélées ne sont rappelées à la vie que pour être atteintes, presque aussitôt, d'une gangrène humide, provoquée par l'abord des liquides dans des canaux paralysés, et, peut-être, en partie déchirés par la congélation.

———

On a vu par l'histoire succincte que nous avons donnée de chaque espèce de gangrène en particulier, que les symptômes, le pronostic et le traitement diffèrent selon la nature des causes, l'état des forces du sujet, et les degrés de la maladie. Il eût donc été aussi impossible de décrire les gangrènes d'une manière générale, qu'il l'eût été de parler de leur traitement d'après cette formule scolastique, qu'il faut *les prévenir, arréter leurs progrès, et aider la nature à séparer le mort d'avec le vif.*

Cependant, lorsque la gangrène est décidée, la conduite que l'on tient est à peu près la même, dans la plupart des circonstances, sauf pourtant, les indications particulières qui résultent de l'état de sécheresse ou d'humidité de la partie.

Lorsque la mort est bornée, un cercle inflammatoire sépare les parties saines de celles qui ont perdu la vie; alors, voici ce qu'il faut faire :

1°. Si la mortification est peu profonde, on incise dans le mort, sans aller au-delà, puis on applique une matière onctueuse et excitante, tel que l'onguent styrax, quand la gangrène

est sèche; ou des poudres aromatiques, quand elle est humide. La suppuration qui survient, expulse tout ce qui est mortifié.

2°. Quand un membre est sphacélé, on en fait l'amputation, pourvu qu'un cercle inflammatoire, bien prononcé, indique que la cause est épuisée et que la gangrène a borné ses progrès.

Il faut encore, avant de se décider à faire l'amputation, que le malade conserve assez de force pour en supporter les douleurs et les suites; dans le cas contraire, on retrancherait le plus qu'on pourrait de la partie, en coupant jusqu'à quelques lignes des tissus sains. La nature détache le reste par la suppuration.

DES SOLUTIONS DE CONTINUITÉ.

Sous ce titre se rangent 1°. les plaies, les ruptures et les fractures, qui sont des solutions de continuité récentes, avec disposition continuelle à se connsolider; 2°. les ulcères, les fistulés et

la carie, qui sont également des lésions de *2°. Les ul-
continuité, mais ordinairement anciennes, cères, les fis-
compliquées, et sans tendance apparente à tules et la ca-
la guérison. rie.

Des Plaies.

On peut définir la *plaie* une solution de Définition.
continuité, ordinairement récente, faite à un
ou plusieurs tissus, par des corps qui agissent
en piquant, tranchant, déchirant ou contondant nos parties.

Les différences des plaies sont essentielles ou Différences
accidentelles : les premières se tirent de l'espèce des plaies.
de corps vulnérant, de la nature des parties Elles sont
intéressées, et de la simplicité ou de la com- essentielles
plication ; les secondes dépendent de l'étendue, et acciden-
de la direction et de la figure de la blessure. telles.

Les plaies faites par des instrumens piquans, Synonymie.
s'appellent *piqûres*; celles qui sont dues à des Piqûres.
corps tranchans, porte les noms d'*incision*, de
coupure, ou, tout simplement, celui de *plaie*; Coupures.
celles qui sont faites par des corps déchirans,
sont nommées *déchirures* ou plaies par *arra-* Déchi-
chement, selon que la partie est seulement la- rures, et
cérée, ou bien qu'elle est arrachée; ces der- plaies par
nières sont aussi appelées *morsures*, quand elles arrache-
ont été produites par la dent d'un animal. On ment.
donne le nom de plaies *envenimées* à celles que Morsures.
complique un principe vénéneux ou virulent Plaies envenimées.

qui y a été porté par le corps vulnérant; enfin, lorsque les plaies sont dues à des corps con-

Contusion. tondans, elles prennent le nom de *contusion,* si la peau n'est point divisée, et celui de plaie

Plaie con-tuse. *contuse ,* dans le cas contraire.

Les plaies affectent les tissus, les organes, etc. Toutes les parties du corps sont exposées à l'action des corps vulnérans; ceux-ci lèsent les tissus, les organes; le tronc ou les membres.

La plaie intéresse d'abord la peau; elle peut s'étendre jusqu'aux os inclusivement, en divisant toutes les parties intermédiaires.

Elles sont simples Les plaies sont simples, lorsque la réunion est l'unique indication qu'elles présentent; elles

ou compli-quées. sont compliquées, si des accidens sérieux se manifestent et exigent un concours de remèdes différens.

Autres dif-férences re-latives à leur étendue , à leur pro-fondeur, à leur di-rection , Quant à leur étendue, elles sont grandes, moyennes ou petites, superficielles ou profondes, etc.

Eu égard à leur direction, elles sont longitudinales, obliques ou transversales , etc.

à leur figu-re. Quant à leur figure, elles sont en X, en T, et avec ou sans lambeaux.

Plaies par Instrumens piquans.

Plaies par instrumens piquans. Tous les instrumens pointus et plus ou moins acérés, tels que l'épée, la baïonnette, les aiguilles, les clous, les épines, la lancette, etc. peuvent produire ces sortes de plaies.

Lorsque les piqûres ont une certaine pro- *Parties qui peuvent être intéressées dans les piqûres.* fondeur, on a lieu de craindre la lésion des nerfs, des vaisseaux, et même celle des vis- cères, si elles existent sur le tronc.

Les accidens formidables qui surviennent *Accidens graves qui surviennent. Causes.* quelquefois après les piqûres les plus simples, peuvent être attribués à la section incomplète des nerfs, au déchirement des tissus que l'instrument a traversés, et à l'irritation causée par les liquides extravasés ; ou bien ils dépendent de l'idio-synchrèse de l'individu, ainsi qu'on le voit quelquefois à la suite de la saignée, qui, quoique faite avec beaucoup d'adresse et de soin, est suivie d'un engorgement inflammatoire, promptement terminé par la gangrène.

Il est, cependant, assez ordinaire de voir *Traitement.* les piqûres se cicatriser avec beaucoup de facilité, pourvu qu'on ait soin d'éloigner tout ce qui pourrait les irriter. S'il se présente quelque accident, on en recherchera la cause, afin d'y remédier par des moyens appropriés.

Plaies par Instrumens tranchans.

Les instrumens tranchans servent à la guerre, *Plaies par instrumens tranchans.* dans les arts et pour les besoins journaliers; de-là, la fréquence des coupures. Ils agissent, comme on sait, en pressant et en sciant. (*Voy.* p. 354.)

Trois phénomènes s'offrent dans la plaie *Des trois*

phénomè-
nes princi-
paux des
coupures.

simple, peu profonde, et qui ne comprend que la peau, le tissu cellulaire et la couche extérieure des muscles : ce sont, 1°. la douleur ; 2°. l'écartement des bords ; 3°. l'effusion du sang.

1°. La douleur.

La *douleur* résulte de la section des parties sensibles et du tiraillement des bords et des angles de la plaie. L'*écartement* est dû à l'élasticité et à la contractilité des tissus, ou bien à la mauvaise position de la partie blessée. L'*effusion du sang*, qu'il ne faut pas confondre avec l'hémorrhagie, provient de la division des petits vaisseaux sanguins.

2°. L'écartement des bords.

3°. L'effusion du sang.

Des trois indications que les plaies présentent.

Réunir les lèvres de la plaie, les maintenir affrontées, et pourvoir au régime du blessé, telles sont les trois indications dont se compose le traitement de toute plaie simple.

Réunion.

Avant de procéder à la *réunion*, il faut enlever avec de l'eau tiède le sang coagulé et les autres corps étrangers que peut contenir la plaie.

On réunit en donnant à la partie une position convenable, et en exerçant sur les bords de la plaie, une pression suffisante pour les mettre en contact.

Contention.

On obtient la *contention* de ceux-ci, par la situation, le bandage, les agglutinatifs et la suture.

La *situation* est utile pour faire disparaître Situation.
l'écartement, et pour aider le bandage unissant
dans son action. Règle générale : toutes les fois Règle générale pour
les plaies en
travers,
que la plaie est en travers, il faut ramener la
partie dans le sens de la blessure, afin de
mettre la peau et les muscles dans le relâchement ; lorsqu'elle est en long, il faut, au con- et pour les
plaies en
long.
traire, la porter dans le sens opposé, afin de
tendre les extrémités de la plaie, dont les lèvres,
dans ce cas, se rapprochent de la même manière qu'on efface une boutonnière, quand on
tire en sens contraire ses deux angles.

Le *bandage unissant* ou *incarnatif* varie aussi, Bandage
unissant ou
incarnatif.
selon la direction qu'affecte la plaie. Supposons
une plaie en travers, à la partie moyenne de la
cuisse : on prépare 1°. deux pièces de linge de 1°. Des
plaies en
travers.
la grandeur de cette partie, et d'une largeur
égale à la longueur de la plaie ; 2°. deux bandes
roulées, longues de 5 à 6 aunes ; 3°. deux compresses graduées, dont l'épaisseur sera relative à la profondeur de la blessure.

On couche, au-dessus de cette dernière, une Confection
et applica-
tion.
des pièces de linge que l'on a divisée jusqu'à
sa partie moyenne en autant de lanières qu'elle
a de pouces de largeur ; on la fixe par des circulaires suffisamment serrés. On relève et on
abaisse à plusieurs reprises, l'extrémité opposée
à celle qui porte les lanières, pour faire passer

dessus, la bande avec laquelle on fera des doloires, que l'on prolongera jusqu'au voisinage
de la plaie; le reste du globe sera confié à un
aide. L'autre pièce de linge, à laquelle on a
fait autant de boutonnières que la précédente
porte de lanières, sera placée au-dessous de
la plaie; on la fixera, avec la seconde bande,
de la même manière qu'il a été dit pour la
première. Les compresses graduées ayant été
posées sur les côtés de la plaie, on engagera
les lanières dans les boutonnières, pour les
tirer avec force en sens contraire; on les as-
sujétira aussitôt avec ce qui reste des deux
bandes roulées, en faisant des circulaires au
niveau et sur les bords de la plaie, et des
doloires et des rampans au-dessus et au-
dessous.

2°. Des plaies en long. Confection et applica-tion.　Le bandage de la plaie en long se fait avec
une bande longue de 6 à 8 aunes, large de 3
à 4 travers de doigts; on partage l'extrémité
de celle-ci en plusieurs lanières; un nombre
égal de boutonnières est pratiqué à une distance suffisante, pour que la portion intermédiaire de la bande puisse entourer les deux
tiers postérieurs de la circonférence du membre. Les compresses graduées étant appliquées,
on passe les lanières dans les fentes, pour les
tirer en sens opposé; on assujétit le tout, en

couvrant la plaie de circulaires, et ses environs de doloires.

Les *bandelettes agglutinatives* conviennent dans les plaies superficielles, dans celles qui sont à lambeaux minces, et enfin dans celles qui ont des bords considérablement écartés. On les emploie encore pour les plaies du vi-sage, dont les muscles ne se rétractent que faiblement, et où il n'est pas toujours facile de disposer un bandage unissant.

La longueur des bandelettes sera relative à l'écartement et à l'épaisseur des lèvres de la plaie. Leur largeur sera telle qu'il faille en employer plusieurs pour obtenir la con-tention des bords de la plaie.

Avant de les appliquer, on les fait chauffer pour ramollir la matière emplastique. On colle d'abord sur un des côtés de la plaie, la moi-tié d'une bandelette ; les deux lèvres étant rap-prochées, on colle aussitôt l'autre moitié sur le côté opposé ; la main ne cessant point la compression, on les applique toutes de la même manière, ayant soin de laisser, entre elles, un petit intervalle, pour l'écoulement des fluides. La pluralité des bandelettes est avantageuse, en ce qu'elle permet de rajuster celles qui se dérangent, sans que les bords de la blessure cessent d'être affrontés.

De la su-
ture.

La *suture* était autrefois d'un usage général ; on a exagéré ses inconvéniens, pour la faire abandonner ; mais la proscription absolue de ce moyen, serait aussi condamnable que l'abus qu'on en faisait autrefois.

Moyens
avec les-
quels on la
pratique.

Elle se pratique avec du fil ciré et des aiguilles droites ou courbes, selon la disposition des parties. Les différens noms qu'elle prend sont relatifs 1°. à la manière dont les poïnts sont faits ; telles sont la suture *entrecoupée*, celle du *Pelletier*, etc. ; 2°. aux moyens auxiliaires employés ; telles sont la suture *enchevillée*, *entortillée*, etc.

Cas où
elle con-
vient,
1°. pour
l'exactitude
du contact ;

On a recours à la suture quand les autres moyens sont insuffisans ou inefficaces : 1°. pour assurer l'exactitude du contact des bords, comme dans les plaies à lambeaux du cuir chevelu, aux lèvres, dans l'opération du bec-de-lièvre, et dans la déchirure du périnée, chez la femme accouchée ; 2°. pour s'opposer, soit

2°. pour
s'opposer à
l'issue d'un
d'un viscère
ou d'un li-
quide.

à la sortie d'un viscère, comme dans les plaies pénétrantes de l'abdomen, soit à l'issue d'un liquide, comme dans la solution de continuité des intestins.

Situation
et repos du
blessé.

Après l'application de l'appareil, la partie blessée sera mise dans la situation qui aura été jugée convenable, et le malade gardera le repos, s'il est nécessaire.

Le *régime* du blessé sera d'autant plus sévère que la plaie est plus considérable et la
fièvre traumatique plus intense. On prescrit
des boissons délayantes ou acidulées, et une ou
plusieurs saignées, selon que le sujet est pléthorique ou prédisposé aux maladies inflammatoires.

Régime et traitement du blessé.

Considérées quant à leur *marche*, les plaies
se présentent sous deux aspects différens :

De la marche des plaies.

1°. Elles se réunissent par *première intention*, toutes les fois qu'elles sont le plus simple
possible, et que la réunion en a été faite de
bonne heure : l'agglutination des bords commence à l'instant même où ils ont été rapprochés, par une inflammation très légère, dite
adhésive.

Elles se réunissent par première inten-
tion.

Inflamma-
tion adhé-
sive.

2°. Par *seconde intention*, lorsqu'il y a eu
perte de substance, contusion, ou quand la
plaie a été irritée par le contact prolongé de
l'air ou de quelque corps étranger ; dans ce
cas, une inflammation complète se déclare et
retrace dans son cours les périodes d'une maladie aiguë : les bords de la plaie deviennent
douloureux et tuméfiés, il en suinte un peu
de sang séreux ; la fièvre traumatique survient,
et se relâche peu de temps après son invasion ; on voit bientôt naître sur toute la surface entamée, des granulosités rougeâtres, ap-

Par deu-
xième in-
tention.

Inflamma-
tion com-
plète.

Fièvre
traumati-
que.

Suppura-
tion.

Bourgeons pelées improprement *bourgeons charnus*, les-
charnus. quelles versent d'abord un pus sanguinolent
et ensuite jaunâtre et bien lié ; ces granulosités se resserrent et attirent, en s'affaissant,
Cicatrisa- la peau des environs ; dès-lors, la plaie
tion. se rétrécit, une pellicule rougeâtre la recouvre dans toute son étendue, et cache le
travail de la cicatrisation qui se fait au-dessous.

Inflamma- Les plaies profondes qui suppurent ne sont
tions suc- pas toujours sans quelque danger, en raison
cessivesdans
les plaies des inflammations successives qui atteignent
profondes. des tissus dont l'organisation et la vitalité sont
différentes (*voyez* p. 372), et de la longueur
de la suppuration qui peut en être le résultat.

Modifica- Le traitement des plaies qui entrent en sup-
tionsdu trai-
tement dans puration, demande quelques attentions parti-
les plaies qui culières : 1°. l'appareil doit être peu serré,
suppurent.
afin de laisser à l'inflammation la liberté de
se développer ; 2°. les pansemens ne doivent
point être trop fréquens, dans la crainte de
prolonger l'irritation ; 3°. on doit avoir soin
que le pus ne séjourne point dans le fond de
la plaie ; 4°. il faut entretenir l'action vitale
dans un état moyen, la diminuer par les émolliens, les antiphlogistiques et la diète, si elle
excède le degré nécessaire à une suppuration

louable et modérée, l'augmenter par les lotions confortatives et un régime nourrissant, si elle paraît s'affaiblir. Dans ce dernier cas, on substituera à la charpie ordinaire, le coton ou la laine cardée, et l'on serrera le bandage, un peu plus que de coutume.

Accidens des Plaies.

Les *accidens* qui compliquent les plaies sont *primitifs* ou *consécutifs*. Les premiers sont : l'hémorrhagie, la douleur, le tétanos et la paralysie. Les seconds : l'inflammation, les altérations de la. suppuration, la gangrène ou pourriture d'hôpital, le durcissement des bords de la. plaie et le décollement de la peau. *(Les accidens des plaies sont primitifs ou consécutifs.)*

L'*hémorrhagie* se dit de toute effusion de sang assez considérable pour mettre la vie du malade en danger. Elle dépend de la division des artères, des veines ou des vaisseaux capillaires. Le sang peut s'écouler au dehors, s'infiltrer ou s'épancher dans le tissu cellulaire, ou bien tomber dans une des cavités splanchniques. *(Accidens primitifs. 1°. L'hémorrhagie. Sources du sang. Voies qu'il suit.)*

L'hémorrhagie artérielle se reconnaît à la couleur vermeille du sang et à la vélocité de son écoulement; l'hémorrhagie veineuse, à sa couleur rouge foncée et à la lenteur de son effusion; l'hémorrhagie capillairé, à sa couleur d'un *(Signes de l'hémorrhagie artérielle, veineuse et capillaire.)*

beau rouge, et à sa sortie en nappe de tous les points de la surface traumatique.

Comment agissent les moyens ré-pressifs des hémorrha-gies.

Parmi les moyens employés à la répression des hémorrhagies, les uns agissent mécaniquement; tels sont les absorbans, la ligature et la compression : les autres chimiquement; tels sont le feu et les caustiques : d'autres, enfin, agissent en excitant, à la fois, les propriétés vitales et les propriétés de tissu de la partie malade; tels sont les astringens et les styptiques.

1°. Méca-niquement. De la com-pression di-recte et laté-rale.

La *compression* est *directe* quand on la fait sur l'ouverture béante du vaisseau divisé, et parallèlement à son axe; elle est *latérale* quand elle agit perpendiculairement à l'axe du vaisseau, et en applatissant ses parois.

Cas où la compres-sion directe est en usage.

La compression directe est réservée à la lésion de quelques artères en particulier : 1°. à l'artère épigastrique ouverte par un instrument piquant; 2°. aux artères qui sont renfermées dans un conduit osseux, tels que la menyngée moyenne et les artères nutricières des os; 3°. aux artères qui sont ossifiées et que la ligature ne peut froncer ou applatir; 4°. aux petites artères des alvéoles dentaires, après l'extraction d'une dent.

Comment on la prati-que.

Dans toutes ces circonstances on enfonce dans l'ouverture un petit bouchon de cire, qui, par sa mollesse, se moule sur les parties, et ferme hermétiquement l'issue par laquelle le sang s'échappait.

La compression latérale s'exerce sur les vaisseaux artériels d'un calibre médiocre, et sur les veines. *Cas où l'on a recours à la compression.*

L'application des doigts, la pelotte supportée par une tige de bois semblable à celle des cachets de bureau, le garot, et même le tourniquet de Petit, ne sont que des moyens du moment, auxquels il faut suppléer par une compression méthodique. Celle-ci se fait avec des compresses graduées, lorsqu'on l'exerce à travers la peau, et avec de la charpie ou de l'agaric, quand on la fait au fond d'une plaie; des compresses longuettes et un bandage circulaire complètent l'appareil. *Ses moyens. Compression méthodique.*

La compression latérale n'est efficace et avantageuse qu'autant 1°. que son action se passe sur un point très resserré; 2°. que l'artère est superficielle, peu profonde et soutenue par un os subjacent; 3°. que la force compressive trouve un point d'appui diamétralement opposé à l'endroit où elle agit. *Conditions pour qu'elle soit efficace et avantageuse.*

Les *absorbans* sont solides ou pulvérulens: on comprend, parmi les premiers, la charpie mollette, l'agaric de chêne, l'éponge fine et le coton du bombax; et parmi les seconds, les poudres du lycopode ou de colophane, le linge *Des absorbans : ils sont solides ou pulvérulens.*

Mode d'action. brûlé, etc. Ces matières retiennent les fluides de la plaie, se combinent avec eux, et forment une espèce de mastic dense, qui résiste à l'effort du sang.

De la ligature. La *ligature* agit en fronçant les parois de l'artère, de la même manière que l'on fronce le col d'une bourse avec un cordon circulaire.

Instrumens nécessaires. Les instrumens nécessaires pour faire la ligature sont : le fil ciré, une pince à dissection ou une aiguille courbe.

Ligature immédiate : manière de la pratiquer. Lorsque l'artère est apparente, on tâche d'engager une des branches de la pince dans son canal, on l'attire à soi, puis on fait glisser sur elle un nœud de fil dont l'extrémité de la pince était garnie; un aide est chargé de serrer le nœud et d'en faire un second pour donner de la solidité au premier. Voilà ce que l'on appelle *ligature immédiate*.

Ligature médiate. Quand les tuniques artérielles sont trop rigides, on se contente de les applatir en serrant *Comment on la pratique.* le fil sur un petit tampon de charpie ou d'agaric, placé entre l'artère et le nœud qui doit être fait. Le serre-nœud de M. Deschamps convient aussi en pareille occasion. Ce dernier procédé s'appelle *ligature médiate*. On donne aussi ce nom à la ligature faite avec l'aiguille courbe, au moyen de laquelle on comprend du tissu cellulaire et des fibres musculaires dans l'anse de fil; on y a recours quand l'artère n'est point apparente, et quand il n'est point possible de *dilater la plaie*, c'est-à-dire, de l'agrandir, pour satisfaire à l'indication présente.

Le *feu* et les *caustiques* sont rarement en usage pour arrêter les hémorrhagies; on y a cependant recours dans celles qui résultent de la division des petites artères de la langue, du pénis, ou pour arrêter le sang qui sourde d'un ulcère ou d'une tumeur fongueuse.

2°. Chimiquement. Du feu et des caustiques.

Les *astringens* ou les *styptiques* des auteurs, tels que l'eau froide, la glace, le vinaigre, la dissolution des sulfates d'alumine et de fer, l'eau de Rabel, les poudres de tan, de sang dragon, etc. excitent le resserrement des solides et condensent les élémens gélatineux et albumineux que ces derniers contiennent.

3°. En excitant la vitalité et les propriétés de tissu. Des astringens.

Les astringens et les absorbans étaient plus en usage autrefois que de notre temps; leur action est très faible; aussi est-il toujours nécessaire de leur adjoindre la compression, pour arrêter le sang, qui provient des artères tant soit peu volumineuses.

Ces derniers et les absorbans sont des moyens très faibles.

La *douleur* devient un accident dans les plaies, lorsqu'elle se prolonge au-delà du terme ordinaire ou quand elle prend de l'accroissement; ses causes sont : la section incomplète des nerfs, la présence d'un corps étranger,

2°. La douleur.

Causes.

la compression trop forte ou la tension inflammatoire trop considérable des bords de la plaie.

Moyen de guérison. Pour faire cesser la douleur, on achève la
section du nerf blessé ou bien on le cautérise ;
on recherche les corps étrangers pour les extraire ; on relâche le bandage, et on emploie
les émolliens ou les narcotiques, à l'intérieur
et à l'extérieur.

3°. Le té- tanos. Le *tétanos* est une affection spasmodique et
convulsive qui attaque en totalité ou en partie

Siege. le système musculaire extérieur ; il prend différens noms, selon la direction qu'affecte le tronc ;

Variétés. lorsque celui-ci est courbé sur sa partie antérieure, c'est l'*emprosthotonos* ; dans l'*opisthoto-
nos*, il est renversé en arrière ; dans le *pleuros-
thotonos*, il est penché sur le côté. On appelle
trismus le serrement tétanique des mâchoires.

Causes. Le tétanos est commun dans les pays chauds ;
il affecte principalement les hommes qui sont
d'un tempérament nerveux ou musculaire ;
les mêmes causes qui produisent la douleur,
peuvent aussi le faire naître.

Traite- ment. Lorsque le tétanos est décidé, on a conseillé de faire prendre à l'intérieur, des bols
composés avec 6 grains de camphre et 1 grain
d'opium, des boissons aromatiques animées
avec 10 à 12 gouttes d'ammoniaque, et des bains.
Cet acccident est presque toujours mortel.

La *paralysie* consiste dans la cessation des mouvemens volontaires et de l'exercice de la sensibilité animale de la partie blessée; elle dépend de la section, de la contusion ou de l'inflammation des nerfs, des muscles, etc.

Quand elle persiste après la guérison de la blessure, on emploie le liniment volatil et la teinture de cantharides en frictions, les vésicatoires volans, le moxa, etc. pour réveiller les propriétés vitales de la partie paralysée. Si la paralysie avait pour cause la division des muscles ou des tendons, elle disparaîtrait aussitôt que la cicatrisation de ces organes se serait effectuée.

L'*inflammation* et la *suppuration* sont des phénomènes nécessaires des plaies; elles deviennent des accidens consécutifs en quelques cas : la première par son apparition intempestive, la seconde par les altérations qu'elle subit.

On recherchera quelles sont les causes de l'inflammation pour les faire cesser, en même temps qu'on fera usage des remèdes propres à atténuer cet accident.

Les *vices de la suppuration* comprennent l'abondance, la diminution et la suppression de la sécrétion du pus, les altérations et la résorbtion que cette humeur subit.

L'*abondance* du pus provient des excès de table, de l'irritation continuelle de la plaie et

La paralysie.

Accidens consécutifs.

1°. L'inflammation.

2°. Les vices de la suppuration.

Son excès.

de l'habitude vicieuse que contracte la nature d'évacuer le superflu de la nutrition par cette voie; on y obvie par le régime, les purgatifs, les bains et les exutoires.

Sa diminution et sa suppression. · La *diminution* et la *suppression* subites de la suppuration qui est abondante, sont toujours à craindre; elles sont causées par les erreurs de régime, le refroidissement du corps, les passions fortes, l'invasion d'une maladie aiguë. On rappelle la sécrétion purulente, en irritant la plaie par un emplâtre vésicatoire dont on recouvre toute la surface suppurante.

Sa résorbtion et ses altérations. La *résorbtion* du pus n'est fâcheuse qu'autant que ce liquide a éprouvé des *altérations* par l'action de l'air, par son trop long séjour dans la plaie ou par un vice local ou général. On prévient l'accès de l'air dans la plaie, en y appliquant un appareil convenable; on s'oppose au croupissement du pus par la compression du foyer où il s'amasse; s'il y a des clapiers, on les détruit en coupant les brides qui les forment ou en faisant des contre-ouvertures.

3°. La gangrène d'hôpital. La *gangrène* ou *pourriture d'hôpital* ne s'offre guère que dans les hôpitaux et chez les malades débilités. (*Voyez* p. 396.)

4°. Les callosités. Les *callosités* ou le durcissement des bords de la plaie, reconnaissent pour cause, la persistance de l'inflammation et l'irritation con-

tinuelle de la plaie. Quand elles sont récentes,
le cataplasme émollient suffit pour les faire
résoudre ; si elles résistent, on les scarifie ou
on les emporte avec le bistouri.

Lorsque la suppuration dure depuis long-
temps, il peut arriver que la peau des environs de la plaie soit amincie, décollée, et
d'une couleur pâle ou violette. On tâche d'en
procurer l'agglutination par une compression
douce, après avoir fait une injection légèrement
excitante dans la cavité de la plaie ; si cette tentative ne réussit pas, il faut en faire l'excision.
5°. Le décollement de la peau.

Des Plaies par Instrumens contondans.

Il y a deux espèces de corps contondans :
1°. les corps orbes ou anguleux qui sont chassés par l'explosion de la poudre à canon ;
2°. les corps durs et obtus qui sont mus par
toute autre cause, ou vers lesquels le corps est
tantôt poussé par une force extérieure, et tantôt entraîné par sa pesanteur.
Des deux espèces de corps contondans.

Les corps contondans produisent des contusions ou des plaies contuses.
Deux effets produits par ces corps.

Contusions.

La *contusion* peut exister à différens degrés :
quand elle n'affecte que la peau et le tissu cellulaire souscutané, la partie devient violette
ou brunâtre, et légèrement douloureuse ; le
1°. La contusion. Son 1er degré.
Signes.

sang est arrêté dans lès capillaires, ou infiltré dans le tissu cellulaire.

On prévient les effets de la contusion par les répercussifs; on procure la résorbtion du sang par l'eau salée ou l'eau-de-vie camphrée.

La contusion qui est plus considérable, peut se compliquer de lacération des muscles, de déchirement des vaisseaux et des nerfs, et de fracture des os. Dans ces circonstances fâcheuses, le désordre s'est opéré à travers la peau que le corps contondant a déprimée sans lui faire de solution de continuité.

La première chose à faire, lorsqu'un pareil accident se présente, est d'inciser largement la peau, afin de donner issue au sang, lier les vaisseaux et extraire ou rajuster les esquilles. On traite ensuite la contusion comme une plaie contuse, qui doit suppurer; on saigne le malade, si on le juge convenable, on le met à la diète; il gardera le repos, si la contusion est considérable.

Quand la désorganisation est trop grande pour que l'on puisse raisonnablement espérer de sauver le membre et même le malade, il faut sans hésiter faire l'amputation au-dessus de la contusion.

Le danger se montre de lui-même quand une semblable contusion a eu lieu à la tête, à la poitrine ou à l'abdomen; dans ces cas, les viscères sont plus ou moins altérés ou désorganisés; le malade sera condamné au repos et à la diète absolus; on répétera les saignées. Le chirurgien observera avec attention les accidens qui se manifesteront, afin de les combattre dès leur apparition. *Conduite que le chirurgien doit tenir.*

Plaies contuses.

Les plaies contuses ordinaires, qu'il faut bien distinguer des plaies d'armes à feu, arrivent à la suite d'une chute faite sur des corps durs et anguleux, ou par des coups de bâton, de pierre ou de sabre mal affilé, etc. *Des plaies contuses ordinaires.* *Causes.*

La peau est déchirée dans une plus ou moins grande étendue, et les parties subjacentes sont contuses à différens degrés. *Désordre local.*

On lave les plaies contuses simples avec de l'eau froide ou de l'eau salée; on les panse mollement, et de la même manière que les plaies qui doivent suppurer. On satisfait aux indications particulières qui se présentent, ainsi qu'il a été dit précédemment en traitant des contusions. *Traitement.*

Plaies d'Armes à feu.

Les *plaies d'armes à feu* sont des plaies contuses au dernier degré; elles sont faites par les corps que met en mouvement la déflagration de la poudre à canon. *Des plaies d'armes à feu.* *Causes.*

Différences de ces plaies d'avec les autres, 1°. par l'état local;

Elles diffèrent des autres espèces de plaies : 1°. par leur aspect ; ainsi, leur trajet est recouvert d'une escarrhe brune et sèche, et les parties voisines sont ecchymosées et d'une couleur jaune, violette ou noirâtre ;

2°. par les accidens qui les accompagnent.

2°. par les accidens graves qui les accompagnent et les rendent toujours plus ou moins dangereuses. Nous parlerons de ces accidens en traitant des complications.

Différences des plaies d'armes à feu.

Les plaies d'armes à feu varient entr'elles : 1°. par rapport au volume, à la forme et à la vitesse des projectiles ; 2°. par rapport aux parties blessées ; 3°. par rapport à la disposition de la blessure ; 4°. par rapport aux accidens qui peuvent les compliquer.

Eu égard 1°. aux projectiles qui varient par leur volume, par leur forme.

Les corps dont les armes à feu sont chargées sont de différens volumes : il y en a de petits, comme les balles de fusil, les balles de pistolet, les mitrailles ; et de gros, comme les biscaïens, les boulets et les éclats d'obus (1.).

Des balles.

Les balles sont lisses et unies ; d'autres fois elles sont inégales ou anguleuses, soit par ce qu'elles ont été mordues ou coupées avant d'être mises dans l'arme, soit parce qu'elles ont été applaties par quelques corps durs placés sur leur

---

(1) Nous aurons spécialement égard aux plaies faites par les balles, comme étant les plus fréquentes.

passage. Il peut y avoir une ou plusieurs balles dans une même arme, et dans ce dernier cas elles sont isolées, ou bien elles sont ramées, c'est-à-dire réunies.

Les mitrailles n'ont point de forme déterminée. Les aspérités et les pointes dont leur surface est garnie, les rendent toujours très-dangereuses, à cause des déchiremens qu'elles opèrent en traversant les organes. *Des mitrailles*

La vitesse des projectiles est relative à l'espèce d'arme d'où ils sont sortis, à la quantité de poudre que celle-ci contenait, et à la distance d'où le coup a été tiré. *et par leur vitesse;*

Les projectiles lèsent les membres ou le tronc : les premiers sont atteints dans leur partie moyenne, près de leurs extrémités ou à l'endroit de leurs articulations; le second est atteint à la tête, à la poitrine ou à l'abdomen, et la blessure existe aux parois seulement, ou bien elle s'étend jusqu'aux viscères renfermés dans ces cavités. *2°. aux parties blessées; Les extrémités. Le tronc.*

La disposition de la blessure est très-variable; tantôt c'est une contusion plus ou moins forte, faite par des balles ou des boulets morts, c'est-à-dire, arrivés à la fin de leur course; tantôt il y a plaie véritable, et alors celle-ci est plus ou moins étendue, selon le volume de l'agent vulnérant. *3°. à la disposition de la blessure. Contusion. Plaie.*

Actions des boulets.
Sur le tronc, ils donnent la mort.
Sur les membres, ils séparent ceux-ci du corps.

Action des balles : elles font une ou deux ouvertures.

Déviation des balles. Causes.

Ce qui arrive quand elles rencontrent un os.

Un boulet qui agit sur le tronc, au commencement ou au milieu de sa course, donne la mort de suite; s'il frappe perpendiculairement un membre, il le sépare complètement du corps : il reste alors une large plaie avec déchirement énorme et contusion excessive.

Les balles font des plaies très bizarres : quelquefois celles-ci n'ont qu'une ouverture, d'autres fois il y en a deux qui sont plus ou moins éloignées et opposées. Les balles éprouvent des déviations extraordinaires en traversant nos parties, ce qui dépend de l'obliquité de leur direction et de la résistance qu'elles trouvent de la part des muscles, des tendons, des aponévroses et des os qu'elles choquent.

Lorsqu'une balle rencontre un os, elle le brise ou bien elle s'applatit quand sa force est inférieure à la solidité du tissu osseux; quelquefois elle change sa direction, et va sortir par un endroit plus ou moins éloigné, ou bien elle se perd dans les chairs des environs. On a vu encore la balle écorner les os, ou rester engagée dans leur substance; quelquefois elle reste enclavée entre les os d'une partie, comme entre les os de l'avant-bras, de la jambe et du métacarpe; enfin, il peut se faire que la balle perce les os de part en part sans les briser, ce qui n'est guère possible qu'aux os plats et aux os spongieux.

Le diamètre des plaies d'armes à feu est relatif au volume du corps qui les a faites ; leur entrée est plus étroite que leur sortie, et les chairs sont enfoncées et bien plus contuses dans le premier sens que dans le second, où elles sont déjetées en dehors. Cet effet s'explique facilement par la résistance différente que les tissus opposent à la balle lorsqu'elle entre et lorsqu'elle sort.

Du diamètre et de l'état des chairs à l'entrée et à la sortie de la balle.

Les plaies d'armes à feu, quoique graves, en général, ne le sont pas toutes également ; elles sont simples quand il ne se présente aucun phénomène imposant, et que toute l'affection se borne à la perte de substance et à l'attrition des parties. L'inflammation s'y développe, la suppuration qui la suit isole l'escarrhe, et débarrasse la partie, des chairs contuses ou désorganisées par l'attrition.

Des plaies d'armes à feu, simples

Elles sont compliquées lorsqu'il se manifeste quelque accident, soit à l'instant même où la blessure a été faite, soit quelque temps après.

et compliquées.

Trois erreurs étaient accréditées autrefois touchant les coups de feu : 1°. on croyait que les individus trouvés morts sur le champ de bataille, sans aucune trace de lésion extérieure, avaient été suffoqués par le boulet qui avait passé trop près de leur bouche ; on pen-

Erreurs anciennes touchant les coups de feu.

1°. Suffocation causée par le

boulet, et
contusion
par l'air.

2°. Cauté-
risation at-
tribuée au
projectile

3°. Qua-
lités véné-
neuses des
projectiles.

Réfutation,
et explica-
tions plau-
sibles.

Extension
des effets
causés par
les coups de
feu.

Causes.

sait aussi que l'air, agité par le boulet, pouvait blesser, comme masse contondante; 2°. on attribuait l'escarrhe noire de ces plaies à la chaleur communiquée à la balle ou au boulet, soit par la déflagration de la poudre, soit par la collision de l'air extérieur; 3°. enfin, on expliquait les phénomènes alarmans dont s'accompagnent les coups de feu, par la supposition d'une propriété vénéneuse dans les corps qui les produisent.

Il n'a point été difficile de réfuter ces erreurs, à l'aide de l'observation et des plus simples notions de la physique expérimentale. Le 1ᵉʳ effet dépend d'une contusion violente, sans altération à la peau, et d'une commotion générale et forte; le 2ᵉ de l'attrition extrême, et de l'action prompte de l'air sur des tissus écrasés et privés de la vie; le 3ᵉ des qualités mêmes des corps vulnérans, de la nature des parties frappées, et des mauvaises dispositions du sujet.

Les coups de feu ne bornent point toujours leurs effets à la plaie; ils peuvent causer des désordres plus ou moins grands aux environs du lieu frappé, ou même dans toute la machine, lesquels dépendent de la force de mouvement de ces corps, de la résistance que ces derniers trouvent dans les parties, de la sensibi-

lité et des fonctions des organes blessés, enfin,
de la constitution et de l'état du sujet.

Un corps chassé pár la poudre à canon jouit
d'une force de mouvement relative à sa masse
et à sa vitesse, il perd autant de son mouvement qu'il en communique au corps qu'il
frappe ; plus le corps frappé résiste, plus le
choc est considérable, et plus le mal est grand. *Mode d'action des projectiles.*

Les os, les cartilages, les tendons, les ligamens et les aponévroses, résistent plus que
les autres parties à l'effort des projectiles,
d'où peuvent résulter des commotions et des
délabremens considérables. *Résistance des parties osseuses et fibreusss.*

L'attrition des muscles est moins fâcheuse
que la contusion et la dilacération des nerfs
et des vaisseaux ; ce qui est le plus à craindre,
c'est la sugillation ou la désorganisation des parties renfermées dans les cavités splanchniques :
un désordre pareil est presque toujours mortel. *Attrition des muscles. Dilacération des vaisseaux et des nerfs.*

Au reste, le danger des plaies d'armes à feu
varie d'après plusieurs circonstances, relativés
à l'âge, au tempérament et à la constitution
du sujet, à l'étendue de la blessure et au désordre
qui l'accompagne, à l'état de plénitude ou
de vacuité dans lequel se trouvait l'estomac
au moment de la blessure, aux maladies dont
le blessé était atteint avant son accident, enfin,
aux complications qui surviennent. *Pronostic des plaies d'armes à feu. Circonstances sur lesquelles il est basé.*

Les *accidens* qui compliquent les plaies d'ar-mes à feu se manifestent à diverses époques de l'existence de ces dernières.

Les accidens des plaies d'armes à feu se montrent :

1°. à l'instant même de la blessure ;

Les uns ont lieu à l'instant même où la bles-sure est faite ; tels sont la commotion, les con-tre-coups, la stupeur, la paralysie, la présence des corps étrangers, l'hémorrhagie et la frac-ture.

2°. peu de temps après ;

Les autres se présentent peu de temps après ; tels sont la douleur, les convulsions, le téta-nos et l'inflammation excessive.

3°. à une époque plus éloignée.

Enfin, il y en a qui se montrent plus tard ; de ce nombre sont les vices de la suppuration, les abcès éloignés, la gangrène, la fièvre, l'hé-morrhagie, etc.

De la com-motion. Mécanis-me.

Effets.

La *commotion* est un ébranlement subit, qui, à l'instant du choc, se propage à travers les os dans les parties molles plus ou moins éloi-gnées. Elle produit le refroidissement, la pâ-leur et l'insensibilité de la partie blessée. L'iner-tie qui résulte de la commotion est quelque-fois assez forte pour être suivie de la stupeur et même de la gangrène. Lorsque la secousse s'est fait ressentir jusqu'au cerveau, la mort a pu la suivre immédiatement.

Du contre-coup. Mécanis-me.

Le *contre-coup* est à la commotion ce que dans les corps sonores, les vibrations générales sont aux vibrations partielles. Dans le contre-coup, c'est un os qui a été violenté et dont le mouvement s'est communiqué aux os contigus ou aux parties molles voisines.

La fracture, la contusion, l'inflammation sont des effets du contre-coup, qui peut aussi donner lieu à la commotion, tandis que celle-ci ne peut jamais produire de contre-coup (1).

Effets.

La *paralysie* résulte de la contusion ou du déchirement d'un nerf principal; dans les premiers jours de la blessure, elle ne peut point être distinguée de la stupeur; ce n'est que quand celle-ci se dissipe qu'on peut la reconnaître.

De la paralysie.

La *stupeur* est cet état d'engourdissement ou de mort apparente qui succède à une commotion un peu forte; tantôt elle est bornée au membre qui a éprouvé la percussion; tantôt elle affecte le corps entier par la participation du cerveau et des nerfs. On reconnaît la stupeur locale, à l'insensibilité, à la pâleur et au refroidissement du membre. La stupeur générale se manifeste par la syncope, la décoloration du visage, la prostration générale des forces, l'immobilité des yeux, l'insensibilité des organes extérieurs et la petitesse du pouls. Ces symp-

De la stupeur.

Cause.

Elle est locale

ou générale.

____

(1) *Analyse des blessures d'armes à feu*, par Dufouart, p. 41 *et suiv.* 57 *et suiv.*

28

tômes alarmans se dissipent insensiblement au bout de 24 ou 36 heures, à moins que la commotion, trop violénte, n'ait jeté le système nerveux dans un *collapsus* absolu.

La *douleur* est faible lorsque la plaie a été faite par une balle lisse et arrondie, qui n'a divisé que très peu de parties molles; elle est, au contraire, très intense quand le corps vulnérant est inégal ou anguleux, comme les mitrailles et les éclats d'obus, et quand il y a dans la plaie quelque corps étranger pointu qui pique les chairs.

De la douleur. Causes.

Les *convulsions* affectent une partie ou le corps entier. Elles se manifestent quelquefois par intervalle dans la stupeur, dont elles sont, en quelque sorte, le réveil instantané. Il paraît que la frayeur qui saisit l'individu au moment de la blessure, en est la principale cause; car une personne surprise par le coup, ne les éprouve pas, ou ne les éprouve que très légèrement.

Des convulsions.

Le *tétanos* n'est point ordinaire aux plaies d'armes à feu. Lorsqu'il est borné au membre blessé, il cède facilement à l'extraction des corps étrangers, et à l'emploi des bains et des antispasmodiques.

Du tétanos.

Les *corps étrangers* sont de trois espèces: 1°. ceux qui ont fait la plaie, tels sont les balles, les biscaïens, les plombs, les mitrail-

Des corps étrangers. Trois sortes.

les, etc. ; 2°. ceux qui ont été entraînés par les premiers, comme la bourre de l'arme, des morceaux d'étoffe, des boutons détachés des vêtemens du blessé, des pièces de monnaie et des portions de clef, de couteau, etc. qui se trouvaient dans ses poches; 3°. ceux qui ont été séparés de la partie par le corps vulnérant, tels sont les esquilles et le sang; l'escarrhe a été mise aussi au rang de ces derniers.

On soupçonne qu'il y a un corps étranger dans la plaie, quand celle-ci n'a qu'une ouverture; on doit cependant être prévenu que la chemise du blessé peut s'enfoncer dans la plaie sans se déchirer, et qu'en la retirant, le corps étranger a pu tomber sans qu'on s'en aperçut. La sortie du corps étranger peut encore arriver lorsque les muscles se contractent, ou lorsque le malade change de position.

L'existence de deux ouvertures ne prouve point non plus qu'il n'y a pas de corps étrangers dans la plaie; en effet, deux balles peuvent être entrées par la même ouverture, l'une d'elles sera sortie du côté opposé, tandis que l'autre aura été retenue seule, ou avec les corps étrangers entraînés dans le trajet de la plaie.

L'*hémorrhagie* primitive est très rare dans les plaies d'armes à feu; l'escarrhe qui adhère à l'extrémité des vaisseaux divisés s'oppose à la sortie du sang, à moins cependant qu'il n'y ait eu de grosses artères d'offensées ; dans ce cas, l'obstacle est trop faible pour résister à

l'effort pulsif du liquide. Lorsque l'escarrhe se détache, il est très ordinaire de voir une hémorrhagie consécutive se déclarer, aussi le chirurgien doit-il surveiller le blessé à cette époque, surtout quand il soupçonne que quelque artère un peu volumineuse a été contuse ou déchirée.

La *fracture* est directe ou par contre-coup : la 1re a lieu lorsque le projectile brise l'os dans le lieu même où il le frappe ; si cet os est large, mince ou spongieux, il peut y avoir une simple perforation ; l'os peut être simplement écorné, lorsqu'il est atteint obliquement

dans quelque point de son étendue ; la 2° arrive dans un endroit plus ou moins éloigné de la blessure.

L'*inflammation* qui survient est quelquefois intense et très étendue ; elle dépend, ainsi que les abcès et les fistules qui s'ensuivent, des contre-coups, des esquilles enfoncées dans les parties molles, des corps étrangers perdus dans la plaie ou à son voisinage, de l'étranglement dû à une aponévrose, etc.

La *gangrène* qui est superficielle, dépend de l'excès de l'inflammation, née sous l'escarrhe ; la gangrène qui est profonde, résulte de l'étranglement ou de la stupeur permanente de la partie blessée.

La *fièvre* symptomatique des plaies d'armes à feu, est de nature inflammatoire dans son début; elle dégénère plus tard en fièvre bilieuse, adynamique ou ataxique, par l'effet des influences malignes. auxquelles le malade est exposé dans les hôpitaux militaires mal assis ou surchargés de malades, par le mauvais régime, par les passions tristes, etc..

De la fièvre symptomatique.
Ses complications.

Le *traitement* des plaies d'armes à feu varie selon les circonstances qui les accompagnent.

Traitement local.

La plaie simple, qui n'intéresse qu'une petite partie de l'épaisseur d'un membre, et dont on n'a point à craindre d'accidens ultérieurs, n'exige aucune incision. Lorsque son trajet est libre, facile à explorer, et qu'il ne contient point de corps étrangers, on y insinue un séton enduit de cérat frais ou d'onguent basilicum; ces substances onctueuses ramollissent l'escarrhe et préparent sa chute. On recouvre les environs de la plaie, d'un cataplasme émollient. Si la plaie est étroite ou tortueuse, ou si elle n'a qu'un orifice, on pourrait, après l'extraction des corps étrangers, injecter doucement, dans son trajet, une décoction mucilagineuse, et mettre sur son orifice un plumaceau chargé de quelque matière onctueuse, par des-

1°. Quand la plaie est simple.

sus lequel on appliquerait un cataplasme émollient.

En quels cas les incisions sont utiles.

Les incisions ne sont utiles que pour faciliter l'extraction des corps étrangers et la ligature des vaisseaux, pour remettre en contact les esquilles qui tiennent encore à l'os, et pour prévenir ou faire cesser l'étranglement inflammatoire.

Des contre-ouvertures.

Quand la balle fait saillie sous la peau ou qu'elle est voisine de l'endroit par où elle devait sortir, on fait une contre-ouverture, pour l'extraire. Il est de règle, aussi, de couper l'espèce de pont qui sépare deux ouvertures peu éloignées l'une de l'autre.

Situation du blessé avant d'extraire les corps étrangers.

Avant de procéder à l'extraction des corps étrangers, on met la partie dans la position qu'elle avait lorsqu'elle a été blessée, à moins cependant que la balle n'ait changé de direction.

Instrumens nécessaires pour l'extraction.

Lorsque les corps étrangers ne peuvent être saisis avec les doigts, on a recours aux pincettes, aux curettes et aux élévatoires pour les faire sortir; on se sert du tire-fond ou du trépan, pour dégager la balle qui est enclavée entre deux os, nichée dans leur substance ou incarcérée dans leur cavité médullaire (1).

---

(1) Les pincettes, la curette et le tire-fond, se trouvent réunis dans l'instrument imaginé par M. Percy, et auquel

On doit abandonner les corps étrangers, peu considérables, qui se sont fourvoyés dans un endroit éloigné de la plaie, ainsi que ceux qui résistent trop aux efforts de l'extraction, ou que l'on ne pourrait faire sortir, sans la crainte de léser une artère volumineuse, un nerf important, une articulation, etc. *En quels cas on peut ou on doit abandonner les corps étrangers.*

Les corps étrangers qui ont été abandonnés, restent quelquefois, pour toujours, dans les parties, où ils ne produisent que peu ou point de gêne; d'autres fois ils sortent spontanément à la faveur d'un abcès qui s'est formé autour d'eux. Les esquilles qui n'ont pu se souder avec le corps de l'os, sont aussi entraînées, tôt ou tard, par la suppuration. *Ce que deviennent les corps étrangers abandonnés.*

Dans le cas de fracture comminutive opérée par le corps contondant, le parti que le chirurgien prendra, sera relatif à l'étendue du désordre; s'il juge que le membre puisse être conservé, il le placera dans un appareil à fracture; dans le cas contraire, il se hâtera d'en faire l'amputation. *Conduite à tenir quand il y a fracture.*

Après avoir obéi à ces différentes indications, on s'occupera du traitement général; le malade gardera le repos, on le mettra au *Du traitement général.*

---

il a donné le nom de *tribulcon. Manuel du Chirurgien d'armee*, p. 5o *et suiv.*

régime et à l'usage des boissons délayantes ou acidulées. Si l'on avait affaire à un individu fort, robuste et pléthorique, la saignée serait avantageuse; on doit cependant apporter beaucoup de réserve dans l'évacuation du sang chez les militaires harassés par de longues et pénibles marches, et épuisés par des privations et des inquiétudes de tous genres.

Lorsque la blessure a été faite au moment où l'estomac était dans un état de plénitude, on s'empressera de donner l'émétique, à la dose de deux ou trois grains, plus ou moins cependant, selon la quantité et la nature des matières contenues dans ce viscère. Ce remède doit encore être administré, quand il se présente quelques symptômes d'affection gastrique.

La stupeur n'est point une contre-indication à l'emploi de l'émétique; il réunit son action excitante à la stimulation produite par les cordiaux que l'on fait prendre au malade, dans la vue de tirer l'économie de l'état de prostration et d'engourdissement où cet accident et la commotion l'ont plongée (1).

____

(1) Nous renvoyons, pour le traitement des autres complications, à ce qui en a déjà été dit, en parlant des plaies par instrument tranchant.

L'*amputation* est une ressource extrême qu'il ne faut pas passer sous silence. Il est généralement reconnu par les praticiens, que cette opération doit être faite, et sur le champ: 1°. quand un membre a été complètement enlevé par un boulet, un éclat d'obus ou de bombe. L'amputation substitue une plaie simple et saignante, à une plaie excessivement contuse, que compliquent des accidens graves et nombreux; 2°. quand les os sont brisés et les parties molles profondément déchirées; 3°. quand la désorganisation de l'os et des chairs est accompagnée de la destruction des vaisseaux et des nerfs principaux du membre; 4°. quand la stupeur locale persiste, et que la gangrène est imminente; 5°. quand une articulation est fracassée par le corps vulnérant qui y a pénétré, en déchirant les ligamens, les tendons, et en froissant les cartilages.

Les circonstances qui font différer l'amputation sont : 1°. l'inflammation intense ou la gangrène profonde développée dans la portion du membre, qui est au-dessus de la blessure; 2°. la phlegmasie très aigue de quelque organe intérieur; 3°. l'invasion d'une fièvre de mauvaise nature, telles que les fièvres adynamique, ataxique, etc. simples ou compliquées.

Conclusion.

Tous les cas dans lesquels l'amputation doit être faite, et ceux qui exigent qu'on la diffère, ne sauraient être prévus ; c'est au chirurgien à distinguer les circonstances favorables ou contraires à cette opération, pour en faire la base de sa conduite (1).

Plaies par arrachement.

Définition.

On appelle ainsi, les plaies qui résultent de la séparation par déchirement de quelque organe du corps.

Endroit où ces plaies arrivent.

Ces sortes de plaies n'arrivent guère qu'aux articulations des différentes parties des membres, lorsqu'un violent effort de traction s'est exercé sur quelque point de leur longueur.

Observations de ces plaies.

Le 2.e vol. des *Mémoires de l'académie de Chirurgie* en contient plusieurs observations : Un cheval mord le pouce et l'arrache en tournant brusquement la tête ; une femme est suspendue à un croc qui s'est implanté dans le doigt, le siége sur lequel elle était montée se renverse, le doigt se sépare de la main ; un enfant monte maladroitement derrière un carosse, la jambe s'engage entre les rayons d'une roue, elle est arrachée, et l'enfant reste cramponé

---

(1) *Dissertation sur les amputations des membres à la suite des coups de feu* , etc. par M. Larrey.

derrière le carosse; un meûnier a la main environnée par une corde qui est prise dans les
dents d'une grande roue de moulin, le corps
monte, une poutre l'arrête, le bras et l'omoplate se séparent, et suivent la corde qui les
attire, etc. etc.

On ne peut pas se représenter de semblables
plaies, sans de suite concevoir les plus graves
accidens, tels que la douleur, les convulsions,
l'hémorrhagie, etc. Il n'en est cependant rien;
et à l'exception d'un seul cas, dans lequel la
douleur et la tuméfaction furent excessives, tous
ces blessés guérirent assez promptement; et ce
qui est encore plus surprenant, c'est que la
plupart ont à peine senti un léger frémissement à l'instant de la blessure, bien que les
tendons fussent arrachés de très loin. *

Ces plaies sont rarement accompagnées d'accidens.

Les plaies par arrachement n'exigent point
d'autres secours que ceux des plaies qui sont
avec perte de substance. Il faudrait être en
garde, cependant, contre l'hémorrhagie, si ce
quelque vaisseau volumineux avait été rompu.

On les traite comme les plaies avec perte de substance.

On aurait recours à l'amputation, dans le cas
où les parties molles seraient déchirées très
inégalement.

Cas où l'amputation serait nécessaire.

Les *ruptures* spontanées se placent naturellement à côté des plaies par arrachement.

Des ruptures.

Il y a plusieurs sortes d'organes susceptibles

Organes

de se rompre, indépendamment de l'action immédiate d'aucun corps extérieur; tels sont les muscles, les tendons, les ligamens, les os, les artères, etc.

Parmi les muscles, ce sont ceux qui exécutent de grands mouvemens, tels que les sacro-lombaire, long dorsal, psoas, droit de l'abdomen, et les extenseurs de la jambe.

La rupture des muscles dépend de leur contraction violente, soit pour porter un fardeau, soit pour mouvoir le corps dans quelque direction. On la reconnaît à la douleur soudaine qui suit un effort considérable, au bruit ou *craquement* que le malade a senti, et à l'impossibilité de mouvoir la partie, sans réveiller ou sans augmenter la douleur qui est très vive.

Quand la déchirure n'intéresse que quelques fibres charnues, l'inflammation est modérée : elle s'appaise facilement. Quand elle existe dans une grande partie ou dans toute l'épaisseur du corps charnu, elle est très grave ; l'inflammation et la suppuration surviennent, et la mort en est souvent l'issue funeste, surtout quand l'affection existe aux muscles profonds, tels que les psoas.

On prévient, on calme les accidens par le repos, la saignée, les sangsues, les bains, les lavemens et les boissons délayantes.

Le tissu fibreux des tendons cède quelque- *Rupture des tendons. Causes.*
fois à la traction puissante que les fibres mus-
culeuses exercent sur lui. Cet accident est *Tendons qui en sont susceptibles.*
commun au tendon du triceps brachial, à celui
des extenseurs de la jambe, au tendon d'Achille,
et peut-être à celui du plantaire grêle.

La rupture du tendon d'Achille est la plus fré- *Rupture du tendon d'Achille. Son mécanisme.*
quente; elle est opérée par la contraction su-
bite des muscles extenseurs du pied, soit quand
on cherche à s'élever en sautant, soit quand
le bout des pieds étant fixé, on craint de
tomber à la renverse. Un faux pas, *une mal
marchure*, selon l'expression d'A. Paré, peut
aussi en être la cause. Louis pense que la rupture de ce tendon a lieu quelquefois, lors de la
chute sur la pointe des pieds, ces derniers étant
dans une forte extension.

Cette rupture est complète ou incomplète; *Elle est complète ou incomplète. Signes.*
on la reconnaît à une douleur plus ou moins
vive, au bruit que le malade ou les personnes
voisines ont entendu, et qui est semblable à
celui du fouet ou à celui d'une noix qu'on écra-
serait, à la difficulté où même à l'impossibilité
de la marche, à la dépression qui existe dans un
point de la longueur du tendon, etc.

L'indication embrasse trois choses : 1°. de *Indications : 1°. de réunir;*
rapprocher les bords de la division et de les
maintenir en contact par l'extension du pied

sur la jambe, par la demi-flexion de celle-ci sur
la cuisse, et par un bandage approprié; 2°. d'en-
gourdir l'action musculaire par un bandage
roulé suffisamment serré; 3°. de combattre les
accidens qui existent, ou de prévenir ceux qui
pourraient arriver, par la saignée, les émolliens et le repos du membre.

2°. d'en-
gourdir les
muscles;
3°. de pa-
rer aux acci-
dens.

Quant à la rupture des autres organes, il en
sera parlé plus à propos en d'autres endroits.

Ruptures
des autres
organes.

Plaies envenimées.

Le danger de ces sortes de plaies réside moins
dans la solution de continuité que dans la substance vénéneuse qui y a été insérée par le corps
qui l'a faite.

Causes du
danger de
ces plaies.

On comprendra dans les plaies envenimées :
1°. les piqûres faites avec des scalpels souillés
par des liquides putréfiés; 2°. les blessures faites
par des animaux venimeux ; 3°. la morsure
faite par un animal enragé.

Il y en a
de trois sor-
tes.

Les étudians qui s'occupent d'anatomie ,
peuvent se blesser en disséquant des cadavres
atteints de putréfaction : un petit bouton
phlegmonneux naît à l'endroit blessé, l'inflammation dénature le virus, et la suppuration
l'entraîne au dehors.

1°. Les pi-
qûres de
scalpels
souillés de
liquides pu-
tréfiés.
Effet local
et simple.

Lorsque le virus est porté par les absorbans jusqu'aux ganglions lymphatiques de l'ais-

Absorp-
tion du vi-

selle., un gonflement.inflammatoire gagne tout le tissu cellulaire de cette partie; des symptômes de fièvre ataxique, compliquée d'adynamie , se déclarent , la gangrène s'empare. du membre , le malade succombe en peu de jours. *rus, et effets généraux.*

Issue funeste.

La prudence veut que toutes les piqûres de scalpels soient cautérisées sur le champ, soit avec la pierre infernale , soit avec le muriate d'antimoine liquide. Quand.la maladie est devenue générale , le cas est des plus graves ; il faut recourir aux toniques les plus énergiques. *Traitement local. Cautérisation*

Traitement général.

Le nombre des insectes venimeux est loin d'être aussi considérable que les histoires transmises. par les anciens et les préjugés du vulgaire sembleraient le faire croire. On ne compte en France , comme tels , que les abeilles, les guêpes, les frelons et la vipère. Tous les autres ne sont que peu ou point du tout à craindre.

La piqûre des *insectes* n'est suivie de douleur et de tuméfaction que parce que ces petits animaux enfoncent dans la peau leur aiguillon, avec la liqueur. vénéneuse qu'ils ont en réserve dans une petite poche contenue dans l'abdomen. Les mâles en sont privés , et sont tout à fait innocens. *2°. La piqûre des insectes. Causes des accidens dont elles sont suivies.*

Quand l'irritation est extrême, on doit, sur le champ , procéder à l'extraction de l'aiguil- *Extraction de l'aiguillon.*

lon au moyen d'une aiguille , avec laquelle on divise le derme , de manière à dégager facilement le corps étranger ; après quoi , on touche la petite plaie avec l'eau de Luce ou un mélange d'ammoniaque et d'huile ; on fera sur les environs une embrocation avec ces substances , lorsque la nature des parties le permettra. S'il se développe un érysipèle ou un phlegmon, on se comportera comme il a été dit en parlant de ces inflammations.

La *vipère* est un reptile long de deux pieds environ , épais d'un pouce , et dont la peau est écailleuse , luisante, et couverte de taches noires symétriques. Ses mâchoires sont armées de dents, parmi lesquelles il y en a deux plus longues que les autres ; ces deux dents, placées à la mâchoire supérieure, sont mobiles, pointues, et creusées selon leur longueur ; elles ont à leur base une vésicule qui recèle une liqueur vénéneuse que sécrètent deux glandes placées sur les côtés de la tête. Lorsque la vipère veut mordre , elle redresse ces dents ; la vésicule, comprimée par les muscles de la mâchoire, laisse échapper son venin, qui coule par le canal de la dent, pour pénétrer dans la plaie.

La vipère n'attaque point l'homme ni les gros animaux, à moins qu'elle n'ait été irritée. Fontana a prouvé, par nombre d'expériences,

que le danger de cette morsure était en raison
de la quantité de virus introduit et de la petitesse
du volume de l'animal blessé; qu'il en faudrait 12
grains pour tuer un bœuf, et que 3 seraient
mortels à un homme. C'est cette dernière
quantité que contient une vipère de volume
ordinaire ; mais comme elle en lance très
peu à chaque morsure, il faudrait 20 vipères
pour tuer un bœuf, et 5 à 6 pour tuer un
homme.

Les effets de la morsure se manifestent, or—
dinairement, au bout de 20 à 30 secondes; la
douleur est d'abord vive, cuisante dans le lieu
mordu ; elle s'étend plus ou moins loin, et s'accompagne de tuméfaction, de rougeur et de
taches livides ou noirâtres, qui donnent à la
peau un aspect marbré; le pouls est petit,
faible, inégal; les sens et l'esprit se troublent;
il y a des angoisses, des faiblesses, des anxiétés
précordiales, avec constriction du thorax,
nausées, vomissement, déjections bilieuses,
ictère, délire et convulsions. L'état du malade
paraît des plus affligeans.

Aussitôt que l'accident a eu lieu, on fait une
ligature au-dessus du lieu blessé, afin d'y retenir le virus; on cautérise la petite plaie avec
la potasse caustique délayée, l'ammoniaque ou
les acides concentrés; on recouvre la totalité

du membre de compresses trempées dans un liniment volatil; on fait prendre à l'intérieur une infusion aromatique, dans chaque verre de laquelle on met 6 à 8 gouttes d'ammoniaque ou d'eau de Luce. Le malade gardera le lit; on le rassurera sur la crainte qui l'affecte; s'il éprouve quelques faiblesses, on répétera l'emploi du remède ci-dessus, et on lui donnera quelques cuillerées de bon vin.

Cette morsure n'est point mortelle; ses effets sont moins effrayans, lorsque la vipère est jeune ou faible, et quand la personne qui a été mordue est douée d'une constitution robuste et d'un moral courageux.

Le *chien* est un des animaux les plus répandus; il est aussi celui chez lequel la rage se manifeste le plus fréquemment.

Lorsque cet animal devient enragé, il est triste, abattu; il recherche la solitude et l'obscurité; il cesse de prendre des alimens; sa démarche est incertaine et mal assurée; ses yeux sont hagards; il porte la queue entre les jambes; sa tête et ses oreilles sont basses; la langue pend hors de la bouche qui est écumeuse; les autres animaux de son espèce le fuient; il se jette sur eux, les mord, et les laisse aussitôt après; il ne connaît plus personne, pas même son maître, qu'il blesse quand

il le rencontre. La vue des liquides et des objets brillans l'irritent et augmentent ses convulsions ; il périt au bout de 30 ou 36 heures.

Il est rare que cette maladie ait le temps de
parcourir ses périodes, parce que la terreur
publique fait que l'animal est sacrifié, même
sur de simples soupçons.

Un mauvais traitement, la privation des
alimens et des boissons, la morsure faite par
un autre animal enragé, déterminent cette maladie chez le chien ; il est cependant à remarquer que beaucoup de chiens qu'on croyait
enragés n'étaient que tristes ou malades ; si
on les eût tués, les personnes mordues seraient restées dans une incertitude cruelle sur
leur état, parce qu'il n'existe aucun signe po-
sitif qui puisse nous faire connaître, après la
mort, si l'animal était affecté ou non de la rage. *Causes de cette mala-die.*

Le virus rabique réside dans la salive ; introduit dans la plaie par la dent de l'animal,
il est absorbé, et paraît subir, comme tous les
virus, une sorte d'incubation locale (1). *Du virus rabique.*

La faiblesse, la crainte, un tempérament
nerveux et mélancolique, favorisent son ex- *De la rage ou hydro-phobie chez l'homme.*

____

(1) D'après quelques observations, on pense que le contact de la bave sur la peau, ou sur une membrane muqueuse, comme à la face interne des lèvres, est susceptible de produire la rage.

plosion chez l'homme, laquellé a lieu ordinairement après 5o à 4o jours; quelquefois il a fallu des mois, des années entières, pour que son développement ait lieu.

Symptômes précurseurs.

La cicatrice de la plaie n'éprouve ordinairement aucune altération; quelquefois elle devient douloureuse, rouge, et elle se déchire; il en naît une sorte de frémissement qui s'étend jusqu'à la poitrine et à la gorge, avec resserrement spasmodique de ces parties.

Hydrophobie.

Le malade est triste et inquiet; son sommeil est troublé par des songes effrayans; il n'avait que de l'aversion pour les liquides; leur présence, et tout ce qui peut lui en retracer l'idée, provoquent sa furéur et déterminent de vives convulsions. Une salive écumeuse et épaisse remplit sa bouche; il la lance

Rage confirmée.

sur ceux qui l'entourent; il vocifère et menace de mordre, de déchirer toutes les personnes qui l'approcheront. Le corps se couvre bientôt d'une sueur froide, le visage devient livide, les traits s'affaissent, et la mort succède à une dernière secousse convulsive.

Il faut la réunion de plusieurs de ces symptômes et la circonstance de la morsure faite par un animal suspect, pour que l'on reconnaisse la maladie; autrement on n'aurait que des doutes sur son caractère.

Tous ceux qui sont mordus ne contractent pas la rage ; par exemple , quand l'animal a épuisé sa salive par un grand nombre de morsures, quand sa dent s'est essuyée en traversant les habits, ou enfin quand la personne blessée associe à une constitution forte, un courage et une tranquillité imperturbables; dans le dernier cas, le virus est neutralisé par les forces de la vie, ou bien les absorbans se refusent à son introduction dans l'économie.

Le germe de l'hydrophobie doit être détruit avant qu'il ait produit son effet ; aussitôt donc qu'une personne a été mordue, il faut faire saigner la plaie, la laver avec de l'eau simple ou avec une dissolution de savon ou de potasse , et la cautériser profondément avec le fer rouge ; si la blessure est au visage, on emploie le muriate d'antimoine liquide; on agrandit la plaie quand elle est étroite ou sinueuse. Il serait plus sûr d'amputer un doigt qui aurait été mordu , que de l'inciser et de le brûler. Quand l'escarrhe est tombée, on répète l'emploi du caustique, puis on applique une substance épispastique dans l'intention d'exciter une grande suppuration.

Quelques praticiens font administrer, comme préservatif, et après la cautérisation , l'alkali volatil, à la dose de 6 à 8 gouttes, dans un véhicule convenable, l'onguent mercuriel en

friction , etc. Ce qu'on ne doit point omettre ,
c'est de rassurer le malade et de distraire son
esprit inquiet et toujours prêt à s'effrayer.

On divise
la cicatrise
Temps où
le traite
ment local
cesse d'être
utile.

Si la plaie était consolidée, il faudrait diviser la cicatrice, pour cautériser profondément.
Ce n'est que quand les symptômes précurseurs
de l'hydrophobie se montrent, qu'il n'est plus
possible de tenter aucun moyen local. Le malade
ne devrait cependant pas être abandonné; ce

Conduite
à tenir dans
la rage con-
firmée.

qu'il y aurait à faire alors, serait de le placer
dans un lieu sombre et où règne le silence le plus
absolu, de l'attacher sur un lit, de le saigner,
et de lui faire prendre les sédatifs sous toutes
les formes, de manière à suspendre, pour ainsi
dire, les phénomènes vitaux dans leurs foyers:
on tentera l'emploi de ces moyens, dût-on n'en
retirer que l'avantage de calmer les accidens,
de rendre la mort moins cruelle, et de diminuer l'horreur qu'inspire aux assistans une
scène aussi déchirante.

Plaies de Tête.

1°. Lésion
des parties
molles, par
instrumens
piquans et
tranchans.

Une piqûre ou une coupure faite aux parties
molles de la tête est quelquefois sans accident,
surtout quand elle a peu d'étendue ; mais, si
une épée les a traversées, et en labourant les
os, il est à craindre qu'une branche artérielle
n'ait été ouverte, ou, ce qui est plus ordinaire,

que quelques filets nerveux n'aient été in-
complètement coupés.

Dans ce dernier cas, un érysipèle simple ou phlegmoneux s'empare du cuir chevelu, et se complique assez souvent d'embarras gastrique.

L'hémorrhagie, rare dans les piqûres, arrive plus fréquemment dans les coupures.

Les corps contondans produisent sur la tête des *bosses* ou des plaies contuses : les premières sont formées par le sang échappé des vaisseaux brisés par l'attrition. Lorsque le liquide n'est qu'infiltré dans le tissu cellulaire, ou arrêté dans les capillaires, la bosse est dure ; elle est résoluble par la compression avec une pièce de monnaie, que l'on place dans la duplicature d'une compresse épaisse trempée dans une liqueur résolutive.

Lorsque le sang est épanché, la tumeur est molle au centre, il y a fluctuation ; cet effet est ordinairement la suite d'un coup qui a été porté obliquement sur la tête. Quand le sang épanché est en grande quantité, et que l'on désespère d'en procurer la résolution, on lui donne issue par une incision ; de la charpie sèche est introduite dans son foyer, la suppuration en déterge les parois, dont on excite le recollement à l'aide d'une légère compression.

Plaies contuses.

Les plaies contuses sont faites par des coups de bâton, par la chute sur des corps durs, par un coup de pied de cheval, etc. On réapplique le lambeau, et on le maintient avec les agglutinatifs ou par quelques points de suture entrecoupée, lorsque les agglutinatifs sont insuffisans.

Traitement particulier.

Traitement général des plaies du cuir chevelu.

Dans toutes les plaies du cuir chevelu, il est nécessaire de raser les cheveux, et de nettoyer les bords de la plaie. L'inflammation et les autres complications qui surviennent se traitent par les moyens ordinaires.

2°. Lésion des os.

Piqûre ou coupure.

La piqûre ou la coupure des os du crâne n'est nullement dangereuse par elle-même; on réunira les tégumens par les procédés indiqués; on observera attentivement la plaie, afin de reconnaître et de traiter la suppuration et la carie, qui en sont quelquefois les suites; on serait même obligé d'inciser la cicatrice, dans le cas où ces altérations surviendraient après la consolidation des parties molles.

Plaie avec séparation d'un fragment.

Un coup de sabre porté très obliquement, peut détacher, plus ou moins complètement, une plaque osseuse, qui reste adhérente à la peau; dans tous les cas, on rajuste le lambeau, et on observe la disposition de la nature pour en opérer la réunion.

Contusion sans dénudation,

La contusion légère des os du crâne, et sans dénudation, guérit facilement; lorsqu'elle est très forte et étendue jusqu'à la substance spongieuse (*diploé*) de l'os, elle est suivie de carie, et la sanie qui en sourde, troue les tables interne et externe des os. Le cas est des plus graves, lorsque la maladie, en faisant des progrès du côté interne, altère les meninges et le cerveau.

La *dénudation des os*, avec ou sans contusion, entraîne la nécrose locale chez les sujets avancés en âge, à cause du peu de vitalité du tissu osseux ; l'*exfoliation* ou séparation des couches qui ont perdu la vie, est absolument nécessaire. Dans le jeune âge, les choses se passent autrement ; l'inflammation s'empare de la partie qui a été contuse; l'os se ramollit et devient cartilagineux ; il reprend bientôt sa solidité, par le retour de la substance calcaire qu'il avait perdue; comme cette dernière se distribue inégalement sur la surface malade, celle-ci reste pour toujours inégale ou rugueuse: telle est l'*exfoliation insensible* des anciens auteurs.

Un effet plus fâcheux, résultant de la percussion des corps contondans sur les os du crâne, est la *fracture*. Celle-ci est appelée directe quand elle existe là où le coup a été porté, et indirecte ou par contre-coup, quand elle

légère ou profonde.

Dénudation avec ou sans contusion.

Exfoliation véritable chez les sujets âgés.

Exfoliation insensible, ou mieux, résorbtion du phosphate calcaire chez les enfans.

Fracture

directe

et indirecte.

occupe un endroit plus ou moins éloigné du lieu frappé (1).

Théorie des fractures du crâne. Les os ne se brisent que parce que leur résistance est inférieure à la force du corps choquant. Si nous supposons que ce dernier agisse avec une force supérieure sur un point quelconque d'un os, celui-ci cédera, et la fracture sera opérée ; mais s'il résiste, le mouvement se propagera, et ira consumer le reste de sa force dans un endroit plus faible et plus ou moins éloigné.

Variétés de la fracture directe. La fracture *directe* est avec ou sans plaie ; sa direction est droite, oblique ou en arc ; la division est unique ou multiple ; dans ce dernier cas, elle peut être comme étoilée. Cette solution de continuité doit sa gravité aux complications qui s'y joignent ; tels sont : 1°. le

Ses complications. Déplacement des esquilles. déplacement des esquilles, qui tantôt sont relevées en dehors, en formant une sorte de voûte, et tantôt sont dirigées en dedans, sous les os, ou portées directement vers la dure-mère, qu'elles lèsent par leurs pointes ; 2°. la

Présence du corps étranger. présence du corps contondant, lequel peut

---

(1) Tous les auteurs ont réuni les fractures du crâne aux plaies de tête ; elles n'en pourraient effectivement être distraites, sans que cet article ne fût tronqué ou même incomplet.

être enfoncé plus ou moins profondément dans la cavité cranienne : 3°. la contusion ou la plaie des meninges et du cerveau ; 4°. l'épanchement de sang ; 5°. enfin, la commotion et ses suites. Lésion des meninges et du cerveau. Epanchement sanguin.

La fracture *indirecte* peut arriver en plusieurs endroits : 1°. sur un autre point de la table externe, ou bien à la table interne de l'os frappé ; 2°. à un os voisin, ou bien à l'os directement opposé ; 3°. à la base du crâne, la voûte restant intacte ; 4°. aux sutures, dont l'écartement a été aussi regardé comme une variété des fractures par contre-coup. Endroits où la fracture indirecte peut arriver.

Les signes des fractures du crâne sont sensibles ou rationnels. Des signes des fractures.

Lorsque les os sont tout-à-fait dénudés à l'extérieur, on aperçoit facilement à la vue la solution de continuité, surtout s'il y a écartement des bords ; une simple fissure est plus équivoque, car une suture, un éraillement fait par le corps contondant, un sillon tracé par une artériole, peuvent la simuler. Le chirurgien rectifiera la première cause d'erreur, par les connaissances anatomiques qui apprennent la véritable situation des sutures ; quant aux deux autres, on pourra se servir de la rugine, qui les effacera, tandis que la fissure Signes sensibles ; 1°. quand il y a dénudation ; Causes d'erreurs. Comment on rectifie ces dernières.

persiste, malgré l'usure que l'on fait éprouver à l'os, à l'aide de cet instrument.

2°. Quand les os ne sont pas dénu- dés.

Dans le cas de plaie sans dénudation de l'os, c'est par le toucher que l'on constate la lé- sion soupçonnée, chose facile quand les pièces de la fracture ont perdu leur niveau. Quant à la fracture linéaire, elle cesse d'être per- ceptible par les sens.

Causes d'erreurs.

La contusion du cuir chevelu peut en impo- ser sur l'existence d'une fracture, notamment la bosse par épanchement, dont le centre est susceptible de se laisser déprimer ; dans cette circonstance, le diagnostic se couvre d'obscu- rités.

Signes ra- tionnels.

Lorsque les parties extérieures de la tête n'offrent aucune lésion apparente, on n'a plus que la ressource bien illusoire des signes ra- tionnels :

Ceux-ci se tirent 1°. des questions faites au malade ou aux assis- tans ;

1°. On s'informe de toutes les circonstan- ces de l'accident; si c'est une chute que le malade a faite, de quelle hauteur, com- ment et sur quels corps il est tombé ; si c'est un coup qu'il a reçu, quelle est la forme et la nature du corps contondant, avec quelle force il a été poussé, quel est le côté de la tête qu'il a atteint.

2°. de l'exa- men du cuir chevelu et

2°. On rase la tête, que l'on recouvre d'un large cataplasme émollient, et lorsqu'on le lève, au bout de quelques heures, on exa-mine s'il n'est pas plus humide dans quel-que endroit, ou s'il n'a pas décidé une tu-méfaction partielle des tégumens.

d'un cata-
plasme ap-
pliqué;

Les signes rationnels précédens, aussi bien que ceux que l'on tire des sensations que le malade a éprouvées à l'instant du coup, comme celle du son d'un pot cassé; de la douleur qu'il ressent dans quelque endroit, lorsqu'on se-coue la tête à l'aide d'un corps engagé entre les dents, des mouvemens automatiques diri-gés vers une des régions de la tête, etc. ne méritent pas toute la confiance que quelques auteurs paraissent leur accorder.

et 3°. des
sensations
douloureu-
ses

et des mou-
vemens au-
tomatiques
du malade.

L'incision des parties molles a été conseillée, afin de mettre l'os à découvert, et de constater plus facilement la fracture; on ne pourrait s'y décider que sur des présomptions très grandes, relativement à l'existence et à la situation de la fracture; encore faudrait-il que des complica-tions se manifestassent pour y avoir recours.

Incision
des parties
molles.

Cas où elle
serait per-
mise.

Toutes ces sollicitudes pour reconnaître la fracture du crâne, viennent de l'opinion su-rannée et fausse, qu'elle ne peut exister sans épanchement de sang, et qu'étant la cause et le signe de cet accident, elle conduit nécessai-rement à l'indication de l'opération du trépan.

Pourquoi
toutes ces
sollicitudes
touchant le
diagnostic
des fractu-
res au crâne.

L'*épanchement de sang* est extérieur ou in-

Epanche-

ment san-
guin
extérieur.
Causes.

térieur : le premier est dû aux petits vaisseaux déchirés par la fracture; dans ce cas, le sang tend volontiers à se porter au dehors, à moins que la dure-mère n'ait été décollée au voisinage de la fracture.

ou inté-
rieur.
Causes.

Le second résulte de la secousse imprimée au cerveau et à ses membranes, et alors le sang provient, soit de la rupture des vaisseaux capillaires, soit d'une simple exhalation, causée par le désordre des propriétés vitales de ces parties.

Siéges de
l'épanche-
ment inté-
rieur.

Le siége de l'épanchement intérieur est entre la dure-mère et les os, dans la cavité de l'arachnoïde, dans les mailles de la pie-mère et sur le cerveau, enfin, dans les cavités où dans la substance de ce dernier organe.

Effets de
ce dernier.

L'assoupissement, le délire, la paralysie du côté opposé à l'épanchement, les convulsions, etc. sont des signes très équivoques de cette complication.

Commo-
tion, contu-
sion et in-
flammation
du cerveau.

La *commotion* du cerveau, la *contusion*, et l'*inflammation* qui en est la suite, dépendent de la violente secousse imprimée au crâne, soit que les os aient résisté au choc du corps contondant, soit que la force de celui-ci n'ait point été consumée dans le brisement des os.

La com-
motion vio-
lente donne
la mort.

La mort peut suivre immédiatement la commotion forte du cerveau, quelle que soit la nature du corps contondant, et même la partie du corps qui a été frappée. (*Voyez* p. 432.)

Lorsque la commotion ne tue point subitement le blessé, il éprouve des accidens qu'on appelle *primitifs* ; tels sont l'éblouissement, les vertiges, la perte de connaissance, l'assoupissement, l'immobilité de la pupille, la paralysie des membres, les convulsions, les vomissemens, les déjections involontaires, le saignement du nez, des yeux et des oreilles, etc. *Accidens primitifs d'une commotion moins forte.*

Plus tard les mêmes accidens reparaissent ou prennent plus d'intensité, ou bien il se développe d'autres altérations, tels que l'inflammation, la suppuration, le dérangement des fonctions de l'intelligence, les tumeurs fongueuses de la dure-mère : et les uns et les autres sont regardés comme des accidens *consécutifs*. *Accidens consécutifs.*

L'*inflammation* de l'encéphale et de ses annexes, dépend de la commotion, de la contusion, ou de l'irritation causée par les esquilles, le sang épanché ou un corps étranger venu de l'extérieur. Une douleur plus ou moins vive, le trouble des facultés intellectuelles, les convulsions, l'assoupissement et la paralysie, etc. sont des signes ordinaires, mais assez douteux, de cette maladie. *L'inflammation. Ses causes.* *Ses signes sont équivoques.*

La *suppuration* fait suite à l'inflammation intense ; elle est presque toujours mortelle *Suppuration.*

Siéges du pus. lorsqu'elle a lieu à la surface des membranes.

Lorsque le pus est colligé à l'extérieur du cerveau et dans un lieu mis à découvert, ou par la fracture, ou par la trépanation que celle-ci a exigée, le chirurgien aura la hardiesse d'y

Incision de l'abcès. plonger le bistouri, éclairé par la connaissance positive de l'altération topique, et enhardi par l'exemple des grands maîtres qui se sont ainsi comportés dans des cas pareils.

Incerti-tude des signes dia-gnostics des affections précéden-tes. Par tout ce qui précède, on a vu combien sont incertains les signes différentiels de la fracture, de la commotion, de l'épanchement, de l'inflammation et de la suppuration; à cette incertitude du diagnostic se lie naturellement l'embarras du choix d'une méthode curative; mais l'état du malade est des plus graves; le moindre retard devient une faute, que souvent il n'est plus possible de réparer.

Traite-ment géné-ral. A la simple fracture, à la commotion et à

Saignée. ses suites, on oppose : 1°. la saignée générale;

Dérivatifs. 2°. les sangsues et les ventouses scarifiées à la nuque et aux tempes; 3°. les vésicatoires répétés sur toute la tête, et 4°. les émétiques et les purgatifs.

Révulsifs. L'excitation des organes gastriques par les

Avantages de l'éméti-que et des purgatifs. vomitifs et les purgatifs, dérange les mouvemens vicieux auxquels le cerveau est en butte, répercute l'inflammation sympathique que le foie peut contracter, prévient la complication bilieuse et réveille, conjointement avec les autres moyens, les forces vitales engourdies dans plusieurs organes. La répétition de l'emploi de ces moyens sera subordonnée à la constitution du sujet, à l'intensité et à l'opiniâtreté des accidens (1).

On a recours à l'opération du trépan pour relever ou extraire les esquilles enfoncées, pour retirer un corps étranger qu'on ne peut faire passer par l'ouverture qu'il a faite, et enfin pour donner issue, soit au sang qui exsude avec peine à travers la fracture, soit au pus qui s'est formé au-dessous.

Cas où l'opération du trépan est permise

Une des suites fâcheuses de la percussion violente de la tête, est la pullulation de tumeurs fongueuses sur la dure-mère, affection constamment mortelle, quand ces végétations existent à la base du crâne ou lorsqu'elles croissent du côté du cerveau, quoiqu'existant à la voûte; car, alors, elles compriment et ulcèrent le tissu de cet organe. Lorsqu'elles se dirigent du côté de la voûte, le danger est moins grand; elles détruisent les os, sortent de la cavité cranienne, et viennent faire saillie sous les tégumens.

Les tumeurs fongueuses de la dure-mère.
Elles sont plus ou moins dangereuses, selon leur situation.

---

(1) Mémoire sur les plaies de tête, tome 1er des *Œuvres chirurgicales de* Desault.

Leurs signes.

Ces tumeurs offrent des battemens iso-chrones à ceux du pouls ; par une légère compression on peut les faire rentrer dans le crâne, mais il en résulte la perte de connaissance et la paralysie momentanées ; elles sont accompagnées ordinairement de douleurs fixes et permanentes, dues à l'irritation causée par les pointes d'os qui garnissent le trou dans lequel elles sont engagées.

Leur traitement local

On les met à découvert par une incision cruciale faite au cuir chevelu, et par une ou deux couronnes de trépan pratiquées sur le crâne, près de leur base ; cela fait, on les extirpe, après quoi on consume leur base avec une sub-

et général. stance caustique. Si les vices vénérien, scrophuleux ou dartreux paraissaient avoir concouru à leur production, il faudrait faire subir au malade un traitement interne.

3°. Lésions du cerveau et de ses annexes. Piqûre.

Le cerveau n'est guère sujet aux lésions par instrumens piquans, que dans les endroits où les os sont minces et fragiles, comme aux parois supérieures de l'orbite et des fosses nasa-

Coupure. les, et dans la région temporale. Les instrumens tranchans n'atteignent, le plus souvent, que la surface de cet organe, après avoir coupé les tégumens, les os et les menynges.

Plaie contuse. Les balles qui traversent le crâne, s'enfoncent dans le parenchyme cérébral et sortent

par un endroit plus ou moins éloigné; d'autres
fois elles s'arrêtent dans le cerveau, où elles
produisent une désorganisation que la mort
suit de plus ou moins près.

Présence des corps étrangers.

Toutes ces plaies ne sont point constamment
mortelles. Leur pronostic est fondé sur l'étendue de la blessure et sur les accidens dont elles
se compliquent; de même aussi leur traitement
varie selon les circonstances, et réclame presque toujours les secours généraux et locaux,
dont il a été parlé précédemment.

Pronostic de ces plaies.

La plaie des sinus de la dure-mere est sans
danger lorsqu'il est possible d'y porter un tampon de charpie, avec lequel on étanche le sang.
Les préventions des auteurs touchant la gravité de ces blessures, proviennent d'une erreur
anatomique faite par Vésale, qui pensait que
ces réservoirs veineux communiquaient avec
les carotides internes.

Plaie des sinus de la dure-mère.

Le sang.

Plaies du Col.

Les plaies transverses du col ne sont point
rares; c'est, en effet, sur cette partie, qu'une
main homicide enfonce l'instrument meur-
trier, et que les intentions de suicide s'exécutent trop souvent.

Fréquence des plaies transverses.

L'instrument peut avoir lésé les muscles, le
larynx ou la trachée-artère, l'œsophage, les

Parties intéressées.

vaisseaux et les nerfs, selon la situation et la profondeur de la blessure.

La plaie qui pénètre jusqu'à l'œsophage, comprend presque toujours les vaisseaux et les nerfs volumineux qui sont placés sur les côtés du col : cette plaie est presque toujours mortelle.

Etat de la plaie faite au-dessus de l'hyoïde.

Lorsque l'instrument a été enfoncé au-dessus de l'os hyoïde, les muscles qui se portent au bord inférieur de la mâchoire ou à la langue, la base de celle-ci, l'épiglotte et les parois du pharynx, sont plus ou moins lésés ; la plaie est profonde, l'écartement considérable, la parole et la déglutition ne peuvent plus s'exercer.

Traitement.

On fait fléchir la tête sur le col et on la maintient dans cette position par un bandage dont la solidité sera relative à l'indocilité ou à l'agitation du blessé. Quelques points de suture sont utiles en certains cas, pour assurer l'exactitude du contact. Une sonde de gomme élastique, introduite dans l'œsophage par les fosses nasales, sert à faire passer du bouillon dans l'estomac. Le silence et l'immobilité complète du malade, seront observés.

Phénomènes de la plaie faite au-dessous de l'hyoïde.

Porté plus bas, le corps vulnérant ouvre le larynx ou la trachée-artère ; alors la situation de la plaie, l'aphonie ou perte de la voix, la sortie bruyante de l'air, l'emphysème, quand

la division des tégumens n'est point vis-à-vis
celle du canal aérien, font connaître les parties
intéressées. Il serait prudent de faire encore
usage de la sonde pour nourrir le malade, Indications
particuliè-
res.
afin d'éviter les mouvemens de la déglutition,
qui détruiraient le contact des bords de la plaie.
Il devient quelquefois nécessaire dans cette plaie,
lorsque le rapprochement des parties et le gonflement inflammatoire qui survient, nuisent à
la respiration, de faire une petite ouverture à
la trachée-artère, pour donner un passage facile à l'air.

Quant aux autres variétés des plaies du col, Autres va-
riétés des
plaies du
col.
elles ne méritent pas d'examen particulier,
d'après ce qui a été dit dans l'histoire générale
des plaies.

Plaies de Poitrine.

Les corps vulnérans qui agissent sur la poi- Différen-
ces de ces
plaies.
trine, font des plaies pénétrantes ou non pé-
nétrantes, simples ou compliquées.

Les plaies *non pénétrantes* simples des parois Plaies non
pénétrantes
simples.
Indica-
tions.
de la poitrine, n'offrent point d'indications
particulières, autres que celles dont il a été déjà
question tant de fois, si ce n'est pourtant qu'il
faut avoir l'attention de tenir appliqué sur le
thorax un bandage serré, afin que la respira- Bandage
serré sur la
poitrine.
tion se fasse plus par les mouvemens du dia-
phragme que par le jeu des côtes, qui doivent

rester immobiles, pour ne point troubler la consolidation de la plaie.

Quelques accidens particuliers aux plaies non pénétrantes. Les complications des plaies non pénétrantes, et qui nécessitent des attentions particulières , sont, l'emphysème, la fracture des côtes et des cartilages, les corps étrangers fixés dans ces derniers, et la contusion du cœur et des poumons.

Emphysème. L'emphysème est une intumescence formée par l'infiltration de l'air dans le tissu cellulaire; cet accident arrive lorsque le trajet de la plaie est oblique, et plus ou moins étroit. On le prévient par l'application d'un appareil méthodique qui empêche l'intromission de l'air extérieur dans la plaie. Des résolutifs alkooliques et aromatiques le font disparaître promptement, surtout lorsqu'il est peu intense.

Lésion des os et des cartilages. Les os et les cartilages qui composent les parois du thorax peuvent être contus à leur surface, violentés dans leurs articulations, ou divisés dans leur continuité.

Traitement- On traite ces altérations par les résolutifs et par l'emploi d'un bandage dont la construction varie selon les circonstances ; par exemple, quand la fracture est directe et avec enfoncement des fragmens, on place des compresses épaisses sur les extrémités antérieures et postérieures de la côte brisée ; tandis que

Modification du bandage, pour la fracture directe ou indirecte.

quand la fracture est indirecte ou par contre-coup, on les applique sur le bout des fragmens. Des tours de bande, en doloires, couvriront la poitrine, et maintiendront les compresses.

Les corps étrangers qui sont comme fichés dans l'épaisseur d'une côte ou d'un cartilage, seront retirés avec les doigts, ou avec une pince, s'ils offrent suffisamment de prise ; on pour-rait se servir d'un doigtier métallique pour les pousser en dehors, s'ils faisaient saillie du côté interne ; enfin, on les mettrait à découvert par l'incision et la trépanation, dans le cas où il serait impossible de les extraire d'une autre manière.

La contusion du cœur et des poumons est toujours grave ; elle laisse dans ces viscères le germe de maladies organiques très-fâcheuses. Nous parlerons plus avant du traitement au-quel il convient de soumettre le malade.

Les plaies *pénétrantes* sont celles qui s'ac-compagnent de la perforation de la cavité pec-torale : cette circonstance est peu fâcheuse par elle-même ; aussi rien ne justifie les recherches laborieuses que l'on faisait autrefois pour s'as-surer si la poitrine était ouverte, lors même qu'il ne se déclarait aucun accident..

Quand ces plaies sont compliquées de divi-sion aux gros vaisseaux ou aux parois des ca-

et aux gros vaisseaux.
Hémorrhagie.

Les blessures du cœur ne sont pas toujours mortelles au même instant.

De la cardite.

Lésions du poumon.
Elles sont moins graves au lobe inférieur et là où le viscère est adhérent,
et vice versá.

Signes de la blessure du poumon.

vités du cœur, le sang s'échappe par flots dans la poitrine, et le malade expire presqu'au même instant. Les plaies qui n'intéressent que l'extérieur du tissu musculeux du cœur, et même celles qui, en pénétrant dans les cavités de cet organe, sont étroites et obliques, n'ont point toujours une issue aussi promptement funeste. Cependant, si l'on en croit plusieurs auteurs, et Sénac entre autres, le blessé succombe, avant même que l'inflammation vulnéraire ait eu le temps de parcourir ses périodes.

Les plaies du lobe inférieur du poumon, et celles qui atteignent cet organe dans les endroits de sa surface, où il adhère aux parois du thorax, sont, toutes choses égales d'ailleurs, moins à craindre que celles du lobe supérieur, qui contient des vaisseaux volumineux, et que celles des endroits où ce viscère est libre (1).

La lésion du poumon se reconnaît à la toux, à la difficulté de respirer, à la sortie plus ou moins bruyante de l'air par la plaie extérieure, à l'expectoration et à l'issue par la plaie, d'un

---

(1) Mémoire sur les avantages de l'adhérence du poumon aux parois de la poitrine, lors des plaies pénétrantes de cette cavité, p. 89 et suiv. des *Mélanges de Chirurgie et de Physiologie*, par M. le doct. Roux, chirurgien en second de l'hôpital de la Charité, etc.

sang vermeil et écumeux, à l'emphysème extérieur, etc.

Sur le simple soupçon que le cœur ou les *Traitement général.*
poumons sont blessés, il faut prescrire la diète
rigoureuse, les boissons délayantes, le repos et
le silence absolus, saigner à plusieurs reprises,
et recouvrir la plaie de compresses trempées
dans une liqueur résolutive. On observe de près,
le malade, afin d'obvier aux événemens graves
qui pourraient survenir.

Les matières qui s'épanchent le plus souvent *Matières des épanchemens dans le thorax.*
dans la poitrine à la suite de plaies, sont le sang,
l'air et le pus.

Le sang provient de l'artère intercostale, du *1°. Le sang.*
cœur, des poumons ou des gros troncs arté-
riels ou veineux renfermés dans le thorax.

L'air entre tantôt par la plaie extérieure et *2°. L'air.*
tantôt il sort par une déchirure faite au poumon. Ce fluide peut, en même temps qu'il fait
irruption dans la cavité de la plèvre, s'infiltrer
dans le parenchyme pulmonaire et dans le
tissu cellulaire extérieur.

Le pus provient de l'inflammation prolongée *3°. Le pus empyème.*
des parties contenues dans le thorax ; son accumulation a lieu à une époque plus ou moins
éloignée de la blessure.

On reconnaît la présence d'un fluide étran- *Signes généraux de*
ger dans un des côtés de la poitrine, à la

l'épanchement. difficulté de respirer, surtout quand le malade est debout, assis ou couché sur le côté sain, au soulagement qu'il éprouve en se courbant en devant; les espaces intercostaux s'agrandissent du côté affecté; celui-ci prend plus de vo-

Percussion du thorax. lume, et rend un son mat lorsqu'on le percute avec les doigts rassemblés par leurs extrémités.

Comment on détruit l'épanchement.
Situation du malade.
La situation déclive de la plaie, la position convenable que l'on fait prendre au malade, suffisent quelquefois pour donner issue au sang épanché; on pourrait encore extraire les li

Aspiration avec une seringue. quides à l'aide d'une seringue, et si le sang et le pus étaient trop épais, on injecterait un peu d'eau tiède pour les délayer, ce qui permettrait de les aspirer plus facilement avec la seringue.

Opération de l'empyème. Enfin, on a recours à l'opération de l'empyème, quand les moyens qui précèdent sont sans effet, et surtout si la gêne de la respiration fait craindre les accidens de la suffocation.

Remarque sur l'hémorrhagie par lésion de l'artère intercostale. Le sang que fournit l'artère intercostale ouverte, s'échappe au dehors, ou tombe en partie ou en totalité dans la poitrine. On reconnaît la lésion de cette artère à la situation de la plaie extérieure qui occupe le bord inférieur

Signes. de la côte, à peu près vers sa partie moyenne, à l'écoulement du sang sur le doigt porté au fond de la blessure, et à la facilité de suspendre l'hémorrhagie par une légère pression.

Pour arrêter cette hémorrhagie, on enfonce dans la plaie le milieu d'une compresse quarrée ; de la charpie est amoncelée dans le cul de sac qu'elle forme : en tirant à soi les angles de la compresse, le tampon de charpie s'élargit, et vient comprimer l'artère blessée. *Moyen répressif.*

Plaies de l'Abdomen.

L'abdomen contient, dans une vaste capacité, des viscères nombreux, qui n'ont guère pour abri que les muscles et les membranes dont ses parois sont composées. *Plaies de l'abdomen.*

La piqûre des enveloppes abdominales entraîne rarement des accidens. La coupure est plus sérieuse, notamment quand, faite par le tranchant d'un sabre, un coup de corne de taureau, de défense de sanglier, etc. la division est large et *pénétrante*. C'est alors que l'épiploon et les intestins, obéissant à la pression du diaphragme et des muscles abdominaux, sortent par la plaie. *Piqûres. Coupure. Issue de l'épiploon et des intestins.*

On les fait rentrer sans peine, lorsqu'ils sont libres ; pour y parvenir, on fait coucher le malade sur le dos, la tête fléchie sur la poitrine, le bassin élevé, les cuisses fléchies sur ce dernier et les jambes sur les cuisses ; puis avec les doigts, dont on a coupé les ongles, et qu'on a lubréfiés avec de l'huile, on refoule ces viscères doucement, suivant une direction per- *On obtient leur réduction par la situation et par la répulsion*

pendiculaire au grand diamètre de l'abdomen, ayant l'attention de soutenir avec un doigt ce qui a été réduit par l'autre.

Cette opération faite, il ne reste plus qu'à prévenir un nouveau déplacement; pour cela, la suture est quelquefois utile, concurremment avec la situation, les agglutinatifs, le bandage et le repos qui sont toujours nécessaires, afin de favoriser le contact des lèvres de la division.

L'étranglement des parties sorties, soit par leur gonflement, soit par l'inflammation des lèvres de la plaie, rend la réduction difficile ou impossible; s'il n'y a que l'épiploon d'engagé, et qu'aucun accident ne se montre, on emporte tout ce qui excède le niveau de la peau, et on laisse le reste en place : l'adhérence que cette membrane graisseuse contractera avec les bords de l'ouverture, donnera de la solidité à la cicatrice, et préviendra les hernies par ce point.

Les tiraillemens de l'estomac, le hoquet, les vomissemens, etc. indiquent qu'il faut agrandir la plaie pour faire rentrer la portion épiploïque étranglée, lorsqu'elle est saine; dans le cas de gangrène on n'hésiterait pas à retrancher préalablement le tout, en coupant jusqu'auprès du vif, avec la précaution de lier les vaisseaux qu'on croirait pouvoir donner du sang.

L'intestin devenu libre, soit par le débride-
ment, soit parce qu'ayant attiré au dehors une
anse plus considérable, les substances gazeuses
et stercorales qu'il contient, se sont réparties
dans une plus grande portion, doit être réduit
aussitôt, quand bien même il serait d'une couleur livide et annoncerait déjà quelqu'altération. On se comporterait de même si l'intestin
était ouvert dans l'étendue de quelques lignes,
avec la précaution, toutefois, de passer un fil
dans le mésentère pour le retenir au voisinage
de la plaie, afin que si quelques matières ve-
naient à s'échapper, elles pussent être de suite
portées au dehors.

Une plaie longitudinale ou une plaie transversale de 5 a 6 lignes à l'intestin, exige la
suture; c'est celle à point passé qui mérite la
préférence (1).

Lorsque l'intestin est coupé complètement
ou jusqu'auprès du mésentère, soit par l'instrument qui a fait la plaie extérieure, soit
parce que la gangrène a nécessité qu'on re-
tranchât tout ce qu'elle avait détruit, on peut
se conduire de deux manières : la 1re consiste à
retenir les deux bouts de l'intestin divisé avec
une ou plusieurs anses de fil; d'où suivra un

2°. de l'in-
testin.

Sain ou
peu altéré, il
doit être ré-
duit.

S'il est
blessé, on
le fixe près
de la plaie,
aussitôt
qu'il est ré-
duit.

La plaie
incomplète
de l'intestin
exige la su-
ture.

La plaie
complète se
traite de
deux maniè-
res :

1°. en éta-
blissant un
anus contre
nature;

____

(1) *De la Médecine opératoire*, etc. t. 1, par M. le
prof. Sabatier.

anus contre nature, avec espoir, cependant, de consolidation, si on les tient soigneusement rapprochés, et en contact avec les bords de la blessure des parois abdominales ; la 2° a pour objet l'invagination les deux bouts, en faisant entrer celui qui répond à l'estomac dans celui qui répond à l'anus ; on les assujétit l'un à l'autre par quelques points de suture, ét après avoir préalablement introduit dans leur cavité un morceau de carte ou de trachée-artère, qui a l'avantage de leur servir de moule, et d'isoler, pour quelque temps, leurs bords des matières alvines.

2°. en invaginant le bout supérieur dans l'inférieur.

Une autre variété dont les plaies pénétrantes de l'abdomen sont susceptibles, c'est la lésion des organes contenus, sans complication d'issue à l'extérieur. Des signes auxquels on reconnaît cette lésion, les uns sont généraux ; tels sont la tension et la douleur du ventre, la pâleur de la face et la contraction des traits, le froid des extrémités, la petitesse et la concentration du pouls, les nausées, les vomissemens, etc. les autres sont particuliers, et se tirent : 1°. de la situation de la plaie ; 2°. de quelques accidens particuliers ; 3°. de l'issue de quelqu'une des substances contenues dans les viscères.

Lésion intérieure sans déplacement.

Signes généraux.

Signes particuliers à la lésion,

Ainsi, la sortie des alimens et des boissons par une plaie de l'épigastre, les vomissemens

1°. de l'estomac ;

de matières analogues teintes par le sang,
le hoquet et les anxiétés font connaître la lésion de l'estomac ; celle du foie donne lieu
à l'ictère et à la douleur de l'épaule, qui correspond à l'hypocondre droit. Dans le cas où
les voies biliaires sont ouvertes, la bile sort par
la plaie, le ventre se météorise et la gangrène
ne tarde pas à se manifester. La blessure du rein
occasionne de la douleur dans les lombes, laquelle se propage jusqu'à la vessie, à la verge
et à la partie supérieure et interne des cuisses ;
il y a rétraction du testicule du même côté, et
pissement de sang. Lorsque la solution de continuité est faite à l'urétère, au rein, à la vessie
et dans les endroits où ces organes sont recouverts du péritoine, l'urine tombe dans l'abdomen, et y cause une inflammation mortelle; il en
faut dire autant de l'épanchement des matières
stercorales à la suite de division aux intestins.

Le traitement de ces blessures se réduit aux
moyens généraux : le repos, la situation horizontale et fléchie, la diète rigoureuse, les fomentations émollientes sur le ventre, les saignées plus ou moins réitérées, les calmans à
l'intérieur, etc. On exciterait le vomissement
par le chatouillement du gosier, si l'estomac
ou les intestins avaient été blessés peu de temps
après que le malade eût pris des alimens, comme

aussi on préviendrait l'effusion des urines dans l'abdomen en introduisant une sonde dans la vessie, pour l'y laisser à demeure jusqu'à la guérison de la plaie de ce réservoir.

Lésion de la rate et des vaisseaux sanguins. Le sang épanché dans l'abdomen provient de la solution de continuité de la rate, du foie ou des artères et des veines un peu volumineuses de cette cavité.

Epanchement sanguin. Lorsque le sang s'écoule lentement, et en très petite quantité, il reste disséminé entre les circonvolutions intestinales, d'où il est facilement résorbé; en quantité plus considérable, sa pesanteur l'entraîne vers l'hypogastre, et là il forme un foyer que des adhérences entre les intestins et la paroi abdominale correspondante circonscrivent.

Signes de l'épanchement sanguin disséminé ou colligé. On reconnaît cet épanchement, 1°. aux symptômes inséparables de toute effusion abondante de sang; 2°. au soulèvement de la région hypogastrique qui offre une tumeur molle, avec fluctuation, et dont la présence gêne mécaniquement le cours des urines et des matières fécales : d'où la dysurie, la constipation et le retour de quelques-uns des accidens généraux dont il a été parlé précédemment.

On ouvre cette collection sanguine avec le bistouri, plongé au lieu le plus déclive, et là où la fluctuation est le plus marquée : le liquide s'échappe aussitôt; on exerce de douces pressions autour de la tumeur, et on insinue dans le foyer une mêche de linge effilé, qu'on y laisse séjourner jusqu'à sa détersion.

Plaies des Os.

Les os ont une communauté d'organisation et de vitalité avec les parties molles ; rien n'est donc plus naturel qu'ils soient sujets aux mêmes maladies qu'elles, avec les différences, cependant, qui doivent résulter de leur organisation, de leur vitalité et de leurs usages.

Les instrumens piquans et tranchans n'atteignent les os qu'après avoir divisé tous les tissus qui les recouvrent. Les corps contondans agissent sur eux de plus ou moins loin, et presque toujours médiatement, c'est-à-dire, à travers les autres parties dont ils sont entourés.

La piqûre des os n'est, pour ainsi dire, point une complication ajoutée à la blessure qui existe : les accidens qui se manifestent, quelquefois, ont leur source dans le déchirement des parties molles. (*Voy*. pag. 407.)

L'entamure plus ou moins profonde des os, et avec ou sans perte de substance, se traite d'après la théorie générale des blessures. Il est à remarquer, cependant, que quand l'os a été contus, et qu'il est resté exposé au contact de

31

l'air, l'on ne doit pas chercher à réunir im-médiatement la plaie des parties molles, parce que la consolidation du tissu osseux se fait attendre long-temps, et que si la cicatrisation des chairs avait lieu avant celle des os, il en résulterait un amas de pus au fond de la plaie, auquel il faudrait nécessairement donner issue en divisant la cicatrice.

Contusion.
Nécrose des couches superficielles. La contusion des os entraîne presque toujours la séparation des couches qui ont été fortement altérées. Nous ne reviendrons pas sur cet objet, dont il a été question en parlant des plaies de tête, pag. 457.

Des Fractures.

Définition. Les *fractures* consistent dans la solution de continuité d'un ou de plusieurs os, opérée par une cause mécanique quelconque.

Des causes. Les *causes* des fractures sont prédisposantes ou déterminantes.

Causes prédisposantes. Les causes *prédisposantes* résultent des dispositions naturelles des os, de l'âge du sujet, et de quelques maladies auxquelles le système osseux participe.

Elles sont relatives aux dimensions des os, Les grands os, ceux qui ont un excès de dimension en longueur et en largeur, les os des membres inférieurs, et notamment ceux *à leur situation et à leurs usages.* qui servent de soutien au corps, tels que le fémur et le tibia, sont très sujets à se fracturer.

La fragilité des os est beaucoup plus grande dans la vieillesse qu'à tout autre âge, ce qui peut être attribué : 1°. à l'excès des matières salines sur les élémens gélatineux du tissu osseux ; et 2°. à la diminution d'épaisseur des parois des cavités médullaires qui s'agrandissent.

à l'âge du sujet. Les os sont fragiles dans la vieillesse. Pourquoi.

Le cancer et le scorbut, qui altèrent et détruisent la partie fibreuse des os, l'amaigrissement, qui diminue le volume des chairs dont ils sont entourés, et épuise les liquides oléagineux dont ils sont pénétrés, favorisent encore la solution de continuité de ces organes.

Aux maladies auxquelles participe le tissu osseux.

Les causes *déterminantes* sont de trois sortes : les chutes, les coups et l'action musculaire. Elles agissent en alongeant l'os au-delà de son extensibilité naturelle, et en surmontant la force de cohésion de ses molécules (1).

Causes déterminantes.

Les chutes et les coups déterminent la solution de continuité des os, soit dans le lieu même où ils agissent, soit dans un endroit plus ou moins éloigné : dans le premier cas, on l'appelle fracture directe; dans le deuxième, fracture indirecte ou par contre-coup.

Les chutes et les coups. Endroits où ils agissent.

La fracture *directe* résulte d'une courbure instantanée et contre nature que l'os éprouve.

Fracture directe Son mécanisme.

---

(1) *Leçons de M. le prof. Boyer sur les maladies des os,* rédigées, etc. par M. Richerand, t. 1, p. 5 *et suiv.*

dans le lieu même où il est atteint par là cause ; celle-ci produit en même temps la contusion et souvent la plaie contuse des parties molles.

Dans la fracture *indirecte* la cause exerce son action de plus ou moins loin, et en exagérant les courbures naturelles des os, au-delà de la flexibilité propre de ces derniers. Par exemple: on fait une chute sur les genoux, le poids du corps, réuni à la résistance invincible du sol, fait ployer le corps ou le col du fémur, et la fracture s'opère dans l'un de ces endroits.

L'action musculaire produit de deux manières la solution de continuité des os : 1°. la véritable fracture, lorsque l'os est fixé, soit par le poids du corps, soit par quelques corps extérieurs qui le retiennent (1); 2°. la rupture de certains os courts, tels que la rotule et le calcaneum, et celle de l'apophyse olécrane du cubitus.

Les différences des fractures se tirent de l'espèce d'os, et de l'endroit où celui-ci est cassé, de la direction de la fracture, du rapport dans

____

(1) Ce mode de fracture n'est point généralement admis par les chirurgiens. Barthez ne le met point en doute ; il cite, à ce sujet, des observations consignées dans plusieurs ouvrages. *Nouveaux Elémens de la Science de l'Homme*, tom. 1, *notes*, p. 132.

lequel se trouvent les fragmens, et des circonstances qui accompagnent la maladie.

Nous avons déjà fait la remarque que les os qui ont de grandes dimensions offrent beaucoup de prise aux causes fracturantes, les os longs surtout, en raison et de leur forme et de leurs usages. Les os larges, situés au tronc, sont moins accessibles aux chocs qui pourraient les casser. Enfin, les os courts sont, de tous, ceux-qui sont dans les conditions les moins favorables à cette espèce de lésion ; aussi ne l'éprouvent-ils que bien rarement. Différences relatives aux os,

La fracture des os peut exister à leur partie moyenne ou à leurs extrémités. Dans ce dernier cas, c'est toute l'épaisseur de l'os qui est cassée, ou bien c'est seulement une de leurs apophyses. à l'endroit de l'os,

Relativement à la direction, la fracture est *transversale* ou en *rave*, quand l'os et cassé nettement en travers ; *obliques*, ou en *bec de flûte*, lorsque les fragmens ont la forme d'un biseau, et se correspondent par une surface oblique plus ou moins étendue ; *comminutive*, quand l'os est brisé en esquilles. Quant à la fracture *longitudinale*, les praticiens ne sont point généralement d'accord sur sa possibilité. à la direction de la fracture,

Le rapport des fragmens peut être changé de quatre manières : suivant l'épaisseur, la au rapport des fragmens.

longueur, la direction et la circonférence de l'os.

Le *déplacement* suivant l'*épaisseur* arrive dans une fracture en travers, lorsque les bouts des fragmens glissent l'un sur l'autre ; il est *incomplet* quand ces derniers se correspondent encore par quelques points, et *complet* lorsqu'ils se sont complètement abandonnés.

Dans le déplacement suivant la *longueur* de l'os, les deux fragmens chevauchent l'un sur l'autre, d'où résulte le raccourcissement du membre affecté. Cette espèce de déplacement est *primitive* dans la fracture oblique; elle est *consécutive* au déplacement, selon la largeur, dans la fracture en travers. Le fragment inférieur monte toujours du même côté qu'existe l'obliquité de la fracture.

Pour qu'il y ait déplacement suivant la *direction* de l'os, il faut que les bouts de la fracture ne soient contigus que par quelques points de leur circonférence, de telle sorte que le fragment inférieur forme avec le supérieur un angle plus ou moins saillant.

Enfin, le déplacement suivant la *circonférence* a lieu toutes les fois que l'un des fragmens a exécuté un mouvement de rotation, pendant que l'autre est resté immobile ou qu'il s'est mu en sens contraire. Par exemple : dans la fracture des deux os de la jambe, si le pied n'est point soutenu, il s'incline en dehors et en bas ; le fragment du tibia abandonne le côté interne de la jambe, pour gagner son côté antérieur, pendant que celui du péroné quitte le côté externe, pour se porter en arrière.

Ces quatre espèces de déplacement ne peuvent point exister également pour tous les os. Par exemple : dans la fracture transversale du corps de la mâchoire inférieure, il ne peut y avoir qu'un déplacement incomplet en travers, en raison de la grande épaisseur de l'os et des limites de son mouvement ; celui suivant la longueur, est presque impossible dans la fracture des os de l'avant-bras, de la jambe, du pied et de la main, parce que des muscles et des ligamens plus ou moins nombreux et forts, maintiennent fixes les pièces de la fracture dans leur position.

Quant aux déplacemens suivant la direction et suivant la circonférence, ils sont très fréquens aux membres ; ils peuvent même se réunir aux deux autres. Par exemple : dans la fracture de la cuisse, tous les quatre peuvent exister ; ainsi, l'action musculaire écarte en travers les fragmens, et fait remonter l'inférieur ; si la jambe et le pied sont placés plus bas que la cuisse, ils déterminent, par leur poids, la saillie en avant du fragment inférieur.

Enfin, lorsque le pied n'est point assujéti, il tourne en dehors et entraîne avec la jambe le fragment inférieur, qui obéit à un mouvement de rotation par lequel la circonférence de chaque fragment n'est plus dans son rapport naturel.

Causes du déplacement.

Les causes du déplacement se trouvent : 1°. dans l'action même de la cause qui, en fracturant les os, a en même temps poussé les fragmens du même côté ou en sens opposé; 2°. dans la contraction des muscles qui s'attachent au-dessus de la fracture, ou bien au-dessous, et soit à l'os cassé, soit à celui avec lequel ce dernier s'articule; 3°. dans le poids même des parties; 4°. dans les mouvemens inconsidérés du malade ou dans la mauvaise position qu'il a prise.

Différences, eu égard à la simplicité et à la complication.

Lorsqu'on a égard aux circonstances qui accompagnent les fractures, on les distingue en simples et en compliquées.

La fracture *simple* n'est jointe à aucune altération qui exige un traitement particulier.

La fracture *compliquée* est celle qui est accompagnée d'accidens locaux ou de maladies internes.

Accidens primitifs des fractures.

Les *accidens primitifs* qui compliquent les fractures sont : la contusion profonde ou la plaie des parties molles, la déchirure d'une artère ou d'une veine par les fragmens pointus des fractures obliques ou comminutives, et la luxation de l'os malade ; celle-ci préexistait à la fracture, car elle n'aurait pu avoir lieu après, en raison de la mobilité des fragmens et du peu de prise qu'ils offrent aux causes extérieures capables de luxer les os.

Les *accidens consécutifs* sont la suppuration profonde des parties molles, la carie ou la nécrose plus ou moins étendue de l'os malade, l'affection des articulations, telles que l'ankylose, la carie et les tumeurs blanches, quand surtout la fracture existe dans l'articulation ou se prolonge jusqu'à son voisinage.

Accidens consécutifs.

Diverses maladies internes et chroniques, comme le scorbut, les scrophules ; la vérole, le cancer, etc. sont des complications plus ou moins graves, soit que ces maladies existassent avant la fracture, soit que leur manifestation ait eu lieu après l'accident ; dans tous les cas, elles peuvent interrompre ou même détruire le travail de la consolidation, et donner naissance à des altérations locales plus ou moins longues et opiniâtres.

Complication de maladies internes.

Les *signes* des fractures sont *rationnels* ou *sensibles* : les premiers sont très équivoques ; telles sont la douleur, la difficulté, et même l'impuissance de mouvoir la partie malade ; les seconds s'acquièrent par les sens ; tels sont

Signes des fractures. Ils sont rationnels ou sensibles.

la mauvaise conformation et le raccourcissement du membre, les inégalités et la crépitation de la fracture.

La *mauvaise conformation* et le raccourcisse-
ment du membre sont des suites du déplacement; on les constate par la vue et par le toucher, en comparant la partie malade avec celle
qui est saine.

Les *inégalités* résultent du déplacement partiel des esquilles ou des fragmens; on les reconnaît par la simple apposition des doigts sur les
os qui sont superficiels, comme le tibia, la
rotule, etc.

La *crépitation* est le bruit qui résulte du frottement que les esquilles ou les fragmens exercent
les uns sur les autres. Pour obtenir ce signe, on
applique les mains sur la partie et on la comprime dans les endroits où l'on soupçonne que
la fracture existe; ou bien on saisit les deux fragmens, que l'on fait tourner en sens contraire.
Lorsque le membre est volumineux, comme
par exemple, la cuisse, un aide saisit le pied et
lui fait exécuter différens mouvemens de rotation, pendant que le chirurgien fixe avec une de
ses mains le fragment supérieur et qu'il tient
l'autre main appliquée sur le lieu de la fracture.

Si la crépitation n'est point sensible à l'o-
reille, elle l'est au toucher du chirurgien. L'ha-

bitude et l'exercice apprennent à la distinguer du bruit que produisent l'emphysème, l'œdème ou même quelquefois les ligamens et les surfaces articulaires, lorsqu'ils obéissent à quelque mouvement. ou par le toucher. Autres bruits qui la simulent.

Malgré tous les signes précédens, le diagnostic des fractures est parfois très obscur, ce qui peut dépendre : 1°. de ce que les fragmens sont restés en place; 2°. de la grande quantité de parties molles dont l'os est entouré, comme le col ou le corps du fémur; 3°. du gonflement inflammatoire survenu dans la partie. Le diagnostic des fractures est quelquefois très obscur. Causes.

Dans l'incertitude touchant l'existence de la fracture, on recouvre la partie de compresses trempées dans une liqueur résolutive, et on la maintient dans une position fixe, à l'aide d'un appareil simplement contentif. Quelques jours suffisent pour dissiper le gonflement, et éclairer sur la fausseté ou la réalité de la maladie soupçonnée. Ce qu'il y a à faire dans le cas d'incertitude.

Le pronostic des fractures est relatif à l'espèce d'os affecté, à la situation et à la direction de la fracture, à l'âge du sujet, aux maladies qui existent, et aux accidens qui surviennent. Le pronostic varie selon,

La fracture des os superficiels, tels que la clavicule, la mâchoire inférieure, le tibia, est moins fâcheuse que celle des côtes, du fémur 1°. l'espèce d'os fracturé;

et des os du bassin. La fracture des os du tronc est, en général, beaucoup plus dangereuse que celle des os des membres. La fracture des extremités supérieures est moins à craindre que celle des extrémites inférieures, à cause de la grande quantité de muscles dont ces dernières sont entourées , de l'épaisseur des os qui les forment, et de leur usage de servir d'appui à la masse entière du corps.

2°. la situation de la fracture;

Les fractures par contre-coup sont, toutes choses égales d'ailleurs, moins sujettes aux accidens que celles qui sont occasionnées par une cause dont l'action a été directe.

Lorsque la solution de continuité existe aux extrémités des os ou dans leurs articulations, on a à redouter l'altération des cartilages et des ligamens articulaires, et par suite, l'ankylose vraie ou fausse. Ces accidens sont étrangers aux fractures du corps des os.

3°. la direction de la fracture;

La contention d'une fracture en travers s'obtenant très facilement, on doit la considérer comme plus simple que celles qui sont obliques et comminutives; la facilité du déplacement dans ces deux dernières et le déchirement des parties molles dont elles s'accompagnent, pour l'ordinaire, les rendent nécessairement plus fâcheuses que la première.

4°. l'âge du sujet;

Chez les jeunes sujets, la consolidation des

fractures ne se fait pas long-temps attendre; elle acquiert promptement beaucoup de solidité, tandis que dans la vieillesse elle marche avec lenteur, et, quelquefois, elle est très imparfaite.

Le scorbut est une des complications les plus graves. Non-seulement il empêche le travail de la réunion, mais encore il détruit souvent ce que la nature avait déjà fait pour la procurer.

Enfin, la plaie ou la contusion des chairs, l'inflammation, le déchirement des vaisseaux et des nerfs, la suppuration profonde et les fièvres graves qui se manifestent, sont des circonstances qui aggravent encore le danger des fractures.

Le *traitement* des fractures consiste, en général, à réduire les pièces osseuses, si elles sont déplacées, à les contenir dans leur position, et à prévenir les complications, ou à les combattre lorsqu'elles existent.

La *réduction* s'obtient par l'extension, la contre-extension et la coaptation ou conformation (1).

L'*extension* est l'effort de traction que l'on

5°. Les maladies, comme le scorbut,

la plaie, la contusion, etc.

Traitement des fractures.

De la réduction.

On l'obtient, 1°. par l'extension;

---

(1) Ces trois procédés ne sont point applicables à toutes les fractures; mais nous devons négliger les exceptions particulières, pour ne nous occuper que des choses les plus générales.

exerce sur le fragment inférieur, dans la vue de le dégager de sa mauvaise position, et de le ramener au niveau du fragment supérieur.

On exerce l'extension avec les mains seules, ou aidées de lacs, dans l'anse desquels on engage le membre ; il est rare qu'on ait besoin de recourir à d'autres moyens.

2°. par la contre-extension. La *contre-extension* est un effort opposé à l'extension, par lequel le fragment supérieur est maintenu fixe, pendant que l'on fait descendre l'inférieur.

Lorsque le poids du corps ne suffit pas pour faire la contre-extension, on charge un ou plusieurs des aides de fixer la partie, soit avec leurs mains seules, soit avec des lacs appliqués dans un lieu convenable.

Lieux où les forces réductives doivent être appliquées. Les forces extensives et contre-extensives ne doivent pas être appliquées sur la partie fracturée, dans la crainte d'irriter les muscles et de provoquer une contraction convulsive qui militerait contre les efforts réductifs ; ainsi, dans une fracture de la cuisse, l'extension se fait à la partie inférieure de la jambe, et la contre-extension sur le bassin.

En quel cas il serait impossible d'agir immédiatement sur Quelquefois l'application des efforts réductifs loin du lieu malade, est commandée par la disposition même de la partie. Par exemple : lorsque la clavicule est cassée, il serait im-

possible d'agir immédiatement sur cet os ; ^{l'os fractu-}
aussi l'extension se pratique-t-elle sur le bras ^{ré.}
et l'épaule, et la contre-extension sur le tronc.

. Enfin, il est des cas où l'extension ne peut ^{En quel}
point être exercée autre part que sur l'os ^{cas il faut} ^{absolument}
affecté, par exemple, dans la fracture de la ^{agir immé-} ^{diatement}
mâchoire; c'est immédiatement sur cette der- ^{sur lui.}
nière que l'on fait agir les puissances exten-
sives.

La direction suivant laquelle on doit faire ^{Direction}
l'extension, est relative à celle qu'affecte le ^{qu'il con-} ^{vient de}
fragment inférieur. Par exemple : lorsque dans ^{donner à} ^{l'extension.}
la fracture oblique de l'humérus le fragment
inférieur est monté en dedans, l'extension
doit le tirer d'abord obliquement en dehors
et en bas, puis directement en bas, afin de
le ramener dans sa position naturelle.

Le degré de force qu'il est nécessaire d'em- ^{Degré de}
ployer pour la réduction d'une fracture, ne ^{force qu'il} ^{est néces-}
peut point être déterminé *à priori*; il est re- ^{saire de lui} ^{donner.}
latif à l'étendue du déplacement et à la résis-
tance des muscles de la partie.

La *coaptation* ou *conformation* est l'action ^{3° par la}
par laquelle le chirurgien pousse avec ses ^{coaptation} ^{ou confor-}
mains les fragmens ou les esquilles de la frac- ^{mation.}
ture, pour les mettre dans le rapport le plus
exact.

Cette manœuvre est inutile dans les frac- ^{Cette ma-}

 tures simples ; il suffit, en effet, d'avoir rapproché les bouts de la fracture pour qu'ils
se mettent en contact ; il n'en est pas ainsi
dans les fractures comminutives ; les esquilles
ne pourraient s'ajuster d'elles-mêmes, si, avec
les doigts, on ne les poussait les unes vers les
autres.

En quel-
ques cas la
la coapta-
tion est le
seul procédé
réductif né-
cessaire.

La coaptation est le seul procédé nécessaire pour la réduction de quelques fractures,
comme, par exemple, celles des os, du crâne,
des os propres du nez, de l'apophyse zygo-
matique, des côtes, etc. Le déplacement étant,
dans ce cas, le plus souvent dû à la cause externe qui a produit la fracture.

De la con-
tention

La *contention* des fractures s'obtient par la
situation, le repos et un appareil approprié.

On l'ob-
tient : 1°. par
la situation
sur un plan
horizontal
et suffisam-
ment résis-
tant ;

La *situation* sur un plan horizontal et in-
variable est celle qui convient le mieux pour
obtenir la contention. Le membre sera placé
sur un matelas de laine, de crin ou de balles
d'avoine ; ces substances résistent assez pour
ne point s'affaisser sous le poids du membre,
et elles sont cependant assez molles, pour s'ac-
commoder à sa forme.

2°. par la
position
droite ;

La *position* dans laquelle le membre forme
une ligne droite, quoique la moins naturelle, est
cependant celle qui est adoptée par les praticiens ; elle est la plus solide, et celle qui per-

met le mieux de juger si les fragmens conservent toujours le rapport qui leur a été donné

Le *repos* est absolument nécessaire ; sans
cela, les pièces de la fracture vacilleraient sans
cesse, et leur consolidation ne pourrait s'effectuer; une articulation contre nature se forme-
rait et rendrait le malade estropié.

3°. par le repos;

Les *appareils* pour les fractures se composent avec des compresses, un bandage roulé
ou le bandage de Scultet, des sachets de balles
d'avoine, des attelles, un drap fanon et un
certain nombre de lacs de fil.

4°. par un appareil ap-proprié, composé :

On emploie des *compresses* longuettes ou
quarrées, et plus ou moins épaisses, suivant
le volume et la forme de la partie ; on les im-
bibe, ainsi que les deux bandages qui suivent,
d'une liqueur résolutive, telle que l'eau-de-vie
camphrée, ce qui rend aussi leur application
plus facile.

1°. avec des com-presses;

Le *bandage roulé* se fait avec une bande ordinaire; il convient pour les fractures très simples et peu sujettes au déplacement, comme, par
exemple, pour celles des os de la main, du pied
et de l'avant-bras.

2°. le ban-dage roulé;

Le *bandage de Scultet* est composé de bandelettes séparées, larges de deux ou trois pouces, et assez longues pour entourer une fois
et demie la circonférence du membre ; leur

3°. le ban-dage de Scultet.

nombre sera tel, que se recouvrant les unes les autres dans les deux tiers de leur largeur, elles puissent garnir toute l'étendue du membre.

3°. les sachets de balles d'avoine.

Les *sachets* de balles d'avoine sont des espèces de coussins destinés à remplir les vides qui se rencontrent à la surface des membres, et à prévenir la pression douloureuse que les attelles pourraient causer sur la partie.

4°. les attelles;

Les *attelles* sont des morceaux de carton, de fer blanc ou de bois, auxquels on donne la longueur de la partie fracturée; elles doivent être légèrement concaves sur celle de leur face, par laquelle on les applique.

On les place aux extrémités des diamètres antéro-postérieur et transverse de l'os affecté; pour la fracture de l'humérus, il faut nécessairement en employer quatre; pour celle du fémur, il n'en faut que trois, parce que la couche du malade fait office de la quatrième; dans la fracture d'un des os de la jambe, il n'est point nécessaire d'en mettre une du côté de l'os qui est resté sain, celui-ci en tient lieu.

5°. le drap fanon;

Le *drap fanon* est un drap ordinaire ou une grande pièce de linge, que l'on place au-dessous du membre, et dans laquelle on roule les attelles latérales. La tension que les attelles donnent au drap fanon, le rend propre à concourir aussi à la solidité de l'appareil.

Enfin , les *lacs* de fil ont pour usage d'assu-
jétir les pièces d'appareil , et de les tenir étroitement appliquées entre elles et sur le membre , de manière qu'elles forment ensemble ,
et avec ce dernier , un tout solide ; pour cela ,
on les multiplie autant qu'il est nécessaire , et on
leur donne un degré de constriction suffisant.

La réunion de tous les moyens contentifs qui
précèdent, n'est point nécessaire au traitement
de toutes les fractures. Par exemple : dans la
fracture simple de la mâchoire inférieure , on
n'a besoin que d'une fronde et de deux ou trois
compresses longuettes ; dans celle de l'avant-
bras, on n'emploie que deux attelles , l'une
en avant, l'autre en arrière, des compresses ,
une bande, et de plus une écharpe.

Enfin, dans la fracture du corps du fémur,
dans celle du tibia , de l'humérus , etc. l'appareil doit être complet : on place les pièces
indiquées ci-dessus, sur le lit du malade , et
dans l'ordre de leur application , qui est l'ordre
inverse de celui que nous avons suivi pour
leur examen ; ainsi , on couche successivement les lacs, le drap fanon , les attelles , etc.

On emploie encore à la contention des fractures, certains appareils mécaniques, au moyen
desquels on lutte par une *extension continuelle*
contre les muscles qui tendent sans cesse à dé-

col du fé-   placer les os ; tels sont les bandages *compo-*
mur.   sés de Desault, pour les fractures de la clavicule, du col du fémur, etc. ou les appareils mécaniques que M. le prof. Boyer leur a substitués.

De la mar-   La consolidation des os cassés, et mis en con-
che des frac-   tact, est due à la *formation du cal,* qui est un
tures.
Formation   travail analogue à celui de la cicatrisation des
du cal.
Irritation.   parties molles : l'irritation causée par la frac-
Inflamma-   ture, détermine l'inflammation du périoste,
tion.   de la membrane médullaire et du tissu cellu-
Bourgeons   laire voisin; les bourgeons charnus nés sur ces
charnus.   tissus se rapprochent, adhèrent et se continuent entre eux; c'est alors que la réunion
Adhésion   commence à se former. Le cal n'est, dans
des frag-   l'origine, qu'un moule celluleux et vasculaire
mens.   dont la consistance va toujours croissant, jusqu'à l'état cartilagineux ; plus tard, les sels
Ossifica-   qu'à l'état cartilagineux ; plus tard, les sels
tion du cal.   calcaires sont déposés dans son parenchyme,
et il prend de la solidité, à mesure qu'ils s'y
accumulent.

Variété   Les fractures se réunissent plus ou moins
du temps
que la con-   promptement, suivant les os affectés, l'âge
solidation
met à s'ef-   et la constitution du sujet, les maladies qui les
fectuer.   compliquent, etc. Le terme moyen est six semaines environ.

Vices de   Cette consolidation est sujette aussi à des
la consolida-   vices, tels que : 1°. la difformité du cal, lors-
tion:
1°. diffor-   que les fragmens n'ont point été maintenus
mité du cal;

dans un contact exact ; 2°. l'imperfection de la réunion , quand les fragmens, au lieu de se correspondre bout à bout, sont remontés l'un sur l'autre , et n'ont contracté qu'une faible adhérence entre eux ; 3°. la formation d'une articulation artificielle , qui a lieu quand les pièces de la fracture sont très mobiles et se cicatrisent isolément.

2°. imper-
fection de la
réunion ;

3°. articu-
lation con-
tre nature.

On peut prévenir et même guérir ces vices de la formation du cal par l'observation des préceptes relatifs à la réunion, et par l'emploi bien dirigé des moyens qui concernent la contention.

Moyens
d'y remé-
dier.

Dans le cas de chevauchement, et lorsque l'adhérence est encore nouvelle , on désunit les fragmens pour les ramener dans une meilleure position , et on les y maintient par l'extension continuelle. On a donné le conseil de frotter rudement l'un contre l'autre les deux bouts osseux qui tendraient à former une articulation contre nature, afin que l'inflammation excitée par cette manœuvre en déterminât l'adhésion. Leur résection a aussi été proposée, quand l'espérance de les réunir est tout-à-fait perdue.

Les *accidens* dont les fractures sont susceptibles , nécessitent des modifications particulières dans leur traitement.

Traitement
des compli-
cations :

La coexistence d'une plaie, d'une forte con-

1°. de la

contusion et de la plaie;

tusion, exige que l'appareil contentif soit peu serré. L'invasion d'une inflammation locale ou d'une fièvre de réaction, indique la saignée, la diète et l'usage des boissons rafraîchissantes.

2°. de l'inflammation et de la fièvre;

3°. de la fausse ankylose;

On attendra que la fracture ait acquis quelque solidité, avant de mouvoir le membre dont les articulations voisines ont contracté de la roideur ou la fausse ankylose, comme

4°. de la luxation.

aussi avant de chercher à réduire la luxation de l'os, à moins, cependant, qu'elle n'existât dans les articulations par ginglyme ou à quelque distance du lieu fracturé ; dans ce cas, il conviendrait d'en faire la réduction, avant de s'occuper de la fracture.

Des autres complications.

Quant aux autres complications, elles constituent des maladies particulières. On ne pourrait les traiter en cet endroit, sans anticiper sur d'autres articles de la pathologie externe.

De la rupture des os. Endroits où cet accident arrive.

La *rupture* des os par la contraction musculaire a été observée à la rotule, à l'apophyse olécrane du cubitus et à la grosse tubérosité du calcaneum. Ces trois os sont même les seuls dont la rupture primitive, et indépendante d'aucune altération du tissu osseux, soit admise par les auteurs.

La rupture de la rotule est plus fré-

La rotule se rompt plus souvent qu'elle ne se fracture; il n'en est pas ainsi de l'olécrane et du calcaneum, dont la rupture est plus rare

que leur fracture, et même que le déchirement des téndons qui s'y insèrent.

On reconnaît cette solution de continuité à la circonstance antécédente d'une contraction soudaine des muscles, d'un violent effort exercé par la partie affectée, qui, aussitôt après l'accident, ne peut plus se mouvoir comme de coutume, à l'existence d'un vide entre les fragmens, dont le supérieur est remonté plus ou moins haut au-dessus de l'inférieur.

Pour favoriser le contact des fragmens, on met le membre dans la plus grande extension possible, et on l'y assujétit au moyen d'un bandage construit d'après la forme de la partie. Au moyen de compresses graduées et de tours de bande serrés, on maintient le fragment supérieur rapproché de l'inférieur. La réunion s'opère par l'intermède de la substance fibreuse dont ces os sont recouverts, et qui est restée plus ou moins intact dans la rupture.

Lorsque l'on a fortement à craindre l'ankylose de l'avant-bras, à la suite de la rupture de l'olécrane, on place le membre dans la demi-flexion pendant la cure.

Des Ulcères.

Les médecins arabes ont appelé *ulcère* toute solution de continuité des parties molles, souillée par le pus. Les écrivains de dates postérieures qui ont copié cette définition, ont respecté l'alliance vicieuse des plaies suppurantes avec les ulcères. Les chirurgiens

modernes les séparent avec raison, et ne regardent la suppuration ordinaire que comme un phénomène naturel de certaines plaies, qui ne cessent point, pour cela, de conserver leurs caractères propres et différentiels.

La plaie est presque toujours due à une cause externe; elle tend, pour l'ordinaire, à se cicatriser, lorsque toutefois elle est traitée méthodiquement. L'ulcère naît spontanément, ou bien il succède aux plaies dégénérées et aux abcès ouverts; il reconnaît pour cause un vice local ou général; sa durée est indéfinie; sa curation ne peut être obtenue que par le concours du régime et des remèdes locaux et généraux.

Ainsi donc, l'*ulcère* peut être défini une solution de continuité plus ou moins ancienne, due à quelque cause externe ou interne, et entretenu par un vice local ou général.

Les *différences* des ulcères sont accidentelles ou essentielles.

Les différences *essentielles* sont relatives au siége, aux dimensions et à la forme de l'ulcère, à la matière qui en sort, à l'aspect et au caractère de la surface malade.

Eu égard au *siége*, les ulcères sont internes ou externes; les ulcères internes affectent les membranes muqueuses et les organes profonds; les ulcères externes affectent la peau, le tissu cellulaire, les muscles et les ganglions lympha-tiques. Différences accidentel-les, relatives · 1°. au sié-ge;

Sous le rapport de la *dimension* et de la *forme*, les ulcères sont susceptibles d'une multitude de variétés. 2°. à la di-mension et à la forme;

A-t-on égard à la *matière* qui en découle, on les appelle *sanieux*, quand le pus qu'ils ren-dent est séreux, mal élaboré et plus ou moins irritant; *sordides*, quand une matière épaisse, cendrée ou noirâtre découle des chairs qui sont livides et plus ou moins désorganisées; *virulens*, lorsqu'ils fournissent une sanie cor-rosive et contagieuse; *vermineux*, lorsque des vers y naissent et en sortent avec le pus. 3°. à la matière qui en découle. Ulcères sanieux, sordides, virulens, vermineux;

Par rapport à leur aspect et à leur carac-tère, on les désignait autrefois sous diffé-rens noms; ainsi, on appelait *cacoethes* ceux qui étaient sordides et invétérés; on a aussi appelé *loups*, les ulcères rongeans des jambes; *phagédéniques*, ceux qui font continuellement des progrès par l'érosion de leurs bords, etc. 4°. à l'as-pect et au caractère. Ulcères ca-coethes, loups, phagédé-niques, etc.

Les différences essentielles des ulcères dé-pendent de leurs causes; sous ce rapport, on peut les diviser en *locaux*, *constitutionnels*, Différen-ces essen-tielles.

Elles sont relatives aux causes. *symptomatiques* ou *sympathiques* et *spécifi-ques*.

Ulcères par Vices locaux.

Les ulcères locaux sont primitifs ou consécutifs. Ces ulcères sont presque toujours atoniques. Ils sont *primitifs*, lorsqu'ils se forment spontanément, sans qu'il y ait eu aucune solution de continuité préexistante ; *consécutifs*, lorsqu'ils succèdent aux plaies et aux abcès, par suite des complications locales qui y surviennent.

Leur siége est ordinairement aux jambes. Leur siége est ordinairement aux jambes, parce que ce sont les parties qui s'affaiblissent le plus, et qui sont les plus exposées à l'action des corps extérieurs.

Causes. On les rencontre chez les vieillards, les cacochymes, chez les personnes qui travaillent habituellement debout, chez celles qui habitent des lieux bas et marécageux, et enfin chez les hommes qui ont continuellement les jambes exposées, soit à l'action de l'eau froide, comme les pêcheurs, les déchireurs de train de bois ; soit à l'action du feu, comme les cuisiniers, etc.

Vices qui entretiennent les ulcères locaux. Les vices qui entretiennent les ulcères locaux, sont : la débilité locale ou l'excès d'irritation, l'infiltration du membre, l'état variqueux des petits vaisseaux, les vers qui s'engendrent dans le fond de l'ulcère, les callosités qui s'y forment, le décollement de la peau, les clapiers qui communiquent avec le fond de l'ulcération, etc.

La partie qui doit être le siége de l'ulcère *atonique primitif*, devient froide et œdémateuse ; une inflammation lente s'y manifeste, elle s'accompagne d'un prurit insupportable ; la peau s'ouvre, le tissu cellulaire se gonfle, les granulosités dont il se couvre évacuent une plus ou moins grande quantité de pus, qui baigne toute la surface ulcérée ; les bords, tuméfiés, durcis par la stase du sang et de la sérosité, se détruisent, et l'ulcère s'agrandit. Signes précurseurs et marche de l'ulcère atonique primitif.

Les ulcères locaux *consécutifs* remplacent les plaies et les abcès qui ont été négligés ou traités par des moyens irritans. Origine des ulcères locaux consécutifs.

Le traitement des ulcères locaux et récens, qui fournissent peu de pus, consiste à entretenir dans la partie, un degré de vitalité modérée, et à combattre les altérations qui y existent. Indications des ulcères locaux.

Lorsque les chairs sont pâles, indolentes, on a recours aux lotions toniques, tels que le vin miellé ou la décoction de kinkina et de feuilles de noyer. Au lieu de charpie, on emploie le coton ou la laine cardée, et on avive la surface malade, en l'exposant de temps en temps à l'action d'une chaleur un peu vive. Traitemens particuliers : 1°. de l'ulcère local atonique ;

2°. de l'ul-
cère local
compliqué
d'irritation;

Lorsque l'irritation est trop vive, on fait usage de cataplasmes émolliens et anodyns, on éloigne les pansemens, et on préserve la partie de toute action irritante de la part des corps extérieurs.

3°. de l'ul-
cère calleux;

Si les bourgeons charnus prennent trop d'accroissement, on les réprime avec l'alun calciné ou la pierre infernale. Les callosités seront scarifiées et même excisées dans le cas où elles résisteraient à l'emploi des émolliens.

4°. de l'ul-
cère vari-
queux et
œdémateux;

Les varices et l'infiltration disparaissent par le repos et la position horizontale de la partie, qu'il faut prescrire, surtout, quand l'ulcère a son siége aux membres inférieurs. Une compression assez forte exercée, soit avec une bande roulée, soit avec des bas de coutil ou de peau de chien lacés, préviennent et guérissent les ulcères variqueux des jambes.

5°. de l'ul-
cère vermi-
neux;

Les vers ne se mettent dans l'ulcère que parce qu'il est abandonné au contact de l'air, et que les insectes viennent y déposer leurs œufs. Cet accident n'aura pas lieu, si on recouvre l'ulcère de compresses assez épaisses, et si l'on panse avec promptitude; on détruit ces insectes en lavant la surface ulcéreuse avec une forte décoction amère.

6°. enfin,
de l'ulcère
avec décol-

Enfin, on emporte, à l'aide du bistouri, la peau qui est altérée et trop amincie pour qu'on puisse espérer qu'elle se recolle aux parties subjacentes, et on détruit les clapiers par la compression ou par des incisions convenables.

lement de la peau.

Ces différentes altérations locales peuvent se rencontrer dans toutes les autres espèces d'ulcères; aussi le traitement de ces derniers est-il basé sur l'usage des moyens qui conviennent à l'ulcère local, et sur l'emploi des remèdes propres à combattre les causes internes de l'ulcération.

Les vices locaux précédens peuvent compliquer les autres ulcères.

Ulcères constitutionnels.

Ces ulcères dépendent de certaines dispositions générales du corps, telles que l'excès d'embonpoint, l'atonie générale et l'habitude contractée par la nature d'évacuer par la surface ulcéreuse, qui est ancienne, les matières hétérogènes qu'elle a détournées des voies excrétoires ordinaires. Sous ce point de vue, les exutoires très anciens, et qui rendent beaucoup de pus, pourraient être, en quelque sorte, considérés comme des ulcères constitutionnels.

Causes de ces ulcères.

Les exutoires anciens sont des espèces d'ulcères constitutionnels.

Quelles que soient, d'ailleurs, les causes qui aient produit les ulcères, toujours est-il que leur ancienneté et l'abondance de la suppuration, rendent leur curation très difficile et souvent dangereuse; celle-ci ne doit être en-

Indications et traitement.

treprise qu'après y avoir disposé l'économie par les bains, les frictions sèches, le régime, les purgatifs répétés et les exutoires temporaires établis plus ou moins près du lieu malade.

Chez les vieillards les ulcères anciens doivent être respectés. Les ulcères anciens des vieillards doivent être respectés, lorsque surtout leur existence coïncide avec le bon état de la santé. On a vu survenir des fièvres graves, l'hydropisie, l'apoplexie, etc. pour avoir voulu indiscrètement en débarrasser le malade.

Ulcères sympathiques ou symptomatiques.

Ils naissent sous l'influence de quelque maladie. Certaines maladies du corps excitent quelquefois sympathiquement ou symptomatiquement l'ulcération de parties molles plus ou moins éloignées ; c'est ainsi que la phthisie pulmonaire produit des ulcères aux environs de l'anus, que les engorgemens chroniques du ventre en déterminent aux jambes, que la carie des dents en fait naître aux joues, etc.

Observation d'un ulcère dont l'apparition guérit l'épilepsie. Il y a aussi des ulcères dont l'apparition met fin à quelque maladie. Lassus rapporte l'observation d'un homme qui fut guéri de l'épilepsie, après avoir reçu un coup qui ouvrit un ulcère à la jambe (1).

____

(1) *Pathologie chirurgicale*, tom. 2, p. 344.

La plupart des ulcères symptomatiques ne doivent point être guéris, les uns, parce qu'ils forment un point de dérivation de la maladie sous l'influence de laquelle ils sont nés ; les autres, parce qu'ils remplacent une affection plus grave et dont le retour serait le premier effet de leur guérison.

Indications.

Ulcères par Vices spécifiques.

On comprendra parmi les ulcères spécifiques, 1°. ceux qui dépendent d'un vice général de l'économie , et dont la cause n'est point contagieuse; tels sont les ulcères scrophuleux et scorbutiques ; 2°. ceux qui sont produits par une maladie interne et contagieuse ; tels sont les ulcères vénériens et psoriques ; 3°. enfin , ceux qui dépendent d'un vice interne contagieux, mais dont l'action est le plus souvent locale; tels sont les ulcères dartreux, teigneux et cancéreux.

Il y a trois sortes d'ulcères par vices spécifiques.

Ulcères scrophuleux.

Les ulcères scrophuleux sont liés à l'affection générale qui est connue sous le nom de scrophules ou écrouelles.

Des scrophules ou écrouelles.

Les *écrouelles* portent ordinairement leurs ravages sur les glandes lymphatiques, le tissu cellulaire, les os et les viscères. Elles sont hé-

Siége des scrophules.

Causes.

réditaires et non contagieuses. Les enfans, les femmes, les personnes faibles et d'un tempérament lymphatique sont prédisposés à cette maladie, que déterminent toutes les causes débilitantes auxquelles on est habituellement exposé ; tels que l'humidité du sol et le froid de l'atmosphère, la mauvaise nourriture, la malpropreté, le chagrin, la misère, etc.

Age où elles paraissent.

Les scrophules paraissent communément depuis 2 ans jusqu'à 7 ; cependant il peut arriver qu'elles se manifestent plus tard, et même vers l'âge de puberté, rarement au-

Invasion au printemps.

delà. C'est au printemps qu'elles font explosion ; les tumeurs et les ulcères paraissent

Elles guérissent en été.

alors, et se guérissent ordinairement dans l'été suivant ; les parties qu'elles affectent de pré-

Parties affectées.

férence sont les glandes cervicales, les phalanges des doigts, le coude et le genou. L'érosion de la peau n'est, le plus souvent, que consécutive aux différens engorgemens lymphatiques qui peuvent se former au-dessous d'elle, à la carie des os, au ramollissement et à la fonte suppuratoire des glandes lymphatiques tuméfiées.

Marche des tumeurs écrouelleuses. Inflammation.

Les tumeurs écrouelleuses restent indolentes, plus ou moins long-temps. Souvent au retour du printemps elles deviennent douloureuses et plus molles ; la peau qui les recouvre rougit, et il s'y fait une ou plusieurs ouvertures, par lesquelles s'ecoule un pus séreux, mal lié, d'une odeur aigre et nauséabonde ; l'ulcère s'agrandit, ses bords sont applatis, minces et jamais calleux ; ses chairs sont pâles, et les environs sont d'une couleur violette. Ces ulcérations disparaissent quelquefois assez promptement ; de nouvelles tumeurs et de nouveaux ulcères se forment près des premiers ou dans une autre région ; ils reparaissent et guérissent peu de temps après.

Si la puberté arrive, et si l'individu prend de la force, l'équilibre tend à s'établir dans tous les systèmes, et la guérison est le bénéfice de la révolution de cet âge : des cicatrices indélébiles remplacent les ulcères. La carie et le gonflement des os n'ont pas toujours une issue aussi favorable, surtout lorsqu'ils existent aux articulations ; heureux les malades qui en sont quittes pour une ankilose. L'étendue de la désorganisation ne laisse souvent d'autre ressource que l'amputation du membre.

L'hygiène offre, contre cette maladie, des secours plus efficaces que la matière médicale.

Toutes les choses dont il faut prescrire l'usage, doivent tendre à faire sortir le sujet de l'état de faiblesse où il semble livré : tels sont un air sec et chaud, une nourriture succulente, le bon vin, l'exercice modéré, les frictions sèches; etc. Les remèdes amers, comme le houblon, la gentiane, l'élixir antiscrophuleux de Peyrilhe, le syrop antiscorbutique à la dose d'une once, conviennent à tous les âges; ils cessent d'être avantageux, lorsqu'il y a menace de carreau ou de phthisie tuberculeuse.

Les tumeurs se traitent par les emplâtres fondans de savon ou de diachylon, ou par les cataplasmes d'oseille cuite sous la cendre. On arrose les ulcères, on y fait des douches avec des dissolutions savonneuses, alkalines, ou de muriate de baryte; ce dernier a été recommandé aussi à l'intérieur. On consume les chairs baveuses en les touchant avec le nitrate d'argent fondu.

Ulcères scorbutiques.

Le *scorbut* est une maladie essentiellement atonique, qui détruit graduellement les forces de la vie, la cohésion des solides et la consistance des liquides. Il exerce spécialement ses ravages sur les muscles et sur les vaisseaux. Il atteint les vieillards, les hommes épuisés par le chagrin, la misère; ceux qui sont réduits à se substanter avec des viandes salées, fumées et indigestes, et ceux qui sont privés de végétaux, de vin et d'eau pure, comme les marins.

Le scorbut est endémique dans les plages humides du nord, et dans les endroits maré- cageux; il est le même sur terre que sur mer.

Il est le même sur terre que sur mer.

Plusieurs périodes partagent la marche de cette maladie : la 1re est signalée par l'aversion pour toute espèce d'exercice, par la pâleur du visage, la tristesse, la morosité, la couleur jaune de la peau et par les pétéchies, espèce de petites taches rouges semblables aux morsures de puces.

Sa marche et ses périodes.

Symptômes de la 1re période;

La 2e, par la petitesse du pouls, la contracture des membres, les ecchymoses, l'œdématie des jambes, la fétidité de l'haleine, le gonflement et l'ulcération des gencives, l'ébranlement et la chute des dents.

de la 2e période;

La 3e, par l'augmentation de tous les symptômes précédens, les défaillances au moindre mouvement, les syncopes, et la mort par une syncope prolongée.

et de la 3e période.

Le scorbut aggrave ou renouvelle la plupart des maux auxquels les malades ont été sujets ou sont exposés : les cicatrices anciennes, les contusions, les plaies récentes, les ulcères simples, se convertissent en ulcères scorbutiques; les os se carient, le cal se détruit, les épiphyses se décollent, etc.

Influences du scorbut sur les maladies.

Accidens qu'il produit.

On reconnaît les ulcères scorbutiques non-seulement à l'état général du malade, mais

Caractères de l'ulcère scorbutique.

encore à leur couleur rouge livide, au sang noirâtre qu'ils versent, aux fungus mols et sanglans qui naissent de leur fond, et à la mollesse de leurs bords, qui sont violets et œdématiés.

Traitement hygiénique,
On prévient le scorbut et on combat ses effets, en faisant respirer aux malades un air pur et sec, en usant d'alimens frais et toniques et d'un vin généreux, pris à dose modérée, en recommandant l'exercice, les promenades et les distractions morales.

médicinal,
On conseille les sucs d'oseille, de citron ou des plantes crucifères, et les préparations dites antiscorbutiques sous forme de vin, de syrop ou d'apozèmes.

et chirurgical
On saupoudre les ulcères avec le kinkina et les poudres des plantes aromatiques. Il est nécessaire de les comprimer légèrement, lorsque le sang les inonde dans l'intervalle des pansemens. On touche les gencives avec des pinceaux de charpie, trempés dans l'acide muriatique affaibli ou le collyre de Lanfranc. Il faut les scarifier et les exciser lorsqu'elles se gangrènent. Le malade se gargarisera la bouche avec la décoction de kinkina aiguisée avec quelques gouttes d'acide muriatique ou sulfurique, afin d'entraîner au dehors la sanie qui suinte des gencives ulcérées.

Traitement des ulcères, du gonflement et de l'ulcération des gencives.

Ulcères vénériens.

Les ulcères vénériens ou syphilitiques prennent le nom de *chancres* lorsqu'ils sont bornés, et se manifestent aux parties génitales externes ou dans l'intérieur de la bouche; on appelle *ulcères* ceux qui sont larges, et qui affectent les différentes régions de la surface extérieure du corps.

Différences des chancres et des ulcères.

Les chancres qui se manifestent 12 ou 24 heures après un coït impur, ou au bout de quelques jours, sont regardés comme *primitifs;* ils se montrent sur le gland, au méat urinaire, dans l'intérieur de la vulve, dans la cavité du vagin, et là où le pus d'une gonorrhée virulente ou d'un chancre vénérien a été mis en contact.

Chancres primitifs. Leur cause est locale.

Les chancres *consécutifs* ne paraissent qu'à une époque très éloignée du temps où l'on s'est exposé à contracter la vérole; ils sont un signe d'infection générale et ancienne.

Chancres consécutifs.

Ils sont le signe d'une infection générale.

Les chancres commencent par une petite pustule ou par une simple tache rouge, accompagnée de prurit; il se forme une vésicule, qui, en s'ouvrant, dégénère promptement en ulcère; quelquefois le chancre est unique, d'autres fois il s'en forme plusieurs sur la région affectée, d'où résulte un large ulcère de mauvaise nature.

Comment les chancres se forment.

Ils sont uniques ou multiples,

Les chancres sont tantôt indolens et presque

indolens

stationnaires, tantôt ils sont douloureux et enflammés. Ils s'étendent quelquefois en largeur et en profondeur; c'est ainsi qu'on voit ceux de la gorge ronger et détruire la luette et le voile du palais, se prolonger dans les fosses nasales, carier les os qui les forment, et produire un ulcère des plus graves, appelé *ozène*.

Quant aux *ulcères vénériens* proprement dits, ils succèdent le plus souvent aux bubons, aux exostoses et aux tumeurs diverses qui pullulent sur la peau, ou au commencement des membranes muqueuses, tels que les poireaux, les pustules, les verrues, les condylomes, les chouxfleurs, etc.

Les bords des ulcères vénériens, sont coupés droits; le pus qu'ils fournissent est grisâtre, couenneux et adhérent; ils répandent une odeur *sui generis*, que reconnaissent facilement les personnes qui ont eu déjà occasion de les observer. Lorsqu'ils existent à la peau, ils font quelquefois des progrès indéfinis; ils se guérissent d'un côté, tandis qu'ils se propagent de l'autre, et ne laissent voir, au bout d'un certain laps de temps, qu'une vaste cicatrice sur toute la surface extérieure du corps.

Le traitement des ulcères vénériens est local et général.

Dans le traitement local, on se conduit selon

l'état de l'affection topique : s'il y a de la douleur
et de l'inflammation, on emploie les émolliens
et les anodyns; l'irritation étant dissipée, on
panse avec des plumaceaux couverts de cérat
mercuriel. Pour les ulcères vénériens de la
bouche, on prescrit des gargarismes adoucis-
sans, auxquels on ajoute trois gros de liqueur
de Vanswieten sur huit onces de fluide.

Dans le traitement général, on administre le
mercure, soit extérieurement, en frictions,
soit intérieurement, en liqueur. Avant de faire
les frictions, il faut y préparer le malade par
quelques bains, des boissons délayantes et un
purgatif; on commence par n'employer qu'un
gros d'onguent napolitain, de deux jours l'un;
les frictions doivent être faites d'abord sur une
jambe, puis sur la cuisse, au pli de l'aine, ensuite à l'avant-bras, au bras, et toujours à la
partie interne des membres. Après la troisième
friction, on augmente la dose jusqu'à deux
gros, ayant soin d'observer si les organes salivaires ne sont point irrités; quand la sali-
vation survient, on est forcé d'interrompre
le traitement, pour recourir aux boissons délayantes et laxatives.

Le traitement doit être continué pendant
30 à 40 jours; le malade fera usage de boissons sudorifiques, prendra un bain tiède tous

les 3 ou 4 jours, et il évitera les excès et les alimens de haut goût.

2°. Par la liqueur de Vanswieten. Dans les véroles anciennes, la liqueur de Vanswieten (1) réussit mieux : on prend les premiers jours la demi-dose (une cuillerée à bouche), dans un verre de lait coupé ou d'eau d'orge; en même temps le malade boit, dans le courant du jour, une tisane sudorifique, faite avec le gayac et la salsepareille ; après quelques jours, on donne la dose entière (deux cuillerées à bouche), à prendre moitié le matin, l'autre moitié le soir.

Contre-indications. Les individus qui ont l'estomac susceptible, ou la poitrine délicate, se trouvent mal de l'usage du mercure sous cette forme ; on doit, dans ce cas, recourir à la première méthode de l'administrer.

Modifications du traitement. Le traitement dont il s'agit, doit être modifié chez la femme grosse, chez l'enfant, et en général dans les diverses circonstances particulières qui peuvent exister.

Ulcères psoriques.

Les ulcères psoriques sont rares. La *gale* ne cause que rarement des ulcérations à la peau, encore sont-elles superfi-

---

(1) ♃ muriate suroxidé de mercure (*sublimé corrosif*)........................ ℈ viij.

Eau distillée............................ ℔ j.

Faites dissoudre le sublimé dans q. s. d'alkool ; mêlez-le à l'eau distillée : cette liqueur doit être préparée et conservée dans des vases de verre ou de faïence.

cielles et peu étendues, lorsqu'elles existent.

On distingue deux espèces de gale : 1°. celle qui consiste dans l'éruption de petits boutons miliaires, rouges et très rapprochés, qui brunissent en se desséchant ; 2°. celle qui se manifeste par des pustules véritables ; l'humeur purulente qui en sort, forme des croûtes, au-dessous desquelles s'amasse du pus et de la sérosité. C'est dans cette dernière espèce de galle qu'on découvre le *ciron* (*acarus scabiei*), petit insecte qui augmente la démangeaison et rend la maladie contagieuse.

La première espèce de gale attaque les enfans, les individus malpropres et réunis en grand nombre, et ceux qui ont la peau délicate.

La deuxième espèce se développe chez les personnes qui communiquent avec les galeux.

La gale s'annonce par des démangeaisons au pli des articulations, au poignet, entre les doigts, au jarret, etc. ; endroits où paraît l'éruption qui caractérise la maladie.

Avant de procéder au traitement de la gale, on fait prendre deux ou trois bains tièdes, un purgatif et une tisane amère avec la racine de patience sauvage et la fumeterre ; ensuite ou fait frotter la partie interne des membres avec une pommade soufrée, dans la-

made sou-
frée

quelle on fait entrer une petite proportion de muriate de soude ou d'ammoniaque.

ou par
l'onguent ci-
trin.

L'onguent citrin, ou l'onguent napolitain, à la dose de 1 à 2 gros, s'emploie de préférence dans les gales invétérées ; il faut cependant en user avec beaucoup de discrétion, afin de prévenir l'irritation de la bouche et des organes salivaires.

Ulcères teigneux.

Siége de
la teigne.

La *teigne* a son siége au cuir chevelu ; la peau du tronc et des membres peut aussi en être affectée.

Elle est
héréditaire
et conta-
gieuse.

Il est presque prouvé maintenant que cette maladie est héréditaire et contagieuse. Quoiqu'elle affecte spécialement les enfans, elle peut cependant exister encore dans l'âge adulte, lorsque surtout le développement de la puberté ne l'a point fait disparaître.

Ses causes.

Ses causes sont l'indigence, la malpropreté, l'usage des alimens farineux et indigestes, les scrophules, la vérole, etc.

Sa divi-
sion en plu-
sieurs espè-
ces :
1°. teigne
amiantacée ;

On reconnaît plusieurs espèces de teigne ; M. le doct. Alibert en décrit cinq : 1°. la teigne *amiantacée* ; elle occupe la partie antérieure de la tête ; l'humeur qu'elle fournit entoure la racine des cheveux, et forme, en se desséchant, des écailles fines et comme nacrées ; 2°. la teigne *furfuracée*

2°. teigne
furfuracée ;

ou *porrigineuse* ; celle-ci a son siége au sommet

de la tête et au front ; les écailles grisâtres ou roussâtres qu'elle produit, sont nombreuses et peu adhérentes aux cheveux ; 3°. la teigne *muqueuse* ou les *croûtes de lait* ; elle est commune chez les enfans ; son siége est au visage ou sur les autres parties du corps ; les croûtes sont épaisses, et la peau est quelquefois légèrement excoriée ; 4°. la teigne *granulée* ou *rugueuse* ; elle occupe l'occiput ; les croûtes sont sèches, brunâtres ou d'un gris obscur ; la peau est tuméfiée et ulcérée ; 5°. la teigne *faveuse* ; celle-ci est la plus commune ; elle produit des tubercules et des croûtes qui portent des excavations alvéolaires ; la peau est gercée et ulcérée, et les tissus subjacens participent quelquefois à la maladie.

L'intumescence, la douleur, l'inflammation du cuir chevelu, l'engorgement des glandes voisines, précèdent et accompagnent le dévelopment de la teigne ; la démangeaison est très vive, et force l'enfant de se gratter la tête ; il naît des pustules, des fissures, des excoriations, desquelles sort la sanie puriforme, qui, par sa dessiccation, forme les croûtes, au-dessous desquelles il s'engendre une prodigieuse quantité de poux, qui aggravent la maladie et excitent ses progrès.

L'ulcération détruit le bulbe des cheveux ; elle s'étend en largeur et en pofondeur ; elle

et altéra-
tions géné-
rales.

atteint le tissu cellulaire , gagne l'aponévrose de l'occipito-frontal et le péricrâne , et pénètre jusqu'aux os du crâne , dont elle détermine la carie ; l'enfant maigrit , les forces languissent, l'accroissement est suspendu : telle est la marche que peut suivre la teigne qui est abandonnée à elle-même.

Traite-
ment.

Quelques praticiens pensent qu'il est prudent de ne tenter la guérison radicale de la teigne qu'après l'âge de puberté, à moins que quelque raison puissante ne force de se conduire autrement.

Moyens
préparatoi-
res.

On prépare au traitement par les soins hygiéniques que comporte la constitution du malade ; on coupe les cheveux, puis on applique un large cataplasme de farine de graine de lin , afin de ramollir et d'enlever les croûtes ; s'il y a de la douleur et de l'inflammation, on insiste sur les émolliens, auxquels on unit les anodyns.

Traite-
ment radi-
cal.

Après avoir satisfait à ces premières indications, il faut s'occuper du traitement radical : celui-ci consiste dans l'emploi de remèdes irritans , capables d'intervertir le mouvement vicieux dont le cuir chevelu est le siége ; pour cela, on lave les ulcères deux fois par jour avec une dissolution alkaline, et on les entretient très propres. On peut se servir avec avantage de la pommade anti-psorique, que l'on y applique à l'aide de papier brouillard ; on a encore conseillé la poudre de charbon, l'oxide de manganèse, etc. incorporés dans de l'axonge.

Nous nous abstiendrons de parler du traitement par la *calotte* ; ce moyen est si cruel, qu'il est plus consolant de l'oublier complètement, que d'en faire la critique. *Le traitement par la calotte est abandonné.*

Ulcères dartreux.

Les *dartres* affectent la peau et les membranes muqueuses. C'est surtout au visage, aux seins, aux mains et aux parties génitales qu'elles se fixent ; endroits où la peau est fine, délicate, et pourvue de beaucoup de follicules sébacés. *Siéges des dartres.*

Elles se manifestent ordinairement chez les adultes et dans la vieillesse. Le tempérament bilieux ou mélancolique, les passions tristes, l'abus des alkooliques, la vie sédentaire, la suppression de quelque évacuation périodique, les vices vénérien, scrophuleux et scorbutique, prédisposent à cette maladie, ou en déterminent l'invasion. *Causes prédisposantes et déterminantes.*

L'affection dartreuse produit diverses degrés d'altération à la peau ; de-là sont venus les noms variés qui lui ont été imposés. *Degrés d'altérations locales produites par les dartres :*

Ainsi, on appelle dartre *érythémoïde* celle qui consiste dans la phlogose chronique de la peau ; *furfuracée*, *squammeuse* ou *crustacée*, *1°. inflammation de la peau ; 2°. exuda-*

tion et formation de croûtes;

celles qui s'accompagnent d'écailles, ou de croûtes plus ou moins nombreuses et épaisses;

3°. éruption;

éruptive, celle qui est caractérisée par une éruption de pustules *miliaires* ou *phlycténoïdes;* enfin, *rongeante* ou *phagédénique,* celle qui produit l'ulcération de la peau.

4°. ulcération.

De l'ulcère dartreux. Caractères.

La dartre rongeante est le véritable *ulcère dartreux,* lequel se reconnaît à la couleur rouge foncée de sa surface, à la démangeaison, aux croûtes épaisses dont il se recouvre, à l'inégalité de ses bords, et aux pustules qui naissent sur ces derniers.

Il reste stationnaire, ou bien il fait des progrès.

Tantôt cet ulcère reste stationnaire, et tantôt il fait des progrès plus ou moins rapides; la sanie qui en sort est âcre et corrosive, elle irrite les parties sur lesquelles elle s'écoule, et détermine l'érosion de la peau.

Altérations générales.

Lorsque l'affection dartreuse est ancienne et invétérée, elle produit l'amaigrissement, la mélancolie, le trouble des digestions et la fièvre hectique, à laquelle succombe tôt ou tard le malade.

Traitement interne ou général.

On calme le vice dartreux par le régime végétal, les exutoires, les bains d'eaux minérales sulfureuses. On fait prendre des tisanes amères et sudorifiques de scabieuse, de fumeterre et de salsepareille; on purge de temps en temps le malade avec les préparations mercurielles et antimoniales.

On applique sur les dartres une légère couche de cérat soufré ; on fait des lotions sur l'ulcère, avec l'eau de chaux ou la liqueur de Vanswieten affaiblie. Quant aux narcotiques, au vésicatoire, aux cautères actuels ou potentiels, ils peuvent donner lieu à des rétrocessions métastatiques dangereuses ; aussi les chirurgiens prudens se gardent-ils d'en conseiller l'emploi.

Traitement externe ou local.

Proscription des remèdes irritans sédatifs, etc.

Ulcère cancéreux.

Le *cancer* est une des maladies organiques les plus terribles. Il commence par l'altération latente des propriétés vitales ; il finit par la destruction complète du tissu des organes.

Le cancer est une maladie désorganisatrice.

Aucune partie n'est exempte du cancer ; mais, les unes en sont affectées primitivement, comme la peau, le tissu cellulaire, les ganglions lymphatiques, certaines conglomérées, les membranes muqueuses et fibreuses, l'œil et l'utérus ; les autres n'en sont atteintes que consécutivement, et par l'extension de l'ulcération cancéreuse des tissus voisins.

Disposition des organes à contracter cette maladie.

Le cancer du testicule a reçu le nom de *sarcocèle ;* on appelle *bouton chancreux* ou *noli me tangere*, celui de la peau du visage ; on désigne par le nom de *carcinôme*, des squirres lardacés, ramollis ou dégénérés, comme sont les tumeurs énormes qui se développent dans

Synonymie du cancer.

l'abdomen , quelque temps après l'opération du sarcocèle.

Causes prédisposantes. Les causes prédisposantes de cette maladie sont : l'âge adulte, le sexe féminin , les passions tristes, et, en général, toutes les causes qui exaltent la sensibilité, en même temps qu'elles débilitent les forces.

Causes déterminantes. Les causes déterminantes sont : les contusions par coup , chute ou froissement, les dérangemens de la menstruation et les orages de l'âge critique, les excès dans les liqueurs alkooliques, l'abus des plaisirs vénériens , les maladies dartreuses , syphilitiques et inflammatoires négligées ou traitées par des remèdes irritans , enfin , le pus cancéreux lui-même déposé sur une membrane muqueuse , ou dans le tissu cellulaire à nu.

Phénomène de la 1re période. Inflammation ou squirre. Cette maladie succède tantôt à une inflammation aiguë ou chronique , et tantôt elle naît sur une tumeur indolente et plus ou moins ancienne , appelée *squirre*.

De la 2e période. L'affection est locale. Lorsque le cancer se déclare, la sensibilité augmente ou se réveille dans la partie ; les douleurs deviennent vives et lancinantes, le sommeil se trouble : tout annonce la dégénérescence cancéreuse, qu'il y ait ou non ulcération à la peau.

De la 3e période. L'ulcération cancéreuse a des bords durs , squirrheux et découpés ; sa surface est inégale et anfractueuse ; des chairs livides ou blafardés pullulent de toutes parts , et sont presque aussitôt détruites par la décomposition putride ; le pus ichoreux qui s'en écoule est sanieux , fétide et corrosif en quelques points , grisâtre et couenneux en d'autres ; les ganglions lymphatiques du voisinage et les tissus environnans s'engorgent sympathiquement , ou par la présence de l'ichor cancéreux que les vaisseaux absorbans y ont conduit ; le sang sourde continuellement de la surface cancéreuse ; les veines de la partie se dilatent , leur couleur bleue les fait découvrir à travers la peau qui les recouvre,

Parvenu à ce degré , le cancer étend ses ravages dans toute l'économie : les souffrances qu'endure le malade ne lui laissent plus de repos; les temps chauds et orageux exaspèrent ses maux ; la maigreur est extrême , la peau est sèche et comme terreuse ; les os deviennent très fagiles par la perte de leur matière gélatineuse ; les traits de la face s'altèrent , ils expriment , à la fois , la douleur physique et le désespoir ; les glandes lymphatiques de l'intérieur s'engorgent et suppurent ; la fièvre lente achève de consumer les forces , déjà épuisées par cette réunion d'accidens.

34

L'affection s'étend aux parties voisines.

De la 4ᵉ et dernière période.

La maladie devient générale.

Le cancer s'arrête quelquefois à la 1re période : il reste un squirrhe ; il se termine à la 2e ou même à la 3e période, par gangrène.

Prognostic.

Traitement préservatif.

Traitement curatif,

local

et général.

Telle est la marche ordinaire du cancer, abandonné à lui-même ; quelquefois il ne va pas au-delà de la première période; le squirrhe, appelé par quelques personnes l'*enfance du cancer*, reste alors stationnaire et tout-à-fait indolent. On l'a vu aussi s'arrêter à la deuxième période, et dans des cas plus rares se terminer à la troisième, par une gangrène complète de la partie où il siégeait : cet événement extraordinaire ne peut être dû qu'aux efforts de la nature.

Il est de remarque que le cancer parcourt lentement ses périodes dans l'enfance et dans la vieillesse, et que ce n'est que dans l'âge adulte et à l'époque critique des femmes, qu'il se montre avec tous ses caractères d'activité et de destruction.

On prévient cette cruelle maladie en traitant méthodiquement les différentes affections des organes, où la dégénérescence cancéreuse a l'habitude de se montrer, et en éloignant ou affaiblissant toutes les causes qui peuvent la faire naître.

On applique des émolliens et des résolutifs sur les tumeurs squirrheuses ; lorsqu'elles deviennent douloureuses, on associe les narcotiques aux émolliens. On établit en même temps divers points de dérivation : 1°. sur le canal digestif, en purgeant avec les mercuriaux ;

2°. sur la peau, par les bains, les frictions sèches et les exutoires. On prescrit un régime doux et végétal, et on fait prendre au malade l'extrait de ciguë, à la dose de 5 à 6 grains.

Attentif à ce qui se passe, le chirurgien cons-tate les changemens qu'éprouve la maladie : si elle fait des progrès, il n'y a plus de temps à perdre, l'opération, lorsqu'elle est praticable, est l'unique moyen de sauver le malade. Quant à l'emploi du feu, des caustiques et d'autres agens irritans proposés exclusivement pour détruire le cancer, ils sont moins expéditifs que l'instrument tranchant, et atteignent ra-rement leur but : leur usage ne peut être per-mis que dans le cancer superficiel et peu éten-du, comme est celui du visage. *[En quels cas il faut faire l'opé-ration. Danger des remèdes irritans.]*

L'étendue considérable de l'affection locale, l'apparition de quelques tumeurs squirrheuses dans un lieu éloigné, l'état cachectique gé-néral qui signale la dernière période du can-cer ; l'âge très avancé et la faiblesse extrême contre-indiquent l'opération, qui serait alors incertaine, ou même dangereuse. *[Contre-indication à l'opération.]*

Tout espoir de guérison radicale étant perdu, on cherche à calmer les douleurs, en pres-crivant les narcotiques sous toutes les formes, à l'intérieur et à l'extérieur; on tient l'ulcère très propre; on console le malade, et on le *[Traite-ment pallia-tif.]*

distrait par tous les moyens que comporte son état.

Des Fistules.

Définition de la fistule. On entend par *fistule*, toute solution de continuité récente, ou ancienne, entretenue, par le passage continuel d'un fluide excrétoire échappé de ses voies naturelles.

Elle ne peut point être confondue avec l'ulcère fistuleux. D'après cette définition, les fistules ne peuvent point être confondues avec les ulcères qui sont plus ou moins sinueux et calleux, et que les praticiens ont coutume de désigner par le nom d'*ulcères fistuleux*.

Différences : Les fistules proprement dites prennent différens noms, selon les organes qui en sont affectés, ou selon les fluides que ces derniers *1°. par rapport au siége ou au fluide qui s'écoule.* laissent sortir : ainsi, il y a des fistules *lacrymales*, *salivaires*, *biliaires*, *urinaires*, *stercorales*, etc.

2°. au degré de la maladie. Les fistules sont complètes ou incomplètes. La fistule *complète* est celle qui a un orifice *Fistule complète.* interne et un orifice externe : ces deux orifices sont plus ou moins éloignés l'un de l'autre ; le trajet qui les sépare est variable par son étendue, son diamètre et par l'état des chairs *Fistule incomplète.* environnantes. La fistule *incomplète* diffère de la complète, en ce qu'elle manque d'orifice externe ; elle se reconnaît à la douleur, à la tuméfaction de la partie, et au pus qui, de la fistule, tombe dans l'organe affecté, où il se mêle au liquide contenu, et avec lequel il est évacué par la voie naturelle.

Les causes externes des fistules sont les plaies et les contusions faites aux parois des réservoirs ou des canaux dans lesquels se trouvent les fluides excrétoires; ces derniers s'échappent et se répandent plus ou moins loin dans le tissu cellulaire, où ils déterminent l'inflammation et la suppuration. *Causes externes. Comment elles agissent.*

Les causes internes sont l'engorgement, l'inertie des parois de ces mêmes organes, ou leur compression par quelques tumeurs développées à leur voisinage. Ces causes déterminent la stase du liquide dans l'organe creux, dont les parois, dilatées outre mesure, s'enflamment et s'ulcèrent; la perforation qui en résulte, laisse une issue libre aux liquides, qui s'infiltrent ou s'épanchent dans les parties voisines. *Causes internes. De quelle manière elles agissent.*

La guérison des fistules ne peut être obtenue que par la cessation de l'écoulement contre nature qui les constitue, et qui en perpétue la durée. *Indications.*

Les procédés opératoires que l'on met en usage varient selon l'espèce de fistule et selon les causes qui l'ont produite. Lorsque les voies naturelles du fluide sont obstruées, on les rétablit à l'aide *Les procédés opératoires. Emploi des corps dilatans.*

de corps dilatans, tels que les canules et les sondes, ainsi que cela se pratique pour les fis-tules lacrymales et urinaires. Si l'obstacle ne peut être levé de quelque manière que ce soit, on pratique une route artificielle au fluide, de manière qu'il tombe sans obstacle dans la cavité où il a l'habitude de s'écouler ; c'est ainsi que se traitent, quelquefois, les fistules lacrymales et salivaires. Quant aux fistules stercorales, on incise leur trajet depuis l'orifice interne jusqu'à l'orifice externe ; de cette manière on convertit la fistule en plaie récente, que l'on fait ensuite cicatriser de l'intérieur à l'extérieur, par un pansement méthodique.

En quels cas on établit une route artificielle.

On convertit quelquefois la fistule en plaie récente.

Quelle que soit la cause des fistules urinaires, il est toujours nécessaire de fixer à demeure une sonde de gomme élastique dans la vessie, afin que les urines, trouvant sans cesse une issue libre par le canal de la sonde, ne s'insinuent plus dans l'orifice interne de la fistule.

Indication particulière des fistules urinaires.

Lorsque la maladie est due à une cause interne, il faut employer les médicamens internes ou externes, de concert avec les procédés de la chirurgie.

On attaque la cause interne des fistules.

De la Carie.

La *carie* est considérée comme l'ulcère du tissu osseux ; elle consiste, en effet, dans l'érosion, la perte de substance des os, avec

La carie est une véritable ulcération des os.

écoulement d'un liquide sanieux, dont la couleur et l'odeur offrent beaucoup de variétés.

Cette maladie affecte spécialement la partie fibreuse des os, dont l'érosion détruit en même temps la substance calcaire, de laquelle le tissu osseux tient sa solidité.

Les os des jeunes sujets, les os courts et les extrémités des os longs, dans lesquels la substance spongieuse est abondante, sont, toutes choses égales d'ailleurs, plus facilement affectés de carie que les os des adultes et des vieillards, et que ceux qui contiennent beaucoup de substance compacte : ces derniers sont plus souvent atteints par la nécrose.

Les causes productrices de la carie sont la contusion profonde des os, leur dénudation par une cause externe ou par les progrès d'un ulcère ancien, l'action des vices vénérien, scrophuleux, scorbutique, cancéreux, etc.

Lorsque la carie succède à une exostose, et qu'elle a son siége sur un os non dénudé, les parties molles sont engorgées, douloureuses et d'une couleur plus ou moins livide ; le pus s'amasse au-dessous de la peau, qu'il soulève et dont il détermine l'ulcération ; dès-lors il s'échappe une matière sanieuse que le contact de l'air rend fétide, et qui tache en brun ou en noir le linge du pansement.

Au moyen d'un stylet boutonné, enfoncé dans la partie, on sent les inégalités de la surface osseuse, et l'on constate le degré d'altération de l'os et la profondeur de la carie.

Le traitement a pour objet de ranimer les propriétés vitales de l'os malade, et de déterminer la nécrose des couches osseuses altérées ; ainsi, on met à découvert, par des incisions convenables, toute l'étendue de l'affection locale, sur laquelle on applique des plumaceaux imbibés d'une teinture amère et aromatique, telle qu'est celle de myrrhe et d'aloès. Lorsque la carie est abreuvée d'une grande quantité de sanie, on fait usage des poudres d'iris, d'aristoloche et de serpentaire de Virginie ; le pansement se fait avec de la charpie sèche, que l'on pousse entre les parties molles et l'os malade.

Lorsque par ces moyens on ne parvient pas à dessécher l'os et à borner les progrès de la carie, on a recours à la cautérisation, soit avec le nitrate mercuriel, soit avec des cautères incandescens, dont on répète l'application autant que la profondeur de l'affection l'exige.

L'emploi des caustiques et du feu a pour but d'escarrhifier le tissu osseux, et de faire cesser le mouvement *désorganisateur* auquel il est en proie.

Quand la carie est produite ou entretenue par une cause interne, on lui oppose les remèdes tirés de l'hygiène et ceux dont la matière médicale prescrit et règle l'usage. (*Voyez* ce qui en a été dit en traitant des ulcères par vices spécifiques.)

Traitement général ou interne.

DES TUMEURS.

On appelle *tumeur* toute éminence contre nature, formée à l'intérieur ou à l'extérieur du corps, par des parties fluides ou solides.

Définition de la tumeur.

Les *fluides* qui sont susceptibles de former des tumeurs, sont : le sang, la sérosité, les fluides sécrétoires et ceux qui sont des produits morbifiques, tels que le pus et les matières exhalées dans l'intérieur des kistes.

Les fluides qui forment les tumeurs sont naturels ou morbifiques.

Les *solides* donnent naissance à des tumeurs, soit en se déplaçant, tels que les membranes, les muscles, les viscères et les os, soit en changeant de nature ou en devenant la base de diverses végétations connues sous les noms communs de fungus, de polypes, de sarcômes, etc.

Les solides les forment en se déplaçant

ou en s'altérant.

Tumeurs sanguines.

L'afflux momentané du sang dans les vaisseaux capillaires, est un des principaux caractères de l'inflammation ; de l'accumulation de ce liquide dans les artères et les veines,

Tumeurs formées par le sang : 1°. dans les vaisseaux capillaires ; 2°. dans

les artères et résultent les anévrismes et les varices ; de sa
les veines ; stase dans le tissu cellulaire et dans les vais-
3°. dans le seaux capillaires, proviennent les tumeurs fon-
tissu cellu-
laire. gueuses sanguines ou tumeurs variqueuses, etc.

Anévrismes.

Définition On entend par *anévrisme*, d'après l'accep-
de l'anévris- tion générale accordée à ce mot, toute tumeur
me
formée par du sang artériel.

Anévrisme On appelle anévrisme *vrai* celui qui con-
vrai ; siste dans la dilatation des parois artérielles,
faux. et anévrisme *faux* celui qui résulte d'une solution de continuité faite à ces dernières. On
et mixte. a encore admis un anévrisme *mixte*; celui-ci
n'est qu'une variété du premier, dans lequel
une ou deux tuniques de l'artère se sont déchirées à une certaine époque de la maladie.

L'anévris- L'anévrisme vrai ou anévrisme proprement
me vrai ou
anévrisme dit, est *interne*, lorsqu'il a son siége au cœur,
proprement à l'artère pulmonaire, à l'aorte et aux grosses
dit,
est interne branches qui partent de cette dernière, dans la
ou externe. poitrine ou dans l'abdomen ; il est *externe*, lorsqu'il affecte les artères brachiale et crurale ou
quelques-unes de leurs nombreuses divisions (1).

Causes pré- Les causes prédisposantes de cette maladie
disposantes. sont : la grosseur et les courbures naturelles

____

(1) Les anévrismes internes n'appartiennent pas, stricte-
ment parlant, à la chirurgie ; aussi garderons-nous le
silence à leur égard.

des artères, leur situation extérieure ou près des grandes articulations, l'âge adulte, les tempéramens sanguin et bilieux, la faiblesse héréditaire ou *originelle* de quelque partie du système artériel, la vérole, les frictions mercurielles répétées, etc.

Les causes efficientes comprennent les affec- _{Causes ef-}tions vives et les passions fortes, les grands _{ficientes.}mouvemens du corps, tels que la course, la lutte et le saut, la contusion des artères par quelque coup porté sur les membres, la gêne de la circulation par des ligatures serrées, des vêtemens trop étroits, etc.

L'anévrisme *vrai externe* se reconnaît à la _{Signes.}présence d'une tumeur plus ou moins volumineuse, ronde ou oblongue, située sur le trajet d'une artère, laquelle disparaît par la compression et revient aussitôt qu'on cesse de la comprimer; elle offre des battemens isochrones à ceux du pouls; ces battemens se font plutôt par l'expansion des parois artérielles que par le soulèvement de la tumeur : tels sont les signes principaux de la maladie, lorsqu'elle est récente.

Dans son origine, l'anévrisme vrai est formé _{Etat de la tumeur dans la première période;}par l'extension de toutes les tuniques du vaisseau qui est affecté dans une partie ou dans la totalité de sa circonférence; la tumeur, d'abord peu considérable, prend tout à coup de _{Dans la 2ᵉ période.}

l'accroissement, ce qui dépend ordinairement de la rupture des tuniques interne et moyenne qui sont moins extensibles que la tunique externe; celle-ci forme alors une poche, où le sang passe en traversant la crevasse qui existe à celles-là. Dans ce passage, le sang fait entendre un bruissement plus ou moins sensible, et il détermine un léger frémissement dans la partie.

Etat de l'anévrisme ancien.

A mesure que les caillots se forment, leur densité s'accroît, et ils adhèrent au sac anévrismal, dont ils fortifient les parois; celles-ci sont minces et lâches en quelques endroits, épaisses et comme cartilagineuses en d'autres; la tumeur acquiert du volume, devient incompressible, et n'offre plus de battemens sensibles.

On voit, par ce qui précède, que la première période de l'anévrisme vrai, est marquée par la lenteur de sa marche; et la seconde, par la rapidité de son accroissement. Si la maladie est abandonnée à elle-même, elle ne peut que faire des progrès. Le cas est alors des plus graves, car un effort, un emportement de colère, peuvent, en précipitant le cours du sang, ouvrir la poche de l'anévrisme et tuer le malade par une hémorrhagie foudroyante; lorsqu'il n'a pas succombé déjà à des douleurs continues, à l'ulcération des parties molles, à la carie des os voisins, à l'infiltration sé-

Issue funeste de l'anévrisme ancien.

reuse, et à la gangrène des parties où se distribue l'artère affectée.

Si la nature, livrée à elle-même, expose le plus souvent à des dangers aussi terribles, quelquefois aussi, elle utilise le désordre, et le fait servir à la curation de la maladie.

C'est ainsi qu'on voit quelquefois des anévrismes énormes guérir par l'obstacle qu'oppose au sang les masses fibrineuses renfermées dans le sac : l'artère se rétrécit au-dessus et au-dessous de la tumeur, et les artères collatérales, en se dilatant, suppléent, par leur anastomose, à l'espèce d'intersection du canal artériel.

Le traitement de l'anévrisme est interne ou externe : le premier consiste dans les saignées réitérées, le repos, la diète et la tranquillité du moral; ces moyens ont pour objet d'affaiblir le malade et de ralentir l'action du cœur; le second se compose : 1°. de l'application des topiques astringens sur la tumeur; 2°. de la compression; 3°. de la ligature; 4°. de l'amputation.

Les *astringens*, tels que l'oxicrat, les poudres de roses de Provins, de tan, etc. concurremment avec le traitement interne, appelé *méthode de Valsalva*, ne peuvent que ralentir les progrès de l'anévrisme, sans en procurer une guérison parfaite.

La *compression* s'applique : 1°. sur la tumeur même, lorsqu'elle est récente et peu volumineuse; 2°. au-dessus, dans la supposition que les branches collatérales ne seront point applaties par l'effort compressif; leur intégrité étant une condition essentielle au succès de l'opération ; 3°. au-dessous, dans les anévrismes désespérés , affectant la sous-clavière ou la fin de l'iliaque externe ; 4°. enfin, sur toute l'étendue de l'artère, afin d'y ralentir le cours du sang, diminuer son choc latéral , et lui faire prendre la route des artères collatérales et de leurs anastomoses.

La *ligature* atteint plus sûrement le but que la compression; elle est, en effet, le procédé par excellence, pour obtenir l'oblitération des artères ; mais elle est si hasardeuse pour les suites, surtout dans les anévrismes des membres inférieurs, que la prudence exigerait peut-être qu'on lui préférât souvent l'amputation , ou au moins que l'on ne se décidât à lier les vaisseaux qu'après avoir essayé les moyens précédens , qui, s'ils ne sont point curatifs, sont au moins préparatoires à l'opération.

L'amputation du membre est indiquée quand l'anévrisme existe chez un vieillard, et lorsque surtout l'artère est ossifiée à l'endroit même où il convient d'en faire la ligature, ou bien quand il y a complication d'ankilose , de carie, de gangrène, d'engorgemens profonds des parties molles, etc.

L'anévrisme *faux* résulte de la division des parois artérielles. (*Voyez* p. 415.)

Anévrisme faux.

La section incomplète d'une artère est plus dangereuse que celle qui est complète : dans le 1er cas, les fibres coupées, en se rétractant, agrandissent l'ouverture ; dans le 2ᵉ, les bouts de l'artère se froncent en se retirant dans les chairs, ce qui suffit quelquefois pour suspendre l'hémorrhagie ; ce dernier effet est bien plus certain, quand l'artère a subi une sorte d'élongation, ainsi que cela se passe dans les plaies par arrachement. (*Voyez* p. 442.)

Phénomènes qui résultent de la blessure des artères.

Il y a deux sortes d'anévrisme faux ; savoir : le *primitif* ou *diffus*, et le *consécutif* ou *circonscrit*.

Deux sortes d'anévrismes faux :

Le 1er est très grave ; la blessure de l'artère laisse écouler une grande quantité de sang, qui se dissémine dans tout le tissu cellulaire du membre. Ce dernier devient froid, insensible, livide et comme marbré : la gangrène est imminente.

1°. le faux primitif ;

Le second est toujours la suite, soit d'une solution de continuité faite antécédemment à une artère que la compression n'a que très imparfaitement oblitérée , soit d'un éraillement

2°. le faux consécutif.

ou d'une déchirure partielle des tuniques artérielles, opérée par l'extension subite et forcée
d'un membre. Dans ce dernier cas, le sang dis-
tille goutte à goutte et se concrète dans le tissu
cellulaire environnant qui lui forme un kiste.

Marche de l'anévrisme faux consé-cutif. Les progrès de l'anévrisme faux consécutif
sont lents et presqu'insensibles. Quelquefois la
tumeur reste stationnaire pendant un laps de
temps très long; d'autres fois, et à l'occasion
de quelque effort brusque ou violent, le sang
dérange les caillots d'obturation, rompt le kiste,
et se répand dans toute l'étendue du membre.

Traite-ment. Les moyens de traitement de l'anévrisme
faux sont les mêmes que ceux qui ont été conseillés pour l'anévrisme vrai, à la différence,
cependant, que celui qui est diffus, exige
que l'on fasse sans différer de larges incisions,
afin de mettre l'artère à découvert, pour en
faire la ligature. S'il y avait menace de gangrène ou même impossibilité de découvrir le
lieu où l'artère est lésée, l'amputation serait
l'unique ressource pour sauver la vie au malade.

Par une compression exacte et durable, le
repos et le régime, on parviendra à guérir
l'anévrisme faux consécutif, ou au moins, à
suspendre sa marche.

L'anévrisme *variqueux* ou par *anastomose*,

a encore été appelé *varice anévrismale*. Il pourrait être considéré comme une troisième espèce d'anévrisme faux. Il a été observé au pli
du bras (*voyez* page 336) et au creux du
jarret.

On le reconnaît aux circonstances de la Signes.
blessure qui a précédé, à la dilatation variqueuse de la veine et aux pulsations faibles
qu'elle offre dans tout son trajet, au frémissement du membre, au bruissement qui se
fait quelquefois entendre dans le point affecté,
enfin, à la diminution ou même à la disparition momentanée de ces phénomènes, si l'ón
comprime la partie ou si on la tient dans une
position élevée.

Cette espèce d'anévrisme est peu dangereuse, Traite-
ment.
pourvu que la personne s'assujétisse à porter
un bandage légèrement compressif, et qu'elle
évite de faire des efforts avec la partie affectée.

Varices.

On appelle *varices* des tumeurs formées par Ce qu'on
entend par
varices.
la dilatation des veines dans lesquelles le sang
stagne ou ne chemine plus qu'avec lenteur.

Toutes les veines sont rigoureusement sus- Leur siége.
ceptibles de devenir variqueuses; cependant
cette affection ne s'observe guère qu'aux mem-

Causes.

bres inférieurs et à l'abdomen, ce qui dépend de plusieurs causes : 1°. de la difficulté que le sang éprouve à remonter contre son propre poids, ainsi que cela s'observe surtout chez les vieillards et chez les sujets affaiblis ; 2°. du reflux qu'il éprouve dans la veine cave inférieure ; 3°. des différens obstacles qu'il peut rencontrer sur son passage ; telles que la plénitude de l'utérus lors de la grossesse, des tumeurs volumineuses développées près du trajet des veines, des jarretières trop serrées au-dessous des genoux, etc.

Toutes ces causes, capables de produire des ulcères atoniques, peuvent également donner lieu aux varices. (*Voyez* pag. 506.)

1er degré: des varices ;

2e degré.

Il y a deux degrés de relâchement variqueux : dans le premier les veines sont rondes et gonflées uniformément ; dans le deuxième les tumeurs sont rouges, livides ou noirâtres, irrégulières, bosselées, et avec des resserre

Issue des varices.

mens qui correspondent aux valvules. Lorsque les varices sont arrivées à ce dernier degré de développement, elles se crèvent spontanément, ou, ce qui arrive plus souvent, à l'occasion de quelque choc extérieur : elles verseraient alors beaucoup de sang, si l'on ne s'empressait de l'arrêter. On a observé aussi que le sang était quelquefois concrété dans les tumeurs, d'où naissait une inflammation, suivie d'ulcération atonique avec varices.

Il est rare que l'on guérisse radicalement les varices des jambes ; on prévient seulement leurs progrès par le repos, la position horizontale du membre, et par l'emploi d'un appareil compressif. (*Voyez* pag. 5o8.)

Traitement.

Tumeurs variqueuses.

Les vaisseaux capillaires et le tissu cellulaire sont dilatés simultanément par le sang, dans les tumeurs *variqueuses* ou *fongueuses sanguines.*

Des tumeurs variqueuses ou fongueuses sanguines.

Ces tumeurs ont leur siége dans l'épaisseur de la peau ou des membranes muqueuses, et dans le tissu cellulaire souscutané ; on les observe assez fréquemment au visage.

Leur siége est à la peau et aux membranes muqueuses.

Elles sont originelles ou acquises : les premières sont attribuées, par le vulgaire crédule, aux desirs non satisfaits et aux goûts dépravés que les femmes éprouvent durant la grossesse. Les deuxièmes sont déterminées par des coups, des chutes, etc. souvent leurs causes sont aussi inconnues que celles des premières.

Elles sont originelles

ou acquises.

Tantôt ce sont de simples *taches de naissance*, qui cependant peuvent prendre un accroissement considérable ; tantôt ce sont de

Tantôt ce sont de simples taches, tantôt de

véritables tumeurs, dont le volume et la forme sont sujets à beaucoup de variétés. La peau qui les recouvre est mince, polie et luisante; sa couleur est violette ou même bleuâtre; quelquefois des battemens isochrônes à ceux du pouls se font sentir dans la partie.

Les tuméurs variqueuses restent souvent stationnaires dans l'enfance; elles font des progrès quelquefois très rapides dans un âge plus avancé, et alors elles jettent de profondes racines dans le tissu cellulaire du voisinage; la peau s'ouvre, le sang s'écoule lentement, et le malade est menacé de périr d'hémorrhagie.

Lorsque ces tumeurs sont récentes, peu volumineuses, il est possible de les réprimer par une compression permanente; mais lorsqu'elles ont acquis déjà un certain volume, l'ablation, lorsqu'elle est praticable, est le moyen le plus sûr de délivrer le malade de tout danger. On doit même, en certain cás, cautériser, afin de consumer les restes de la tumeur, qui auraient pu échapper à l'action de l'instrument. La totalité du tissu variqueux doit être enlevée : « En effet, dit M. le prof. Pelletan, il est de principe que quand on supprime, par un moyen quelconque, partie d'une tumeur variqueuse, ce qui en reste prend un développement proportionné à la soustraction qui a été faite » (1).

La dilatation *variqueuse* des corps caverneux de la verge et du tissu spongieux de l'urètre, causée par la courbure forcée ou la torsion de cette partie pendant l'érection, est une affection analogue aux tumeurs variqueuses précédentes.

Etat variqueux des parties qui composent la verge. Causes.

Cette affection se reconnaît à la présence d'une bosselure située sur les côtes ou à la partie inférieure du pénis, que la compression fait disparaître, et que l'érection rend plus saillante; la peau est peu ou point du tout altérée.

Signes.

On conseille l'amputation de la verge toutes les fois que la tumeur s'accroît sensiblement, et lorsqu'elle s'est ouverte spontanément; seul moyen de prévenir une hémorrhagie à laquelle le malade succomberait tôt ou tard.

Traitement.

Hémorrhoïdes.

Sous le nom d'*hémorrhoïdes*, on confond souvent trois choses bien différentes : 1°. l'hémorrhagie par exhalation, qui a lieu à la surface libre du rectum ; 2°. les varices des veines hémorrhoïdales ; 3°. les tumeurs variqueuses qui se forment dans l'épaisseur de la membrane

Des hémorrhoïdes. Trois sortes d'affections désignées par ce mot.

---

(1) *Clinique chirurgicale*, etc. t. 2, p. 72.

muqueuse de cet intestin ou du tissu cellulaire ambiant.

Causes des hémorrhoïdes.

Ces trois sortes d'affections peuvent exister isolément ou simultanément ; elles sont familières aux personnes adultes, pléthoriques et d'un tempérament bilieux ou mélancolique, aux hommes de cabinet, aux femmes enceintes, aux individus qui sont habituellement constipés, et enfin à ceux qui font des excès de liqueurs alkooliques, de café, ou qui abusent des purgatifs drastiques.

Effets.

La présence des tumeurs hémorrhoïdales dans le rectum ou au bord de l'anus, est très gênante ; l'éjection alvine est difficile ; la douleur, l'inflammation et ses suites, sont à redouter.

Traitement.

On prévient ces accidens par les boissons laxatives, les lavemens simples et les bains de siége ; on calme la douleur en graissant les tumeurs avec l'onguent populeum, ou avec le cérat simple ou mélangé avec le laudanum.

Application des émolliens,

des anodyns

et des sangsues.

Lorsque l'irritation est dissipée, on peut appliquer des sangsues pour faciliter le dégorgement ; on expose ensuite la partie à la vapeur de l'eau tiède : les tumeurs s'affaissent et se flétrissent ; si elles restent volumineuses, dures et squirreuses, on en fait l'excision,

Excision des tumeurs hémorrhoïdales.

ayant soin, d'après le conseil du père de la

médecine, de ne point les enlever toutes, dans la crainte des suites fâcheuses de la suppression brusque d'une maladie ancienne et habituelle.

Tumeurs séreuses.

Les *tumeurs séreuses* rentrent dans une classe de maladies désignées par le nom général d'*hy-dropisies*, et dont le symptôme principal consiste dans l'excès de la sérosité qui est infiltrée dans le tissu cellulaire ou épanchée dans une membrane séreuse. *Elles font parties des hydropisies.*

L'infiltration partielle du tissu cellulaire est appelée *œdème* ; celui-ci prend différens noms, selon la partie qu'il affecte : ainsi, au cuir chevelu, on l'appelle *hydrocéphale externe* ; à la face, *bouffissure* ; au scrotum , *hydrocèle externe* ou par *infiltration*. Quand l'infiltration est générale, elle s'appelle *anasarque* ou *leucophlegmatie*. *Elles ont lieu par infiltration. Synonymie.*

L'hydropisie par épanchement reçoit aussi différens noms , eu égard à son siége : ainsi , on appelle *hydrocéphale interne*, celle de la cavité crânienne ; *spina-bifida*, celle du canal vertébral; *hydrothorax*, celle de la poitrine ; *ascite*, celle de l'abdômen. *Ou par épanchement. Synonymie.*

Il existe encore des hydropisies partielles, telles que l'*hydrocarde*, qui a son siége dans le péricarde; l'*hydrocèle par épanchement*, qui existe dans la tunique vaginale du testicule;

l'*hydarthrose*, qui est formé par la synovie retenue dans la capsule synoviale des articulations ; le *ganglion*, qui est dû à un liquide visqueux analogue à la synovie, mais dont le siége est dans les coulisses des tendons, ou à leur voisinage.

Les hydropisies sont rarement essentielles.

- Les différentes espèces d'hydropisies qui viennent d'être énumérées, sont rarement *essentielles* ; presque toujours elles sont symptomatiques d'une autre maladie qui les a prédées, laquelle rompt l'équilibre naturel existant, dans l'état de santé, entre l'action des systèmes exhalant et absorbant.

Les causes des hydropisies sont externes

Toutes les causes extérieures capables de débiliter le système vivant, comme une atmosphère humide, des alimens malsains, l'excès des boissons alkooliques ou aqueuses ; etc. sont capables de produire l'hydropisie ; il en

ou internes.

faut dire autant des maladies longues, des engorgemens chroniques des viscères, de la gène de la circulation par des tumeurs volumineuses placées près des gros vaisseaux, etc.

Le plus grand nombre des hydropisies appartient spécialement à la pathologie interne. Nous traiterons seulement de l'œdème et de l'hydrocèle, qui se rapprochent le plus par leurs causes, leurs symptômes et leur traitement, des affections chirurgicales.

Œdème.

L'*œdème* a fréquemment son siége aux pau- Siége de l'œdème. Causes.
pières, aux bourses et aux jambes. Il recon-
naît pour causes la faiblesse générale du corps,
l'atonie de la partie affectée, la compression
exercée par une tumeur, un bandage trop
serré, etc.

On distingue l'œdème à une tumeur molle Signes.
et comme pâteuse, qui cède à la pression des
doigts et qui en retient l'empreinte; la peau
est unie, pâle et luisante; la partie malade
est peu ou point du tout douloureuse; le
malade y éprouve un sentiment de pesanteur.

Lorsque l'œdème est *essentiel*, on peut Traite-ment de l'œ-dème essen-tiel
espérer d'en procurer la résolution : 1°. en
éloignant les causes locales qui l'ont déterminé; 2°. par l'application de compresses imbibées d'une liqueur résolutive; 3°. par une
compression légère, que l'on exerce, s'il est
possible, sur la partie malade.

L'œdème *symptomatique* d'une autre affec- et de l'œ-dème symp-tomatique.
tion, se traite à peu près par les mêmes
moyens locaux; sa guérison est d'ailleurs subordonnée à celle de la cause qui l'a déterminé.

Lorsque l'intumescence est considérable, on En quel

cas il faut faire des mouchetures.

donne issue à la sérosité par quelques mouchetures faites sur la peau.

Hydrocèle.

Siége de l'hydrocèle.

L'*hydrocèle* est une tumeur séreuse qui a son siége aux bourses; on en distingue deux espèces; savoir : l'hydrocèle *externe* ou par *infiltration*, et l'hydrocèle *interne* ou par *épanchement*.

Hydrocèle par infiltration.

La première est occasiônnée par le contact continuel des urinès chez les enfans, par la faiblesse chez les vieillards, par l'ascite et par

Causes.

les affections organiques de la poitrine et de l'abdomen.

Par épanchement.

La seconde résulte de l'exhalation trop abondante de la sérosité et de la stase de ce liquide dans la tunique vaginale du testicule ; elle ré-

Causes.

sulte quelquefois de la contusion ou du froissement du testicule, d'une métastase dartreuse, du sarcocèle, etc. Le plus souvent les causes en sont inconnues.

Symptômes de l'hydrocèle par épanchement.

Le fluide s'amasse à la partie inférieure du scrotum ; il monte au-devant du testicule jusqu'à l'anneau inguinal ; la tumeur est oblongue, plus grosse inférieurement que supérieurement ; elle est mobile, égale, arrondie et indolente ; une bougie placée derrière, fait voir sa transparence, lorsque surtout la sérosité est pure et la tunique vaginale peu épaisse.

Cette réunion de signes ne peut point trom-per sur le diagnostic de cette maladie, qu'un examen trop léger et l'oubli de prendre les informations nécessaires, ont pu faire con-fondre quelquefois avec l'hydropisie d'un an-cien sac herniaire, avec le varicocèle, le cir-socèle, le sarcocèle, etc.

Maladies que l'on peut con-fondre avec l'hydrocèle.

L'hydrocèle externe n'exige point d'autres remèdes que ceux qui ont été conseillés pour l'œdème.

Le traitement de l'hydrocèle interne est pal-liatif ou curatif : le premier consiste à évacuer la sérosité, en donnant un coup de trois-quarts dans la tumeur, et à répéter cette opé-ration aussi souvent que cette dernière a pris du volume, et qu'elle cause de la gêne et des tiraillemens douloureux dans la partie ; le second atteint son but, en excitant une in-flammation adhésive entre les parois de la sur-face libre de la tunique vaginale ; il y a plu-sieurs moyens d'obtenir cet effet. Le procédé de l'injection est le plus en usage : après l'é-vacuation de la sérosité, comme il a été dit ci-dessus, on pousse, à l'aide d'une seringue, et par la canule du trois-quarts restée en place, un fluide irritant, tel que du vin chaud, une

Traite-ment pallia-tif de l'hy-drocèle.

Ponction.

Traite-ment cura-tif.

Il y a plu-sieurs pro-cédés : celui de l'injec-tion est le plus en usa-ge.

légère solution alkaline : quelques minutes de séjour de ces fluides dans la tunique vaginale, suffisent pour produire l'irritation nécessaire au développement de l'inflammation adhésive.

Hydarthrose.

De l'hy-darthrose ou hydropi-sie des arti-culations. L'*hydarthrose* ou *hydropisie articulaire*, est une tumeur formée par l'exhalation trop abondante de la synovie, dans la capsule d'une articulation.

Lieux où elle se mon-tre le plus souvent. Cette affection se manifeste de préférence dans les jointures qui font beaucoup de mouvement, telles que celles du genou, du pied et du poignet.

Ses causes. Elle a pour causes, le séjour dans les lieux froids et humides, la métastase des vices rhumatismal et goutteux, la piqûre d'une articulation, une entorse, l'irritation due à une concrétion articulaire ou à l'exercice forcé d'une articulation, etc.

Ses signes. La membrane synoviale, distendue, forme autour de l'articulation un bourrelet plus ou moins prononcé, on y sent de la fluctuation. Si la maladie existe au genou, la rotule est écartée des condyles du fémur, et la tumeur est plus saillante au-dessus qu'au-dessous de cet os.

Ces signes, réunis aux circonstances commémoratives, empêcheront de confondre l'hydarthrose avec quelques autres maladies des articulations.

On provoque la résorbtion de la synovie épanchée, par des topiques rubéfians, résolutifs, et même épispastiques. On fait des douches excitantes avec les eaux thermales sulfureuses, salines, etc. Lorsque l'hydarthrose persiste, on donne jour au liquide par un coup de trois-quarts ou par une incision de peu d'étendue. *Son traitement.*

Le *ganglion* est une petite tumeur enkistée qui a son siége dans les gaînes des tendons ou dans le tissu cellulaire environnant. On l'observe assez fréquemment sur le dos de la main, plus rarement aux pieds. *Le ganglion est une petite tumeur synoviale. Son siége ordinaire.*

Les causes du ganglion sont ordinairement inconnues; cependant il naît quelquefois à l'occasion d'une distension, d'une contusion, etc. *Ses causes.* On le fait disparaître en rompant la synoviale par une forte compression exercée avec les pouces sur la tumeur; la synovie s'épanche au voisinage, d'où elle est reprise par les absorbans. *Son traitement.*

Quelques autres Tumeurs formées par des liquides sécrétés.

Les larmes, la salive, la bile et l'urine, forment des tumeurs, en s'arrêtant dans les canaux excréteurs qu'elles parcourent, ou dans les réservoirs qui les contiennent. *Des liquides susceptibles de former des tumeurs.*

Tumeur lacrymale.

Causes de la tumeur lacrymale.

De la rétention des larmes, dans le sac lacrymal, naît la tumeur lacrymale.

Ses causes sont : l'atonie et le gonflement de la membrane muqueuse des voies lacrymales, ainsi que cela arrive chez les sujets scrophuleux, l'épaississement des mucosités qui les lubrifient, l'étroitesse originelle de la gouttière lacrymale, la compression exercée par une exostose, un polype, sur le sac lacrymal ou le canal nasal, etc.

Signes.

Cette tumeur est située près l'angle interne de l'œil; elle est ronde ou oblongue, indolente, plus grosse le matin que le soir, et avec ou sans altération à la peau; elle s'affaisse par la compression qui fait refluer les larmes, partie par les points lacrymaux et partie par le canal nasal : ce fluide, altéré par son séjour, est épais et blanchâtre.

Elle donne naissance à la fistule lacrymale.

Lorsque cette maladie n'est point traitée dès son origine, elle s'accroît insensiblement, et donne naissance à la fistule lacrymale, dont elle est en quelque sorte la première période.

Traitement de la tumeur

On prévient le séjour des larmes par des injections ou des fumigations médicamenteuses appropriées, ou par l'emploi d'un moyen dilatant. Lorsque la fistule est décidée, on choisit le procédé opératoire qui paraît le plus et de la fistule. convenable , soit pour rétablir les voies natu-rélles., soit pour en établir d'artificielles.

Grenouillette ou Ranule.

La *grenouillette* dépend de la dilatation du La grenouillette est une tumeur salivaire. canal de la glande sous-maxillaire par la salive.

Elle se développe au-dessous et sur les côtés de la langue., derrière les dents incisives infé- Ses signes. rieures ; elle est plus fréquente chez les enfans Ses causes. que chez les adultes ; elle dépend de l'oblité-ration ou de l'obstruction de l'orifice du canal salivaire, lequel, en se dilatant, peut acquérir un volume considérable, au point de déjeter les dents en avant, et de repousser la langue en arrière ; la parole est altérée, la mastication Accidens qu'elle produit. difficile , et la respiration est plus ou moins gênée.

Le kiste de la grenouillette est plus ou moins Etat du kiste et de la matière qu'il contient. dense et épais ; l'humeur salivaire qu'il con-tient est visqueuse, grise ou jaunâtre, et mêlée quelquefois à une matière comme plâtreuse ou même à un calcul.

L'indication est d'exciser une partie du kiste, Indication et traitement. ou la presque totalité s'il est possible : la ma-tière humorale s'échappe ; avec des gargarismes astringens et détersifs, on achève la cure.

Tumeur biliaire.

Causes de la tumeur biliaire. — La tuméfaction des parois du canal cholédoque, l'existence d'un calcul dans son intérieur ou à son orifice, la présence de quelque tumeur dure et volumineuse à son voisinage, empêchent le cours de la bile, et en déterminent la stase dans la vésicule.

Symptômes et accidens. — La tumeur biliaire fait saillie au niveau des dernières fausses côtes droites ; le malade éprouve un sentiment de pesanteur en cet endroit ; la jaunisse, la constipation et les dérangemens de la digestion qui surviennent, aident à établir le diagnostic de la maladie.

Adhérence de la vésicule. — A une époque plus ou moins éloignée, la vésicule, très distendue, irrite la paroi contiguë de l'abdomen, avec laquelle elle contracte adhérence ; l'inflammation gagne les parties molles,

Abcès et fistule biliaire. — un abcès se forme, et le pus, mêlé à une grande quantité de bile, se fait jour à travers la peau. L'écoulement continuel de la bile épuise le malade, qui succombe peu de temps après l'ouverture de l'abcès.

Traitement interne, — On administre à l'intérieur des purgatifs drastiques, dans l'intention d'exciter une secousse, qui, des intestins, se propageant aux voies biliaires, procure l'évacuation de la bile, et peut-être aussi l'expulsion du calcul. Quand

la vésicule, très volumineuse, adhère à la
paroi abdominale, on applique des cataplasmes maturatifs, et lorsque la fluctuation est
sensible, on plonge un trois-quarts ou un
bistouri étroit dans le centre de la tumeur.
S'il se présente des pierres biliaires, on les
extrait.

Cette opération n'est point curative; elle
peut, tout au plus, prolonger pendant quelque temps la vie du malade.

Rétention d'urine (ischurie).

La *dysurie* ou éjection difficile de l'urine,
et la *strangurie* ou émission douloureuse, et
qui se fait goutte à goutte, ne sont que des
troubles de l'excrétion urinaire, dont l'*ischurie*
est la rétention complète.

De la dy-
surie, stran-
gurie et is-
churie.

Les causes de la rétention d'urine sont aussi
nombreuses que variées : les unes affectent les
propriétés vitales de la vessie, comme l'inflammation et la paralysie qui est la suite du grand
âge, d'une commotion de la moelle de l'épine,
ou d'une rétention volontaire et prolongée ; les
autres agissent mécaniquement, et de ce nombre
sont les hernies de vessie et des autres viscères,
la présence d'un polype, d'un caillot de sang
concrété, d'un calcul dans l'intérieur de la vessie, les déplacemens de l'utérus, les tumeurs
volumineuses nées dans le bassin, telles que

Les causes
de l'ischurie
agissent :
1°. sur la
vessie, en af-
fectant ses
propriétés
vitales;

l'exostose du pubis, des matières fécales endurcies et amassées dans le rectum, etc.

2°. sur le col de la vessie ; et 3°. sur le canal de l'u-rètre.

Outre les causes qui portent leur action à
l'intérieur ou à l'extérieur du corps de la vessie, il en est qui ont leur siége, soit au col
de cet organe, comme les varices des veines
dont ce dernier est entouré, le squirrhe de la
prostate, etc. soit à l'urètre, tels que l'imperforation du méat urinaire, le rétrécissement
du canal ou sa compression par diverses tumeurs, etc.

Phéno-mènes de la rétention.

La vessie, peu à peu dilatée par l'urine, sort
du bassin, et vient occuper toute la région
hypogastrique ; là, elle est placée entre les
muscles droits qu'elle pousse en avant, et le

Signes.

péritoine qu'elle déprime en arrière ; la tumeur qu'elle forme est ronde et renitente ; si
on la comprime, le malade éprouve une douleur obscure et gravative, qui renouvelle le
besoin d'uriner.

Accidens de la réten-tion pro-longée.

Lorsque la maladie est inconnue, ou que le
malade reste dans la sécurité, la distension va
toujours croissant, le col de la vessie se dilate,
l'urine s'arrête dans les uretères, et s'il n'existe
aucun obstacle, elle sort par l'urètre, comme
on le dit, par regorgement. D'autres fois, la
vessie s'enflamme et s'ulcère, le fluide s'échappe
par les crevasses qui se forment à ses parois :

le cas est des plus graves quand l'urine tombe dans l'abdomen; si elle prend son cours d'un autre côté, il en résulte des abcès auxquels succèdent des fistules urinaires plus ou moins nombreuses et profondes.

De la résorption de l'urine qui est stagnante dans la vessie, résulte l'altération des autres fluides. La sueur du malade exhale une odeur d'ammoniaque, la soif est ardente, la langue et la gorge sont rouges et sèches, le pouls est fréquent, etc. Tels sont les principaux symptômes de la *fièvre urineuse,* dont M. Richerand a tracé les caractères.

Symptômes de la fièvre urineuse.

Evacuer l'urine et combattre les causes de sa rétention, telles sont les deux indications auxquelles il faut obéir : la première est pressante; on y satisfait par le *cathétérisme,* qui est l'opération par laquelle on introduit une sonde creuse dans la vessie; la deuxième a pour objet de remédier aux différentes causes qui ont produit la rétention; ainsi, on pratique l'opération de la taille pour extraire les calculs, on emploie les antiphlogistiques contre l'inflammation, les remèdes excitans conviennent dans la paralysie, etc.

Indications.
Evacuer l'urine,
1°. par le cathétérisme;
2°. combattre les causes.

Tumeurs enkistées (loupes).

Les *loupes* ou *tumeurs enkistées* sont dues à une collection de matière liquide, plus ou

Elles sont formées par une matière

liquide ren- fermée dans un kis- te. moins consistante, et renfermée dans un petit sac membraneux appelé *kiste*.

Leur siége. Leur siége est dans le tissu cellulaire sous-cutané, inter-musculaire, sous-séreux, etc.

Leurs causes. Elles paraissent spontanément, ou bien elles naissent à la suite d'un coup, d'une chute, etc.

Leurs symptômes. Leur invasion ne se décèle par aucun symptôme apparent ; elles s'accroissent lentement, et acquièrent quelquefois un volume énorme.

Accidens qu'elles pro- duisent. Leur présence ne cause d'autres accidens que ceux qui peuvent résulter de leur volume et de leur poids.

Il y a plu- sieurs espè- ces de lou- pes : 1°. le mé- licéris ; 2°. l'athé- rome ; 3°. le stéa- tome ; 4. le li- pome. Les loupes sont de plusieurs espèces : on les appelle *méliceris* quand la matière qu'elles contiennent ressemble à du miel ; *athéromes*, quand elle a la consistance de bouillie ; *stéa-tomes*, quand elle est analogue à du suif fondu ; et *lipomes*, quand la tumeur est formée par du tissu adipeux ordinaire.

Différen- ces du kiste. Le kiste des loupes est une production acci-dentelle, qui préexiste toujours, selon Bichat, à la présence de la matière humorale ; sa forme et son épaisseur varient : il est unique dans le méliceris, où il est mince et lisse, et dans l'athérome, où il est épais et inégal ; il est, au contraire, divisé en plusieurs loges dans le stéatome et le lipome, où il paraît être formé par l'agrégation d'une multitude de poches particulières.

Lorsque les loupes ont un volume médiocre, on en débarrasse le malade par l'instrument tranchant : on incise la peau, puis on dissèque le kiste, que l'on enlève en totalité. Lorsque la tumeur est d'un certain volume, très adhérente, ou placée près de parties que l'on craint de blesser, on évacue le liquide par une incision, on ébarbe le kiste, après quoi on le bourre de charpie; l'inflammation s'en empare, la suppuration le détruit et l'entraîne au-dehors.

Si le kiste était mince, et le liquide peu épais, on pourrait tenter le procédé de l'injection, comme pour l'hydrocèle; la compression exercée à l'extérieur seconderait avantageusement ce moyen. La ligature pourrait être tentée lorsque la tumeur tient aux parties, au moyen d'un pédicule très-étroit.

Les *hydropisies enkistées* ne diffèrent des tumeurs précédentes que par la nature séro-albumineuses du liquide contenu dans le kiste. Elles naissent dans le tissu cellulaire ou dans la substance même d'un viscère désorganisé. Des hydatides, sortes de vers vésiculeux, y nagent quelquefois dans la sérosité.

Lorsque ces tumeurs sont extérieures, on

Traitement : 1°. Extirpation du kiste;
2°. incision du kiste ;

3°. on pourrait tenter le procédé de l'injection.

4°. la ligature convient en quelques cas.

Les hydropisies enkistées sont analogues aux loupes.

Leur siége. Elles contiennent des hydatides.

Traitement.

leur applique les préceptes du traitement qui convient aux tumeurs enkistées; mais quand elles existent à l'intérieur, leur diagnostic est aussi embarrassant que leur curation est difficile.

Des Hernies.

Acception générale du mot hernie. On donne en général le nom de *hernie* aux tumeurs formées par le déplacement de quelques parties molles.

Parties qui les forment : Les parties qui sont susceptibles de se déplacer pour former hernie, sont les muscles, les membranes et les viscères.

1°. les muscles ; Le corps charnu des muscles quitte sa place naturelle quand l'aponévrose d'enveloppe d'un membre, a été divisée dans quelque point de sa circonférence.

2°. les membranes; Certaines membranes, telles que l'iris, la choroïde, la membrane muqueuse des voies aériennes, digestives, etc. se prolongent quelquefois à travers des ouvertures faites aux autres membranes qui les soutiennent.

Comme les déplacemens des muscles et des membranes sont, le plus souvent, consécutifs à d'autres affections, tel qu'aux plaies, aux ulcères, etc. nous ne croyons point devoir les comprendre dans cet article, spécialement consacré à l'examen des hernies formées par les viscères.

Les viscères des trois cavités splanchniques, sont les seuls organes qui forment de véritables hernies, parce qu'ils peuvent franchir les parois de leur cavité, sans qu'il y ait aucune solution de continuité préexistante à la peau qui recouvre ces mêmes parois.

Ainsi, nous diviserons les hernies d'après M. le professeur Chaussier, en craniennes ou encéphaliques, en thoraciques et en abdominales.

Hernies encéphaliques (encéphalocèles).

La hernie *encéphalique* a son siége à la voûte du crâne ; elle est formée par quelque portion de l'encéphale, revêtue d'un prolongement de l'arachnoïde, de la dure-mère, et du tissu fibreux qui ferme les fontanelles chez les enfans.

Le fœtus et l'enfant naissant offrent cette sorte de hernie, qui fait saillie, soit à travers les fontanelles ou les sutures, soit à travers un trou résultant d'un défaut d'ossification dans quelque endroit de la voûte du crâne. Chez les adultes, elle ne peut avoir lieu qu'après une perte de substance faite aux os du crâne.

Cette hernie est distinguée, eu égard à sa

____

(1) *Table synoptique des hernies, d'après la nomenclature méthodique de l'anatomie.*

situation : 1°. en *bregmatique*, lorsqu'elle occupe le sommet de la tête ; 2°. en *occipitale*, lorsqu'elle est située à la partie postérieure du crâne ; 5°. en *temporale*, lorsqu'elle a son siége sur les côtés de la tête, dans la région des tempes.

La tumeur est molle ; elle offre des pulsations qui correspondent à celles du pouls ; par la compression on peut la faire rentrer dans le crâne, ce qui permet alors de sentir les bords de l'ouverture qu'elle occupait.

Lorsque l'encéphalocèle est simple et peu considérable, elle peut être guérie par une douce compression et quelques applications toniques: l'ossification n'étant plus gênée, les bords osseux se rapprochent et finissent insensiblement par oblitérer l'ouverture qui a livré passage au cerveau.

L'encéphalocèle des adultes est incurable. On conseille au malade d'appliquer, vis-à-vis l'ouverture du crâne, une plaque de cuir, de carton, etc. afin de garantir le cerveau de toute irritation.

La complication avec l'hydrocéphale est une circonstance fâcheuse, et qui laisse peu d'espérance de guérir le malade.

Hernies thoraciques (hernies intercostales ou du poumon.)

Ces hernies sont situées dans quelque endroit des parois antérieure et latérale du thorax, ordinairement dans l'intervalle de deux côtes. Elles sont formées par le poumon, dont une partie, en s'échappant de la cavité pectorale, pousse devant elle la plèvre, pour s'en recouvrir. *Siége de cette hernie.* *Parties qui la forment.*

D'après les observations consignées dans les auteurs, ces hernies ont eu lieu après une toux violente, ou à la suite de plaies, d'abcès qui avaient ouvert les parois de la poitrine. *Ses causes.*

La tumeur augmente de volume pendant l'inspiration et lorsque le malade tousse ou fait quelque effort; elle s'affaisse lors de l'expiration, et se laisse aisément effacer par une légère compression; tels sont les signes de cette affection, sur la nature de laquelle il est difficile de se tromper, lorsque surtout les circonstances commémoratives ne sont point ignorées. *Signes qui la font reconnaître.*

Les accidens qui peuvent l'accompagner sont: la douleur, la difficulté de respirer, l'inflammation des parties voisines, et la suppuration. *Accidens dont elle est susceptible.*

Le moyen de prévenir ces accidens ou de les faire cesser , est d'obliger le malade à porter habituellement un bandage compressif garni d'une pelote, dont le volume sera relatif au diamètre présumé de l'ouverture herniaire.

Hernies abdominales (hernies proprement dites).

Les hernies de l'abdomen sont plus fréquentes et plus nombreuses que celles des deux cavités précédentes réunies.

Les différences de ces hernies se tirent : 1°. de la région qu'elles occupent ; 2°. de l'ouverture naturelle qui a livré passage aux organes, ou près de laquelle ces dernières paraissent, et des organes contenus dans la tumeur herniaire.

Lorsqu'elles existent à la paroi supérieure de l'abdomen , formée par le diaphragme ; elles s'appellent *diaphragmatiques* ; celles qui sont situées à la paroi inférieure , où répond le périnée, prennent le nom de *périnéales ;* celles qui occupent les parois antérieures et latérales, sont dites *ventrales , anomales*, etc. ; enfin, celles que l'on rencontre en arrière , dans la région des lombes , sont appelées *lombaires.* Chez la femme, les hernies qui font saillie dans le vagin ont reçu le nom de *vaginales* ou *élytrocèles*.

Lorsque la tumeur herniaire occupe l'ombilic ou son voisinage, elle prend le nom de hernie *ombilicale* ou *exomphale*.

La hernie qui se manifeste vis-à-vis le pubis, s'appelle *inguinale*, parce que les parties se sont échappées à travers l'anneau inguinal : si la tumeur est petite, on l'appelle *bubonocèle* ou hernie *incomplète*; lorsqu'elle descend jusque dans le scrotum, chez l'homme, ou dans les grandes lèvres, chez la femme, elle est dite *complète*; celle des hommes a aussi reçu le nom d'*oschéocèle*.

Celle qui paraît au milieu du pli de l'aine, le long des vaisseaux cruraux, a reçu le nom de *crurale*, parce que les parties sont sorties par l'arcade crurale.

Lorsqu'elles se montrent au-dessous du pubis, entre le périnée et la cuisse, on leur donne le nom de hernies *ovalaires*, parce que les organes ont passé par la sinuosité oblique du trou ovalaire.

Enfin, quand la hernie existe en arrière, au pli de la fesse, elle est appelée *ischiatique*, parce qu'elle s'est formée par la grande échancrure ischiatique. Cette espèce de hernie n'a n'a encore été observée que chez la femme.

2°. A l'ouverture qui a livré passage aux parties.
Hernie ombilicale ou exomphale.
Hernie inguinale.
Hernie incomplète ou bubonocèle.
Hernie complète ou oschéocèle.
Hernie crurale.
Hernie ovalaire.
Hernie ischiatique.

3°. Aux parties qui les forment. L'épiploon, les intestins *iléon jéjunum* et *colon*, et le *mésentère*, sont les parties qui se rencontrent le plus souvent dans les hernies. Le *duodénum* ne quitte sa place qu'autant qu'il est entraîné par l'*estomac*; le *cœcum*, la *vessie*, la *matrice*, l'*ovaire*, le *foie* et la *rate*, ne se déplacent que rarement. Quant au *pancréas*, aux *reins* et au *rectum*, ils sont trop bien fixés et trop profondément placés, pour que jamais ils puissent former hernie.

Énumération de ces parties d'après leur tendance au déplacement.

Ce n'est que dans des cas insolites que l'on trouve dans une hernie quelqu'une de ces *appendices graisseuses* annexées au colon, et de ces *appendices intestinales*, qui, par une conformation extraordinaire chez quelques individus, tiennent à l'iléon ou au jéjunum.

Synonymie des hernies.

Entérocèle.

Épiplocèle.

Entéro-épiplocele.

Entéromphale, etc.

On appelle *entérocèle* la hernie formée par l'intestin; *épiplocèle*, celle qui est due à l'épiploon, et *entéro-épiplocèle*, celle qui est composée de l'intestin et de l'épiploon réunis. Lorsque ces hernies existent à l'ombilic, on les désigne sous les noms d'*entéromphale*, d'*épiplomphale* et d'*entéro-épiplomphale*.

Autres différences des hernies.

Indépendamment de toutes ces différences, on a encore distingué les hernies en *récentes* ou *anciennes*, *simples*, *composées* ou *compliquées*, *congénitales* ou *accidentelles*, etc.

Causes des hernies.

Toutes les causes de hernies agissent, soit

en affaiblissant la résistance des parois de l'ab- *Comment elles agissent.*
domen, soit en augmentant la force d'expan- sion ou de pression des viscères de cette cavité.

Les causes prédisposantes des hernies sont : *Causes prédisposantes.*
la faiblesse originelle ou accidentelle des mus- cles et des aponévroses du ventre, les dimen- sions trop grandes des ouvertures dont il a été parlé précédemment, la grossesse, l'hydropi- sie et l'excès d'embonpoint. Les enfans, les vieillards, les cavaliers, les joueurs d'instru- mens à vents, les danseurs, les lutteurs, etc. sont aussi très sujets à cette maladie.

Les causes déterminantes sont : les fortes *Causes déterminantes.*
pressions extérieures exercées sur le ventre, les coups, les chutes, la toux, les cris con- tinuels, les secousses violentes du corps et l'inspiration forcée et soutenue dans les efforts considérables.

Il entre dans la *composition* d'une tumeur *Des parties qui composent les hernies.*
herniaire des parties contenantes et des par- ties contenues : les premières comprennent *Parties contenantes.*
le sac herniaire qui est en dedans, et la peau qui est en dehors ; les secondes sont les diffé- rens organes qui ont été énumérés ci-dessus.

Le sac herniaire est un prolongement du *Du sac herniaire.*
péritoine ; il manque dans les hernies de la *Il manque dans quelques hernies.*
vessie, ainsi que dans celles qui ont eu lieu à la suite d'une plaie ou d'une opération dans la-

quelle le péritoine a été divisé. La tunique vaginale du testicule le représente dans les hernies congénitales (1).

Le sac herniaire présente une foule de variétés, relativement à sa forme, à son volume et à son épaisseur.

Une enveloppe fibreuse, intermédiaire à la peau et au sac péritonéal, existe quelquefois dans les hernies ventrales; elle est formée par l'extension dès aponévroses des muscles larges de l'abdomen.

Lorsqu'un seul organe est renfermé dans le sac, la hernie est *simple*; elle est *composée*, s'il y en a plusieurs de réunis; l'état composé des hernies est celui qui dépend de la réunion de l'épiploon avec les intestins; enfin, la her-

nie est *compliquée*, lorsqu'il s'y manifeste quelque accident particulier.

Les signes des hernies sont : la présence d'une tumeur vis-à-vis une des ouvertures naturelles du ventre, ou dans quelqu'autre point de son étendue, son apparition plus ou moins prompte à la suite de quelque effort, les coliques vagues que le malade éprouve dans l'abdomen, et qui se font ressentir aussi dans la tumeur, les changemens qui arrivent

---

(1) Richter, *Traité des Hernies*, trad. par Rougemont, p. 4 de l'édit. *in-4°*.

à celle-ci dans les différentes positions que prend le corps, etc. tels sont les signes communs à toutes les hernies; mais ce qu'il est important de connaître, c'est leur simplicité, leur composition et leur complication.

La hernie simple, récente, forme une tumeur circonscrite, molle, sans douleur ni inflammation, et qui disparaît quand le malade est couché, ou lorsqu'on la comprime pour la faire rentrer dans l'abdomen. Si on applique le doigt sur l'ouverture herniaire, et lorsque les parties sont réduites, on sent l'impulsion qui leur est communiquée par la toux ou les efforts du malade, et la tendance qu'elles ont à s'échapper de nouveau. *Signes particuliers de la hernie simple.*

Chaque espèce de hernie a des caractères propres et relatifs 1°. à sa situation, et 2°. au viscère déplacé. *Signes propres à chaque espèce de hernie :*

Ainsi, la tumeur qui est ronde, molle, égale, et qui rentre promptement et avec bruit, est une entérocèle. *1°. à l'entérocèle ;*

L'inégalité de la tumeur, sa mollesse et son indolence prouvent avec la difficulté de la réduction, que c'est une épiplocèle. *2°. à l'épiplocèle ;*

L'accroissement sensible d'une hernie située à la partie inférieure du ventre, la fluctuation d'un liquide, et l'altération de l'excrétion uri- *3°. au cystocèle.*

naire, font connaître qu'elle est due à la vessie, etc. etc.

Signes des hernies composées. Dans les hernies composées, plusieurs des signes précédens se réunissent : il est facile de les distinguer, en faisant une exploration attentive de la maladie.

Les hernies simples sont réductibles. Les hernies simples ou composées sont réductibles, lorsqu'elles sont récentes, libres et peu volumineuses.

Indications des hernies simples : Les indications qu'elles présentent, lorsqu'aucun accident ne les accompagne, sont : 1°. de les réduire, et 2°. de les maintenir réduites.

1°. la réduction; elle s'obtient par la situation La *réduction* s'obtient par la situation et le taxis.

La *situation* que l'on fait prendre au malade est la même que celle qui a été indiquée à l'occasion des plaies pénétrantes de l'abdomen, page 475; elle en diffère seulement par un peu plus d'élévation que l'on donne au bassin, de telle sorte que la cavité abdominale devienne la partie la plus déclive du tronc.

et le taxis. Le *taxis* s'exécute de la manière qui suit : une des mains investit la tumeur par tous les points de sa base, et la repousse mollement, en suivant la direction de l'axe de l'ouverture qui a donné passage aux parties, tandis qu'avec l'autre main, placée près de cette ouverture, on retient tout ce que la première a fait rentrer dans l'abdomen.

La *contention* des hernies s'obtient par l'application d'un bandage compressif, d'une solidité suffisante pour retenir les organes qui tendent toujours à s'échapper. Le *spica de l'aine* n'est utile que pour le moment, et jusqu'à ce que l'on se soit procuré un brayer ; le *bandage de futaine* ne peut convenir qu'aux enfans, il est assez fort pour s'opposer à la sortie des parties ; enfin, le *brayer* est le bandage le plus convenable pour les adultes, et celui dont on conseille journellement l'usage. La force élastique du ressort d'acier qui entre dans sa composition, sera relative à l'âge, à la constitution du sujet, au genre d'exercice auquel il se livre, au volume de la hernie réduite, et aux organes qui la forment.

Le volume, la forme et la consistance de la pelotte seront en rapport avec les dimensions de l'ouverture herniaire, et avec l'espèce de partie qui fait hernie.

Le brayer est bien appliqué, et il est d'une force suffisante, si les parties restent exactement réduites, lorsque la personne se tient debout, et lorsqu'elle tousse ou s'incline en différens sens.

On peut espérer la guérison radicale d'une

37

radicale des hernies.
Comment on l'obtient.

Comment elle s'opère.

hernie chez un sujet jeune et qui a le soin de ne jamais quitter son bandage. A. Paré nous en a conservé un exemple. Les bords de l'ouverture herniaire se rapprochent, le tissu cellulaire se condense au niveau de cette dernière, qu'il oblitère en plus ou moins grande partie.

Hernies compliquées :

Les causes qui rendent une hernie compliquée et irréductible, sont les adhérences, le volume, l'ancienneté et l'étranglement.

1°. d'adhérences ;

Les *adhérences* variées que les parties contractent entre elles et avec le sac, rendent le diagnostic de la hernie souvent très obscure, et la réduction presque toujours impossible : il serait même souvent dangereux de tenter cette dernière.

2°. de volume excessif ;

Le *volume* excessif de la hernie dépend ou de la quantité de parties descendues dans le sac, ou de la turgescence graisseuse du mésentère et de l'épiploon, ou enfin des altérations qui se développent dans la tumeur : tels que l'hydropisie du sac, l'état squirrheux de ses parois ou du tissu cellulaire qui l'entoure, etc. etc.

3°. d'ancienneté.

L'ancienneté d'une hernie, non réduite, habitue les viscères déplacés dans leur situation contre nature ; leur absence a permis à ceux qui sont restés dans l'abdomen, de s'étendre et de prendre plus de volume ; en sorte que ceux-ci se trouveraient mal du retour subit de ceux-là, qui ont perdu, comme on le dit, leur droit de domicile dans la cavité abdominale.

Les personnes qui portent des hernies anciennes et volumineuses, sont fréquemment tourmentées par des *coliques* ; elles deviennent moroses, irascibles ou *hargneuses*, selon l'expression d'A. Paré. *Des coliques dans les hernies.*

On combat les hernies volumineuses et anciennes par le repos et la position demi-fléchie du tronc ; on fait prendre au malade des laxatifs et même des purgatifs doux. On répète de temps en temps les manœuvres du taxis, et dans les intervalles on applique un appareil compressif sur la tumeur. *Traitement des hernies volumineuses et anciennes ;*

L'*étranglement* arrive toutes les fois qu'il y a une disproportion réelle entre le diamètre de l'ouverture abdominale et le volume des parties qui y sont engagées. Il se présente sous deux états particuliers : 1°. avec inflammation ; 2°. avec engouement de matières. *4°. d'étranglement. Cause.*

Il y a deux espèces d'étranglement :

L'étranglement *inflammatoire* arrive toutes les fois que le malade ne porte point de bandage, ou n'en porte qu'un très mauvais ; dans ce cas, les parties se précipitent, à l'occasion de quelque effort, par l'ouverture dont elles *1°. Etranglement inflammatoire.*

Mécanisme de l'étranglement. écartent les bords ; ces derniers, par leur élasticité, reviennent instantanément à leur place, et étreignent les organes qui sont engagés dans l'ouverture.

Signes de l'étranglement inflammatoire. Les signes de cette espèce d'étranglement sont : la rougeur, la sensibilité et la rénitence de la tumeur ; la constipation, le hoquet, les nausées et les vomissemens de matières bilieuses et stercorales ; la petitesse et la fréquence du pouls.

Marche et terminaison par gangrène. La jeunesse du malade, la vigueur de sa constitution, accélèrent le développement de l'inflammation, que la gangrène ne tarde pas à suivre ; l'intestin se crève et laisse tomber dans le sac les matières stercorales ; la gangrène humide gagne les tissus voisins, et la pourriture ne tarde pas à la suivre.

Traitement local et général. On prévient les accidens de l'étranglement inflammatoire par les cataplasmes émolliens et anodyns, les bains, les saignées plus ou moins copieuses, et on exerce le taxis avec beaucoup de ménagement.

A quelle époque l'opération doit être faite. Lorsqu'on ne retire aucun effet avantageux de l'emploi de ces moyens, l'opération doit être pratiquée ; il est de précepte de ne point la différer trop long-temps ; mieux vaut la faire de trop bonne heure que trop tard. La gangrène serait décidée que le malade ne doit pas être abandonné; l'art peut encore venir utilement à son secours dans ce cas. (*Voy*. p. 477.)

L'étranglement par *engouement* est ordinaire aux hernies anciennes et non réduites; il est causé : 1°. par l'accumulation des matières que les intestins, réduits à leur seule contraction, ne chassent plus que lentement et avec difficulté; 2°. par des gaz raréfiés, qu'incarcèrent des matières endurcies; 3°. par des pelotons de vers lombrics; 4°. par des corps étrangers; tels que des petits os, des noyaux, etc. qui se sont arrêtés dans la portion intestinale déplacée; 5°. enfin, par la torsion ou les adhérences vicieuses qu'ont éprouvées les parties qui composent la hernie.

Cet étranglement arrive fréquemment chez les vieillards dont la hernie est mal contenue. Moins rapide dans sa marche que l'étranglement inflammatoire, il se manifeste à peu près par les mêmes symptômes, et se termine ordinairement de la même manière.

On applique sur la tumeur des topiques excitans ; telles que des compresses imbibées de vin aromatique, d'eau de-vie ou d'éther; on administre un purgatif, composé avec le séné et le sulfate de soude. Les manœuvres du taxis seront répétées souvent et dans toutes les directions possibles. Lorsque tous ces

Moyens extraordinaires à employer.

moyens restent sans effet , et que le malade se refuse à l'opération , on pourrait avoir recours à des moyens extraordinaires ; telles que la situation renversée du tronc , l'application de la glace pilée, les affusions d'eau froide , etc.

Il est avantageux que les matières reprennent leur cours.

Il est toujours avantageux , après la réduction d'une hernie étranglée , que les matières réprennent leur cours. Les selles annoncent que l'obstacle est levé , et que les intestins ont recouvré leur contractilité. On administre un minoratif, dans la vue de provoquer les évacuations alvines.

Issue funeste après le taxis ou après l'opération.

Causes.

Malgré la réussite apparente du taxis ou de l'opération , on voit quelquefois les accidens continuer et le malade périr peu de jours après. Cette issue funeste dépend de la persistance de l'inflammation et de son augmentation , d'une position contre nature prise par l'intestin rentré, d'un étranglement intérieur, ou enfin de ce que quelques escarrhes gangréneuses, non apperçues et détachées, ont permis l'effusion des excrémens dans l'abdomen.

Des Luxations.

Les luxations mobiles sont sujettes à trois sortes de lésions mécaniques:

L'*entorse* , le *diastasis* et la *luxation* , sont trois modes de lésions des articulations mobiles , et qui ne diffèrent que par le degré du déplacement des os.

L'entorse consiste dans une forte disten- 1°. l'entorse. sion éprouvée par une articulation dont les os ont été violemment poussés en sens contraire.

Le déchirement partiel des ligamens, le Ses effets. froissement des cartilages diarthrodiaux et de la synoviale qui les revêt, sont des effets de l'entorse, qui entraînent quelquefois des accidens inflammatoires très graves.

Cette lésion est assez fréquente à l'articula- Articulation du pied avec la jambe et à celle de la main tions où elle arrive fréavec l'avant-bras : elle résulte, pour la pre- quemment. mière, d'un faux pas, d'une chute, le pied Causes de l'entorse du étant plus ou moins incliné en dedans ou en pied dehors; et pour la seconde, d'un mouvement et de celle forcé ou d'une chute sur le poignet, celui-ci du poignet. étant dans une fausse position.

A l'instant même où l'entorse est produite, Traitement. on fait plonger la partie dans l'eau très froide, l'oxicrat ou tout autre répercussif liquide ; lorsque les symptômes inflammatoires se développent, on a recours aux émolliens, aux anodyns, et même à la saignée, s'il est nécessaire.

Le *diastasis* est une disjonction légère de 2°. Le diasdeux os étroitement unis par ginglyme laté- tasis. ral, comme, par exemple, des os de l'avant- Articulations mobras et de la jambe. biles où il peut avoir lieu.

Il peut aussi affecter les articulations synarthrodiales.

Certains os articulés par amphiarthrose, tels que ceux du bassin ; d'autres, unis par synarthrose, comme les os de la voûte du crâne, les dents, etc. offrent aussi des exemples d'écartement qui simule le diastasis.

Causes.

Le diastasis peut dépendre d'une cause interne ; le plus souvent il est dû à des coups, des chutes, des mouvemens forcés, etc. Il se reconnaît à la mobilité des os disjoints, et à l'écartement plus ou moins grand qui existe entre eux.

Signes.

Traitement.

On rapproche les os en les pressant doucement l'un contre l'autre, et on les maintient en contact au moyen d'un appareil contentif construit d'après la disposition de la partie malade.

3°. La luxation.

La *luxation* est le déplacement de surfaces articulaires contiguës et mobiles, d'où résultent de nouveaux rapports entre elles et les parties voisines.

Causes prédisposantes

Parmi les causes prédisposantes des luxations, les unes dépendent de certaines dispositions anatomiques des articulations, les autres de l'altération des parties qui composent ces dernières, ou de celles qui les environnent.

relatives : 1°. à l'espèce d'articulation.

De tous les os susceptibles de se luxer, aucun n'y est plus sujet que l'humérus, parce que la tête de cet os est reçue dans une cavité super-

Fréquence

ficielle ou *glénoïde*, et qu'une capsule fibreuse très extensible ne met pour ainsi dire point de bornes à ses mouvemens : aussi les luxations du bras sont-elles plus fréquentes que celles de tous les autres os réunis. *des luxations de l'humérus.*

Il n'en est pas de même du fémur, dont l'articulation avec l'os des isles doit sa solidité non-seulement à la profondeur de la cavité cotyloïde, mais encore à la résistance ferme de la capsule fibreuse et du ligament interne de l'articulation ; de-là la rareté des luxations de cet os, comparativement à celles de l'humérus. *Celles du fémur sont rares.*

Dans les articulations par ginglyme, telles que celles de l'avant-bras, de la jambe, etc. les extrémités correspondantes des os se reçoivent mutuellement ; des ligamens très forts, placés sur les côtés de l'articulation, s'opposent efficacement aux déplacemens latéraux : aussi leurs luxations, quoique très difficiles en général, sont-elles encore plus faciles vers les côtés par où s'exécutent la flexion et l'extension du membre. *Les luxations des articulations par ginglyme sont très difficiles.*

Le relâchement des ligamens, la paralysie des muscles, l'hydarthrose, le gonflement des cartilages, l'érosion des ligamens et la carie des extrémités articulaires, doivent être regardés, moins comme des causes de luxation *2°. Aux maladies des articulations ou à celles des parties qui les environnent.*

que comme des maladies essentielles qui méritent une attention spéciale.

Causes dé-
terminan-
tes.   Les causes déterminantes des luxations sont:
les efforts violens faits avec les membres, ou
ceux qui sont exercés sur eux, les coups,
les chutes, et la contraction spasmodique
des muscles, concurremment avec les autres
causes.

Mécanisme
des luxa-
tions.   Pour qu'une luxation s'effectue, il faut que
l'os soit surpris dans l'instant où l'axe de son
corps ou de son extrémité se trouve dans une
direction plus ou moins oblique à la surface
avec laquelle il s'articule, ou bien qu'il y
soit poussé préalablement par la cause même
qui doit le luxer, autrement le déplacement
ne pourrait avoir lieu. Par exemple : lorsque
le bras est pendant sur les côtés du corps,
ou lorsque la cuisse est rapprochée de celle du
côte opposé, la tête de l'humérus et du fémur
correspond d'une manière directe à la cavité qui
la reçoit ; elle ne peut point s'en échapper, quel
que soit l'effort des muscles qui agissent sur
elle ; mais, lorsque le bras ou la cuisse est
écartée de cette position, alors la résistance
du sol, jointe au poids du corps et à l'action
soudaine des muscles, force l'extrémité de l'os
à sortir de son articulation par le côté qu'elle
regarde, et la luxation s'opère.

Le sens suivant lequel les os se déplacent, est très variable dans les articulations orbiculaires; ils peuvent, en effet, s'échapper par tous les points de la circonférence de la cavité: aussi est-ce dans ces articulations que l'on distingue des luxations en haut, en bas, en avant, en arrière, en dedans et en dehors (1).

Cependant il est des dispositions naturelles qui rendent le déplacement plus facile en tel ou tel sens. Par exemple : la tête du fémur sortira plus aisément de la cavité cotyloïde, dans les endroits où celle-ci offre des échancrures; la tête de l'humérus, attirée vers le creux de l'aisselle par des muscles très forts, se luxera d'autant mieux encore de ce côté, que la capsule fibreuse y offre peu de résistance, etc.

Dans les ginglymes, le déplacement ne peut avoir lieu qu'aux extrémités des diamètres antéro-postérieur et transversal de l'articulation. Par exemple : l'avant-bras, la jambe, le pied, etc. ne se luxent qu'en avant, en arrière ou sur les côtés.

Du sens suivant lequel les os se luxent : 1°. dans les articulations orbiculaires.

Il peut avoir lieu en tout sens.

Dispositions naturelles qui favorisent la luxation par tel ou tel côté.

2°. Dans les ginglymes il n'a guère lieu qu'en deux sens opposés.

---

(1) Cette manière de distinguer les luxations jette souvent de la confusion dans les idées des commençans ; peut-être serait-il plus avantageux de les désigner par le nom de la surface, sur laquelle l'os s'est placé accidentellement.

M. Roux a parlé de l'utilité de cette réformation dans la nomenclature des luxations , *ouv. cit.* p. 69 *et suiv.*

Relativement à l'étendue du déplacement, les luxations sont *complètes* ou *incomplètes*, suivant que les extrémités des os se sont tout-à-fait abandonnées, ou qu'elles se touchent encore par quelques points de leur surface.

Dans les articulations orbiculaires, comme celles de l'humérus et du fémur, la convexité et le poli de la tête de ces os ne leur permettant point de rester sur le rebord de la cavité, cette tête glisse presqu'aussitôt, soit pour revenir à sa place naturelle, soit pour tomber en dehors et former une luxation complète.

Il n'en est pas de même dans les ginglymes, tel qu'à l'articulation de l'avant-bras, de la jambe, etc. La grande étendue des surfaces par lesquelles les os se correspondent, les saillies et les enfoncemens alternatifs des extrémités articulaires, la force des ligamens, etc. ne permettent guère que des luxations incomplètes.

Les luxations *simples* s'accompagnent du froissement plus ou moins grand des cartilages diarthrodiaux et de la synoviale qui les revêt, de la tension ou du déchirement des ligamens, du tiraillement des muscles et de la contusion ou de la compression des parties sur lesquelles porte l'extrémité de l'os luxé.

Les luxations |*compliquées* sont celles qui

sont accompagnées de plaie, de fracture, de paralysie, d'œdème, d'ecchymose, d'emphysème, etc. *(compliquées.)*

Les *signes* des luxations sont *rationnels* ou *sensibles* : les premiers se tirent des circonstances qui ont précédé l'accident, tels qu'une chute, un effort, un coup, etc. de là douleur et de l'impuissance de faire agir la partie; les seconds résultent de l'exploration du membre, dont la forme, la longueur et la direction sont plus ou moins changées. Pour reconnaître ces dernières altérations, il est nécessaire d'avoir des notions précises sur la forme des parties articulaires et des apophyses qui les avoisinent, et sur le nombre, la forme et la direction des muscles couchés sur l'articulation ou placés près d'elle. *(Des signes des luxations.)*

Le pronostic des luxations est fondé sur l'espèce d'articulation où elles existent, et sur les différentes circonstances qui les accompagnent: ainsi, les luxations des articulations orbiculaires, sont moins fâcheuses que celles des articulations ginglymoïdales; les luxations simples, récentes et par causes externes, sont moins à craindre que celles qui sont compliquées, anciennes, et dues à des causes internes, etc. etc. *(Le pronostic varie suivant l'articulation affectée, les causes et l'ancienneté des luxations.)*

Les *indications* que présentent les luxations, sont, en général, les mêmes que celles de toutes *(Indications.)*

les maladies par déplacement : elles consistent, en effet, à réduire les os déplacés, et à les maintenir réduits, puis à combattre les complications, s'il en existe.

Les efforts réductifs, faits d'après les règles tracées à l'article des fractures, doivent être gradués, selon le degré de résistance que l'on éprouve. Il est de précepte, de ne point agir par secousses dans la crainte d'irriter les muscles, et de provoquer une contraction permanente, que l'on ne pourrait vaincre qu'avec les plus grandes difficultés. •

*Il arrive quelquefois, que malgré l'emploi le mieux combiné des efforts réductifs, on ne peut venir à bout de réduire les luxations ; dans ce cas, on varie la position du malade, on fatigue les muscles par des tentatives réitérées, et on fait l'extension dans plusieurs directions. Si ces procédés ne réussissent pas, on fait une ou deux saignées, on plonge le malade dans un bain ; on pourrait administrer avec avantage une petite dose d'opium. L'ivresse a paru, à quelques auteurs, un état favorable pour réduire les luxations les plus rebelles.

La coaptation est moins utile pour la réduction des luxations que pour celles des fractures ; il suffit, en effet, d'avoir ramené l'extrémité de l'os au niveau de sa cavité, pour que l'action musculaire la rétablisse subitement dans sa situation naturelle. Ce précepte souffre cependant une exception pour les luxations des ginglymes, dans lesquelles la contraction des muscles serait insuffisante pour remettre les os dans leur place, si les mains du chirurgien ne les y poussaient pas.

La réduction est faite lorsque la plupart des signes sensibles énoncés précédemment disparaissent; la douleur diminue, et le malade peut exécuter quelques mouvemens avec le membre. Un bruit, plus ou moins sensible, se fait quelquefois entendre dans les énarthroses, lorsque la tête de l'os rentre dans sa cavité. Signes que la réduction est faite.

Le membre sera fixé, pendant quelques jours, à l'aide d'un bandage contentif; l'on ne commencera à s'en servir que quand l'on présumera que l'altération locale est tout-à-fait dissipée, et que les complications ont cédé à l'usage de remèdes convenables. Traitement consécutif.

Quoiqu'il soit difficile de fixer l'époque où une luxation cesse d'être réductible, toujours est-il que quand le temps qui s'est écoulé a permis à la capsule fibreuse qui est déchirée de se consolider, à la cavité osseuse de se rétrécir, aux ligamens et aux cartilages articulaires de se gonfler et de remplir le vide qui Causes de l'irréductibilité d'une luxation.

résulte de l'absence de l'os, il y a impossibilité
physique d'en opérer la réduction ; alors la
tête de l'os s'accoutume dans sa nouvelle position, et il se forme une *articulation contre
nature.* Dans les ginglymes, les luxations cessent
d'être réductibles plutôt que dans les énarthroses : l'ankilose soude de bonne heure les os
dans leurs nouveaux rapports.

Exostoses.

L'*exostose* consiste dans le gonflement d'une
partie ou de la totalité d'un os.

Lorsque l'exostose est petite et circonscrite,
on lui donne le nom de *nodus*, à cause de sa
ressemblance avec un nœud (1).

Les exostoses varient, en général, par leur
forme, leur volume et leur consistance. Celles
qui ont la compacité de l'ivoire, sont appelées
éburnées; il y en a qui sont comme *spongieuses*
et abreuvées de sucs ; d'autres, enfin, sont
formées par des lames osseuses, plus ou moins
épaisses, qui traversent une substance molle,
en laquelle l'os est dégénéré; quelques praticiens appellent ces dernières *laminées.*

Les causes internes des exostoses sont les

____

(1) *Cours de Patholog. et de Thérapeut.* t. 2, p. 399,
par Hévin.

vices vénérien, scrophuleux , scorbutique et ternes et externes. cancéreux; les causes externes sont les coups et les chutes produisant la contusion de l'os et du périoste. Le voisinage d'un ulcère ancien , une plaie ou une fracture sont encore des affections qui déterminent la formation des exostoses.

Les exostoses éburnées sont très-lentes dans Marche des exostoses. leur marche ; elles affectent souvent toute la longueur d'un os. Celles qui sont spongieuses ou avec carnification de l'os, dégénèrent presque toujours en carie.

Les exostoses réclament un traitement gé- Le traitement est interne et externe : il varie selon les causes. néral et local. Si l'on soupçonne l'existence du virus vénérien, on fait subir au malade un traitement mercuriel par les frictions ou par la liqueur de Vanswieten , et l'on recouvre la tumeur d'un emplâtre de *vigo cum mercurio ;* si les scrophules ou le scorbut sont la cause de cette affection, on conseille l'usage intérieur des amers et des toniques, et l'on fait des douches alcalines sur la partie, que l'on recouvre aussi d'emplâtres fondans de savon, de vigo, etc. etc. Les moyens locaux sont les seuls qui conviennent, quand l'affection est due à une cause externe.

Lorsque l'exostose persiste, malgré les re- On abandonne les exostoses anciennes. mèdes ci-dessus, on l'abandonne à elle-même, à moins que sa présence ne gêne quelque fonction, et que le malade ne veuille absolument en être débarrassé; dans ce cas, on met l'os à découvert par l'incision des parties molles, et l'on emporte l'exostose en se servant de la gouge et du maillet de plomb, ou d'une petite scie, suivant que la base de cette tumeur est plus ou moins large.

Ostéo-sarcôme.

On donne le nom d'*ostéo-sarcôme* à diverses espèces de dégénérescences du tissu osseux, dont les causes sont le plus souvent inconnues.

Le tissu osseux est susceptible de dégénérer, soit en une matière molle, lardacée et carcinomateuse, soit en un liquide rougeâtre, de consistance gélatineuse : la 1re de ces altérations a spécialement reçu le nom de *carnification de l'os* ou d'*ostéo-sarcôme*; la 2e n'a point reçu de nom particulier.

Il est une autre maladie organique des os, dans laquelle leurs extrémités, devenues volumineuses, sont criblées extérieurement d'une multitude d'ouvertures, tandis que leurs cavités intérieures sont remplies par le tissu médullaire qui forme des végétations plus ou moins considérables; les surfaces articulaires restent saines ou ne sont que très peu altérées: cette altération a été désignée par le nom de *spina-ventosa* ou de *pœdarthrocace*.

Ces dégénérescences peuvent reconnaître les mêmes causes que celles qui ont été indiquées pour l'exostose.

Les signes qui les font reconnaître sont : les douleurs sourdes et permanentes de la partie affectée, la difformité du membre et l'impossibilité de s'en servir. La douleur continue et la résorption des matières ichoreuses épuisent le malade, la fièvre hectique consume le reste de forces qui lui reste.

On combat l'ostéo-sarcôme, dès son origine, par un traitement interne et externe, basé sur la nature présumée des causes. Quand la maladie est tout-à-fait déclarée, il n'y a plus d'espérance que dans l'ablation de la partie affectée, pourvu toutefois que le désordre local et l'état général du sujet permettent encore cette opération.

Tumeurs fongueuses.

Les *fungus* ou *tumeurs fongueuses* naissent le plus souvent sur les membranes muqueuses et fibreuses. Ils reçoivent des noms différens, eu égard à leur siége ; ainsi, on appelle *ptérygion* l'intumescence fongueuse de la partie interne de la conjonctive ; *encanthis*, celle de la caroncule lacrymale ; *épulis*, celle des gencives, etc. ; sur la dure-mère, on les appelle *tumeurs fongueuses* (voy. p. 465); sur le périoste, *périostose*.

Causes.

Ces tumeurs reconnaissent ordinairement pour causes, la vérole, le cancer, les scrophules, le scorbut, une contusion plus ou moins forte, une inflammation chronique, etc.

Traitement par les remèdes internes, externes, et par l'opération.

On attaque ces tumeurs : 1°. en combattant les vices intérieurs par des remèdes appropriés ; 2°. en appliquant localement des topiques astringens ou escarrhotiques ; 3°. en les excisant ou en les extirpant.

Squirrhe.

Caractères du squirrhe.

Le *squirrhe* est une tumeur dure, irrésoluble, indolente ou douloureuse, formée par la dégénérescence du tissu propre des organes où il a établi son siége.

Siége ordinaire de cette affection.

Cette affection se remarque plus souvent dans les glandes que dans les autres parties molles ; elle succède fréquemment aux inflammations chroniques, ou aux inflammations aiguës qui ont été traitées par des remèdes astringens.

Squirrhes qui ont de la tendance à dégénérer en cancer.

Le squirrhe des glandes parotides, des mamelles, du testicule et de la matrice, a beaucoup de tendance à passer à l'état cancéreux. Nous renvoyons donc, pour ce qui concerne l'histoire de cette affection et les règles de son traitement, à ce qui a été dit en traitant du cancer.

Squirrhes qui restent indolens.

L'engorgement squirrheux de la thyroïde, connue sous le nom de *goître* ou *bronchocèle* ét celui de la prostate et des amygdales restent stationnaires pendant un temps illimité ; il n'est point ordinaire de les voir se terminer en cancer.

Polypes.

Les *polypes* prennent naissance dans l'inté-rieur de quelques cavités tapissées par le sys-tème muqueux, et notamment dans les fosses nasales , le sinus maxillaire et les parties gé-nitales de la femme.

Siége de polypes.

Ce sont des tumeurs de volume et de con-sistance variables , dans la composition des-quelles il entre du tissu cellulaire , du tissu fibreux , des vaisseaux sanguins et des matières gélatineuses et albumineuses plus ou moins concrétées, et en proportions diverses.

Substan-ces qui les composent.

Les polypes des fosses nasales sont les plus fréquens. Leurs causes sont souvent incon-nues ; cependant, il est assez ordinaire de les voir naître chez les sujets lymphatiques, chez ceux qui habitent des lieux bas et humides, ou enfin chez ceux qui ont des dents cariées, qui sont affectés d'un ozène ancien.

Polypes des fosses nasales.

Eu égard à leur structure, les polypes des fosses nasales sont de plusieurs espèces :

Il y en a de plusieurs espèces :

1°. Les polypes vésiculeux ; ils sont mous et d'une couleur jaunâtre ou grisâtre ; leur vo-lume augmente dans les temps humides.

1°. les po-lypes vési-culeux.
Caractères.

2°. Les polypes *durs* ou *sarcomateux ;* ils sont d'une couleur rouge; ils versent du sang lorsqu'on les touche ; si on les irrite, ils font des progrès rapides et dégénèrent facilement en cancer.

3°. Les polypes *carcinomateux :* ceux-ci peuvent être considérés comme une variété des polypes sarcomateux; ils sont caractérisés par des hémorrhagies fréquentes, des douleurs vives et permanentes, et par l'ulcération cancéreuse dont ils sont presque toujours atteints.

Outre ces différences essentielles des polypes, il en est d'accidentelles et relatives à leur situation, à leur volume, à leur forme, etc.

Les désordres produits par les polypes sont relatifs à leur situation, à leur nature et à leur ancienneté. Ceux qui occupent la partie antérieure des cavités nasales, déjettent la cloison et les cornets des fosses nasales, remplissent les méats, soulèvent le nez et la joue, expulsent l'œil de sa cavité (*exophthalmie*), produisent la tumeur lacrymale, etc. Si leurs progrès se font en arrière, ils se portent dans le pharynx où ils nuisent à la déglutition et à la respiration; lorsqu'ils se dirigent du côté de la base du crâne, ils peuvent pénétrer par les trous déchirés, dans la cavité cranienne, et comprimer le cerveau.

La dégénérescence cancéreuse des polypes conduit plus promptement les malades au tombeau, par les souffrances continuelles, la répétition des hémorrhagies et la résorption de l'ichor fétide qui s'écoule dans les fosses nasales.

On reconnaît le développement des polypes à des douleurs sourdes, et à un sentiment de gêne dans les cavités nasales; la respiration et la voix sont altérées; le malade est enchifrené. Lorsque ces tumeurs ont déjà acquis un certain volume, on les découvre par la vue ou par le toucher. On s'assure, au moyen des doigts seuls ou munis d'une sonde, de leur situation, de leur grosseur et de leur nature.

Le traitement des polypes consiste : 1°. à ralentir leur marche par l'emploi des remèdes astringens, que l'on porte dans les fosses nasales, en les faisant renifler au malade, en les y injectant avec une seringue, ou en les y introduisant sur des plumaceaux ou des boulettes de charpie; 2°. à détruire la tumeur, soit en la faisant tomber par la ligature, soit en l'arrachant avec une pince ou en la coupant avec le bistouri; 3°. à calmer les accidens, lorsque la maladie a fait de tels progrès, qu'il n'est plus possible d'en espérer la guérison radicale; alors on a recours aux narcotiques pour appaiser

les douleurs, aux légers astringens póur ralentir l'écoulement du sang, et aux détersifs,
pour diminuer la fétidité du pus et les dangers
de son absorption.

DES VICES DE PREMIERE CONFORMATION OU DE NAISSANCE.

Ce qu'on entend par vices de con-formation. Les *vices* de première *conformation* sont des difformités originelles, qui ont leur siége dans les organes intérieurs ou extérieurs, dont elles troublent ou même empêchent les fonctions.

Il y en a de plusieurs espèces : On les divise en ceux qui ont lieu par excès ; par défaut ; par aberration.

1°. vices par excès ; Les vices par *excès* comprennent les im-perforations des cavités extérieures ; le nom-bre superflu des doigts, l'union de ces der-niers, le prolongement extraordinaire du frein de la langue et de la verge, du prépuce et du clitoris, les tumeurs de naissance, etc.

2°. vices par défaut ; On met au rang des vices par *défaut :* la des-truction de la voûte du crâne, qui a lieu dans les *acéphales ;* le défaut partiel d'ossification qui se remarque dans l'*encéphalocèle* et l'*hy-drocéphale* de naissance ; la division des verté-bres, dans le *spina-bifida ;* la division de la lè-vre, dans le *bec-de-lièvre ;* l'absence de la paroi antérieure de l'abdomen, dans certaines *éven-trations* originelles ; la non-existence de quelques organes, comme du conduit auditif, du rectum, etc.

Enfin, on peut comprendre sous le nom de vices par *aberration*, tous ceux qui ne se rappor-tent pas aux deux classes précédentes; tels sont: la position renversée des viscères, en sorte que ceux du côté gauche sont placés à droite, *et vice versâ*; cette disposition particulière de la vessie qui est retournée sur elle-même; la direction vicieuse des cils, qui se portent du côté du globe de l'œil; les vices de ce dernier organe, qui entraînent le strabisme, la myopie et la presbytie; la difformité des membres, etc.

3°. vices par aberra-tion.

Comme quelques-uns des vices de conformation qui viennent d'être énumérés, ont été déjà traités en plusieurs endroits de cet ouvrage, et que parmi eux il en est qui sont au-dessus des ressources de l'art, nous ne parlerons ici que de ceux dont il n'a point encore été question, qui offrent des indications plus ou moins urgentes à remplir, et auxquels la chirurgie peut remédier, avec espérance de succès, par des procédés simples et faciles.

Adhérences des Paupières.

Les paupières peuvent être unies entre elles, par leur bord libre, ou bien avec le globe de l'œil, par leur face interne : cette union de

Adhérence des paupiè-res entre elles par leurs bords,

et avec l'œil par leurs faces.

bords et des faces peut être partielle ou générale.

Comment on détruit l'adhérence des bords

Quand les bords sont unis, on passe une
sonde cannelée par l'ouverture qui existe, ou
par celle que l'on pratique avec la pointe du
bistouri ; on écarte les paupières de l'œil à
l'aide de la sonde sur laquelle on glisse le bistouri pour opérer la désunion.

et des fa-
ces.

L'adhérence partielle de la face interne des
paupières avec la conjonctive oculaire se détruit avec le tranchant d'une lancette, que l'on
porte entre les paupières et le globe de l'œil.

Cas où l'o-
pération de-
vient inu-
tile.

Quand cette adhérence existe au-devant de
la cornée transparente, il n'y a aucune opération à tenter ; la vision est perdue, parce que
rien ne peut rendre à la cornée la transparence
nécessaire au passage facile des rayons lumineux.

Conduite
qu'il faut
tenir après
l'opération.

Après avoir désuni les paupières, on fait
des lotions avec du lait tiède ou une décoction
mucilagineuse ; on répète ces lotions, et l'on
a soin d'écarter de temps en temps les paupières, soit avec les doigts, soit avec un stylet
boutonné, afin de prévenir leur récollement.

Imperforations de l'Oreille, des Narines et de la Bouche.

Rétrécisse-
ment du

Le rétrécissement du conduit auriculaire
est une cause de dureté de l'ouïe. Quand cette

affection est bornée à la portion cartilagineuse *conduit auriculaire.* du conduit, on lui rend son diamètre naturel *Comment on y remédie.* par l'emploi de corps dilatans, comme l'é- ponge préparée, les canules de gomme-élasti- que, etc., dont on augmente successivement le volume.

L'occlusion du conduit auditif, par une pe- *Occlusion par une membrane.* tite membrane, est facile à détruire, lorsque surtout cette dernière est placée peu profon- dément. On incise crucialement cette mem- *Procédé opératoire.* brane, puis l'on excise ses lambeaux, et l'on consume ce qui en reste avec la pierre infer- nale.

Quant à l'oblitération absolue du conduit *L'oblitération absolue du conduit auditif est incurable.* auditif, celui-ci étant remplacé par un corps solide, elle est incurable.

L'imperforation des narines et de la bouche *Comment on détruit l'imperforation des narines et de la bouche.* peut avoir lieu par simple adhésion des bords de l'ouverture, ou par la présence d'une mem- brane d'occlusion. On traite ces vices de con- formation par les mêmes procédés que ceux qui ont été décrits ci-dessus.

Division congénitale des lèvres (bec-de-lièvre).

La division congénitale des lèvres connue *Le bec-de-lièvre offre plusieurs variétés.* sous le nom de *bec-de-lièvre*, se présente sous plusieurs variétés : 1°. la fente est simple, droite ou oblique ; elle occupe la moitié ou toute la hauteur de la lèvre ; elle est placée sur la ligne médiane ou sur un des côtés de la bouche ; 2°. la division peut être double, et avec un bouton intermédiaire de volume et de forme variables ; 3°. les os maxillaires et palatins sont intacts, ou bien ils sont désunis, et le voile du palais et la luette sont également divisés ; 4°. les dents incisives, portées sur un tubercule osseux, font saillie en avant, etc.

Effets du bec-de-lièvre. Le bec-de-lièvre cause la difformité du visage ; les mouvemens des lèvres sont gênés, et la parole est altérée. Quand les os sont désunis et le voile du palais divisé, l'air et les alimens passent de la bouche dans les fosses nasales, ce qui rend la parole difficile et la déglutition plus ou moins laborieuse.

On le guérit par l'opération dite du bec-de-lièvre. Le traitement de cette affection consiste : 1°. à rafraîchir les bords de la division avec des ciseaux ou avec le bistouri, afin de les mettre dans les mêmes conditions qu'une plaie récente, et 2°. à les réunir par le moyen de la suture entortillée et du bandage unissant.

Vices de conformation du frein de la langue.

Le frein est trop long, trop étroit ou trop épais. Le *frein* ou *filet* par lequel la langue est fixée à la paroi inférieure de la bouche, peut être trop long, étroit, ou avoir trop d'épaisseur. La langue est quelquefois fixée latéralement par

un prolongement de la membrane muqueuse
de la bouche. Dans ces cas l'enfant n'exerce
que difficilement la succion, ou ne l'exérce pas
du tout.

Lorsque l'on est cousulté pour ces difformités, il faut s'assurer si elles existent réellement;
pour cela, on met le doigt dans la bouche de
l'enfant, ayaut soin de ramener la langue en
bas, dans le cas où elle serait collée au palais;
si l'enfant ne peut saisir le doigt, on juge qu'il
à le *filet*; alors on se décide à l'opérer.

Pour faire l'opération du filet, on place
l'enfant au grand jour, on lui serre le nez,
afin qu'il ouvre la bouche ; on soulève la
langue, avec l'extrémité élargie dé la sonde
cannelée, dans la feute de laquelle on tâche
d'engager le frein, dont on fait la section avec
des ciseaux mousses portés horizontalement. Eu
s'y prenant ainsi, on évite de blesser l'artère
ranine ; dans le cas où cet accident serait
arrivé, on arrêterait aussitôt l'hémorrhagie, en
appliquant sur l'ouverture du vaisseau l'extrémité d'un stylet rougi au feu.

On détruit les adhérences latérales de la langue avec les ciseaux ou le bistouri, conduits
sur une sonde cannelée, que l'on engage au-
dessous du prolongement membraneux qui
tient aux bords de la langue.

Vices de Conformation des Parties génitales de l'Homme.

L'imperforation s'oppose à l'éjection de l'urine. L'éjection de l'urine ne peut s'effectuer qu'autant que le méat urinaire est libre, et que l'extrémité du prépuce est naturellement perforée.

Comment on y remédie. On divise, avec la pointe d'une lancette ou d'un bistouri, la petite membrane qui ferme quelquefois l'orifice de l'urètre, puis on l'excise avec des ciseaux. On désunit avec la pointe du bistouri les deux lèvres du méat urinaire, qui sont adhérentes par leurs faces ; on prévient leur recollement, en insinuant dans l'orifice une petite tente de charpie graissée avec du cérat.

Hypospadias. Il y en a deux espèces. Le canal de l'urètre est sujet à un autre défaut de conformation, appelé *hypospadias,* dont il existe deux espèces : dans la 1re le ca-

Dans la 1re le canal est à sa place naturelle. nal est à sa place naturelle, mais il est interrompu dans une partie de sa longueur ; son ouverture existe derrière le gland, à la base de la verge, ou au fond d'une fente, par laquelle le scrotum est divisé en deux grosses lèvres ovoïdes. Ce cas en a souvent imposé pour un *hermaphrodisme.*

Dans la 2e il occupe le Dans la 2e, l'urètre occupe le dos de la verge ; il est ouvert dans un endroit plus

ou moins proche du pubis, et il se conti- dos de la verge.
ñue sous la forme d'une rigole, dans laquelle
l'urine coule jusqu'à l'extrémité du penis.

L'hypospadias est le plus souvent incura- L'hypos-padias est incurable, ou bien le cas est tel que l'opéra-tion est à-peu-près inutile.
ble; il n'y aurait quelqu'espoir d'y remédier,
que dans le cas où l'orifice de l'urètre, situé
derrière le gland, co-existerait avec une simple imperforation du méat urinaire ; mais,
comme cette disposition ne gêne point l'expulsion des urines, et qu'elle ne paraît point
être une cause d'impuissance, toute opération
devient à peu près inutile.

Le prépuce est sujet à deux vicés qui sont : Vices de conforma-tion du pré-puce. Phymosis.
1°. le phymosis; 2°. le paraphymosis.

Dans le *phymosis*, le prépuce est resserré
sur le gland; son ouverture, plus ou moins
étroite, ne donne point une issue facile à l'u-
rine. Ce fluide s'amasse au fond du prépuce, Effets qu'il produit.
qu'il irrite ainsi que le gland, ses matériaux
salins se déposent et se concrètent pour former
un calcul qui se moule sur le gland.

Un rétrécissement moindre du prépuce ne Simple ré-trécisse-ment du pré-puce.
cause d'incommodité réelle qu'après l'époque
de la puberté; alors la copulation est doulou-
reuse, et le sperme ne pouvant pas être lancé Effets qui en résultent.
dans le vagin, l'individu reste impuissant.

On guérit le phymosis, en divisant la partie Opération du phymo-sis.
supérieure du prépuce de la même manière

que l'on désunit les paupières et les lèvres
unies par leurs bords libres ; on substitue les
ciseaux au bistouri, lorsque le prépuce est flas-
que, et que son ouverture est assez grande pour
permettre l'introduction d'une des branches
de l'instrument ; on reseque les lèvres de la
plaie, lorsque le prépuce est excessivement
alongé, où lorsqu'il est dur et comme calleux.

Paraphy-
mosis.

Le *paraphymosis* est cet état opposé au phymosis dans lequel le gland est complètement à
découvert. Quand le paraphymosis est ancien,
qu'il soit originel ou accidentel, il n'entraîne

Accidens
qu'il pro-
duit.

aucun inconvénient ; mais lorsqu'il dépend de
l'étroitesse du prépuce, que l'on a attiré brusquement en arrière pour découvrir le gland,
celui-ci est étranglé, douloureux et enflammé.

Comment
on y remé-
die.

On y remédie par l'emploi des émolliens en
bains et en cataplasmes, puis l'on s'efforce de
repousser le gland avec les pouces, pendant
qu'avec le doigt indicateur et le doigt du milieu
de chaque main, on tâche de ramener le prépuce en avant. Pour dernière ressource, on
lève l'étranglement en incisant de dedans en
dehors une partie de la bride formée par la
membrane interne du prépuce.

Lorsque le frein du pénis est trop allongé ou trop étroit, des tiraillemens douloureux se font ressentir pendant l'érection, et la verge est courbée en bas. On fait la section du frein avec des ciseaux, ou mieux, au moyen d'un bistouri, avec lequel on traverse le repli membraneux et triangulaire qui existe le long du gland. L'incision faite, on met entre ses bords un petit plumaceau de charpie, et l'on tient le prépuce en arrière jusqu'à ce que la cicatrisation soit achevée.

Il est trop long ou trop étroit.

Vices de Conformation des Parties génitales de la Femme.

L'excessif développement du clitoris qui fait saillie à travers la vulve, favorise, chez les jeunes filles, l'habitude pernicieuse de la masturbation, et, dans un âge plus avancé, les déréglemens les plus honteux.

Développement excessif du clitoris.

Lorsque les jeunes filles qui abusent de cet organe, tombent dans l'épuisement et le marasme, et que ni les conseils, ni même les moyens répressifs ne peuvent parvenir à les rendre plus sages, on se décide à faire l'amputation de cet organe, en l'emportant d'un seul coup de bistouri. On arrête l'hémorrhagie avec le feu ou par la ligature des vaisseaux.

Abus que les jeunes filles peuvent en faire.

Ablation de cet organe.

Les grandes lèvres sont rarement adhérentes dans toute leur longueur; le plus souvent elles

Imperforation par-

ne sont unies que partiellement. Les urines, et même les règles, peuvent quelquefois s'écouler sans difficulté par l'intervalle qui existe, et on n'est appelé à remédier à cette imperforation partielle qu'après l'âge de puberté ou lors de l'accouchement.

Lorsque la vulve est tout-à-fait imperforée, les urines ne peuvent être évacuées; il faut se hâter de secourir l'enfant : s'il n'existe aucune ouverture, on incise de dehors en dedans sur la ligne où la fente de la vulve devrait se trouver, puis on insinue une sonde à la faveur de laquelle on glisse le bistouri pour achever d'isoler les grandes lèvres ; après l'opération, on recouvre chacune de ces parties d'un morceau de linge ou de papier brouillard enduit de cérat, afin qu'elles se cicatrisent isolément.

L'orifice du vagin est quelquefois complètement fermé par l'hymen ou par une membrane étrangère, située plus ou moins profondément; la cavité de ce conduit peut être rétrécie ou même oblitérée dans une plus ou moins grande partie de son étendue.

L'imperforation de l'orifice de l'utérus est plus rare ; elle est due à l'union intime de ses deux lèvres, qui font saillie dans le vagin, ou bien elle dépend d'une membrane tendue entre ces dernières, et continue avec elles.

Les dangers de l'imperforation absolue du vagin et de l'utérus se manifestent à l'époque de la puberté : le sang des règles, ne trouvant point d'issue à l'extérieur, s'accumule dans ces organes, qu'il dilate ; la vessie et le rectum sont comprimés, d'où résulte la rétention d'urine et la constipation ; le ventre se tuméfie, des douleurs dans le bassin et dans les lombes se font ressentir périodiquement tous les mois, et la personne court les dangers les plus grands, si la maladie est méconnue. *

On oppose au simple rétrécissement du vagin les bains, les injections émollientes et les corps dilatans dont on continue l'usage aussi long-temps qu'il est nécessaire.

On incise les membranes d'occlusion du vagin et de l'utérus avec la pointe d'un bistouri ou avec le pharyngotome : le sang qui s'écoule alors a une couleur de lie de vin ; il exhale une odeur fétide. On fait des injections détersives, afin d'entraîner les restes du liquide et d'exciter le resserrement de la matrice.

Quant à l'obturation du vagin par une substance solide ou par l'entière adhésion de ses parois, on ne peut point tracer de règles thérapeutiques à ce sujet : le chirurgien employera les moyens que lui suggérera sa sagacité, d'après la connaissance, de l'état des parties et des accidens qui se présentent.

Vices de Conformation de l'Anus et du Rectum.

Simple rétrécissement de l'anus et du rectum. Effets.

Lorsque l'anus et le rectum sont très-resserrés, ils livrent difficilement passage aux matières alvines, l'enfant a de la peine à les expulser; on a recours, dans ce cas, aux lavemens, pour délayer les matières et faciliter leur sortie, en même temps qu'on emploie, avec assiduité, les moyens propres à rendre à ces parties leur diamètre naturel.

Imperforation de l'anus et du rectum. Effets et accidens.

L'imperforation de l'anus et du rectum a lieu par oblitération complète ou par simple occlusion due à une membrane contre nature : les excrémens ne peuvent être évacués, l'enfant pousse des cris continuels, son visage est rouge et tuméfié, la peau prend une teinte ictérique, il survient des nausées et des vomissemens. On enfonce un trois-quarts dans le lieu que le rectum doit occuper ; les matières s'échappent par la canule du trois-quarts, l'enfant est soulagé. On agrandit l'ouverture avec le bistouri, et on l'entretient en la remplissant avec une tente de charpie ou d'éponge préparée.

Absence du rectum.

Quand le rectum manque, il n'existe aucune trace d'anus ; un trois-quarts plongé à une certaine distance et suivant la direction de cet intestin, ne fait rien découvrir. On est alors réduit à la triste nécessité d'inciser la paroi latérale gauche de l'abdomen, et d'ouvrir l'S iliaque du colon, qui est derrière, pour établir un anus artificiel, qui ne laisse qu'une existence très précaire à l'enfant.

Dernière ressource qu'il reste.

Anus artificiel.

Vices de Direction du Tronc et des Membres.

La mauvaise direction du tronc et des membres est moins souvent un vice originel, qu'une suite des positions vicieuses que l'enfant prend par habitude, ou de celles qu'il contracte à l'occasion de quelques maladies, telles que le rachitis, la paralysie et l'état convulsif des muscles, etc.

Ces déviations sont rarement originelles; plus souvent elles sont acquises.

Cependant, il n'est point rare de voir des enfans venir au monde avec une déviation des membres, et notamment des pieds qui peuvent être plus ou moins courbés en dedans ou en dehors. On ramène ces parties à leur direction naturelle par l'emploi de bottines, auxquelles on adapte un ressort qui attire sans cesse le pied du côté opposé à celui vers lequel il s'incline; lorsqu'on use de ce moyen de bonne heure et avec persévérance, les pieds se redressent insensiblement, et reprennent la direction qui leur est propre.

On remédie à la déviation des pieds par l'usage de bottines à ressort.

On corri-
ge celle du
tronc avec
des corsets
mécaniques.

Dans les déviations du tronc, on fait porter des corsets dont le bord qui correspond
aux aisselles est exhaussé du côté vers lequel le corps se penche, et échancré du côté
opposé.

On remé-
die à celle
des genoux
en modifiant
le talon de
la chaussure.

On ramène les genoux déviés de leur rectitude naturelle, en donnant au talon de la
chaussure un peu plus de hauteur du côté
où l'inclinaison a lieu.

DES CORPS ÉTRANGERS.

Ce qu'on
entend par
corps étran-
gers.

On donne le nom de corps étrangers aux
diverses substances nuisibles qui se sont formées au dedans de nous, et à celles qui y ont
été introduites accidentellement.

Variétés
des corps
étrangers
de l'inté-
rieur ou de
l'extérieur.

Les corps étrangers présentent une multitude de variétés, soit qu'ils naissent dans l'intérieur du corps, soit qu'ils viennent du dehors : il y en a de solides, de liquides et de
gazeux ; les uns sont animés, les autres sont
inanimés, etc.

Comment
ceux du de-
hors pénè-
trent dans
l'intérieur
du corps.

Parmi ceux qui viennent du dehors, les
uns entrent dans l'intérieur du corps par les
ouvertures de sa surface extérieure, les autres y pénètrent à travers la peau, qu'ils ont
préalablement divisée.

Quelques-
uns agissent

Enfin, certains corps étrangers sont appliqués sur quelques parties saillantes de l'exté-

rieur du corps, comme sur les doigts et les parties génitales de l'homme.

Les effets fâcheux des corps étrangers résultent : 1°. de l'obstacle mécanique qu'ils apportent à l'exercice des fonctions; 2°. de l'irritation qu'ils produisent, soit en déchirant les tissus, soit en étreignant les organes, etc.

Corps étrangers dans les fosses nasales. Les concrétions calculeuses qui se forment dans le sinus des fosses nasales, et les vers qui s'y engendrent, causent des douleurs fixes, permanentes et plus ou moins vives ; leur existence devient certaine, lorsque le malade rend des fragmens de ces corps. Les sinus frontaux et maxillaires sont les cavités où ils ont été observés. On divise les parties molles, on perfore les os, pour mettre à découvert ces corps étrangers, et pour en faire l'extraction.

Corps étrangers dans l'œil. Les corps étrangers qui agissent sur l'œil, irritent vivement cet organe, d'où résultent une violente ophthalmie, et les suites graves que celle-ci peut entraîner, si on tarde trop à les extraire.

On entraîne les corps pulvérulens qui s'engagent entre l'œil et les paupières, par des lotions d'eau tiède; les petits corps solides peuvent être extraits avec un petit morceau

des corps solides,

des matières légères

et des parcelles métalliques.

de papier roulé entre les doigts ; on attire les matières légères avec un bâton de cire d'Espagne mis à l'état électrique par le frottement ; on se sert de la pointe d'une aiguille pour dégager les parcelles métalliques ou autres engagées dans l'épaisseur de la cornée transparente ; avec l'aimant, on peut débarrasser l'œil des parcelles ferrugineuses qui s'y sont introduites.

Les corps étrangers dans l'oreille sont formés, 1°. par le cérumen, son extraction ;

Corps étrangers dans l'oreille. Le cérumen, accumulé et épaissi dans l'intérieur du conduit auditif, gêne ou empêche l'entrée des rayons sonores, et cause, par conséquent, la dureté de l'ouïe ou la surdité. On l'extrait avec une curette, après l'avoir ramolli avec quelques gouttes d'huile ou d'eau savonneuse.

2°. par des insectes qui s'égarent dans le conduit auditif ;

Les insectes qui pénètrent dans le conduit auditif, tels que les puces, les perce-oreilles, etc. causent une douleur insupportable par leurs mouvemens continuels, et par l'agitation qu'ils communiquent à la membrane du tym-

Comment on les entraîne.

pan. On les noye et on les entraîne par des injections d'eau tiède ou d'huile d'amandes douces ; on peut aussi les saisir avec une boulette de coton ou de laine cardée, dans laquelle ils s'empêtrent très-facilement.

3°. par des corps durs

Les autres corps étrangers durs, tels que des noyaux, des pois, de petites boules de verre, etc. qui sont lancés ou introduits de force dans l'oreille, peuvent donner lieu à des accidens fâcheux.

qui y sont lancés ou introduits de force.

On les découvre aisément dans le conduit auditif, si on a soin de diminuer l'obliquité de celui-ci en portant l'oricule en haut et en avânt; alors on juge de la situation, du volume de ces corps, et s'ils sont libres ou resserrés dans l'endroit qu'ils occupent. On les tire avec des curettes, des pinces, etc. On n'oubliera point de faire couler quelques gouttes d'huile dans l'oreille, afin de rendre la sortie du corps étranger plus facile, et le contact des instrumens moins douloureux.

Corps-étrangers dans le larynx. Les concrétions membraneuses engendrées par le croup, les polypes nés dans l'intérieur des ventricules laryngés, quoique développés insensiblement, ne sont pas moins funestes que les corps étrangers du dehors qui sont portés brusquement dans les voies aériennes.

Des corps étrangers dans le larynx.

Les substances fluides n'incommodent que passagèrement; elles sont promptement rejetées par l'effort de l'expiration.

Les corps solides et volumineux, qui s'arrêtent à l'ouverture supérieure du larynx, obstruent complètement ce conduit, et produisent la suffocation. Lorsqu'ils sont d'un volume

Les corps solides volumineux s'arrêtent à l'ouverture du larynx; ils *causent la suffocation, ou bien ils pénètrent dans le larynx.*

Accidens qu'ils y produisent.

moindre, ils tombent dans la glotte, et donnent lieu à des accidens plus ou moins intenses, selon leur grosseur, leur forme, leur nature, etc. Ces accidens sont : la toux convulsive, avec sifflement et râlement, la difficulté de respirer et d'avaler, une douleur fixe que le malade indique avec le doigt, lorsque la voix et la parole sont altérées ou suspendues. Le visage devient rouge et les yeux saillans ; les veines jugulaires se gonflent, et le pouls prend de l'intermittence. Ces phénomènes alarmans s'appaisent et se renouvellent plus ou moins souvent, ce qui est relatif à la position dans laquelle se trouvent les corps étrangers, que les mouvemens du col, l'inspiration et l'expiration peuvent déplacer.

Emphysème du poumon et des parties voisines.

La respiration se faisant toujours avec difficulté, et le malade redoublant d'efforts pour éviter la suffocation, le poumon s'infiltre d'air, par la rupture de quelques-unes de ses cellules : l'emphysème gagne le col et les parois du thorax, les fonctions respiratoires cessent, et la vie s'éteint.

Séjour des corps étrangers dans le larynx.

Lorsque les corps étrangers sont petits, comme un noyau de cerise, une arête de poisson, une petite pièce de monnaie, etc., ils causent d'abord quelques-uns des phénomènes précédens ; peu

Altération à peu les parties s'habituent à leur contact,

mais plus tard la membrane muqueuse s'engorge et s'ulcère, les cartilages se carient, et le malade succombe, au bout d'un temps plus ou moins long, à la phthisie laryngée qui s'est déclarée. *qu'ils y produisent.*

Phthisie laryngée.

Les questions faites au malade et aux assistans ne fournissent des données que sur l'espèce de corps étranger. Une sonde qui passe librement dans l'œsophage donne la certitude qu'il n'occupe point ce conduit ; dès-lors on procède à l'opération de la bronchotomie, en incisant ou le larynx (*laryngotomie*), ou la trachée-artère (*trachéotomie*). A peine le canal aérien est-il ouvert, que la respiration se rétablit, et que l'air chasse le corps étranger, s'il est petit et libre ; on serait obligé d'extraire ce dernier avec les doigts ou avec des pinces, s'il tardait trop à sortir, soit parce qu'il est trop volumineux, soit parce qu'il est engagé en partie dans la membrane interne du canal aérien (1). *Comment on s'assure de la présence d'un corps étranger dans le larynx.*

Opérations urgentes.

Corps étrangers dans l'œsophage. Les corps volumineux qui s'arrêtent au bas du pharynx, bouchent l'ouverture supérieure du larynx, et menacent de suffoquer le malade ; on les extrait avec les doigts portés au fond de l'arrière-bouche. S'ils sont descendus dans l'œ- *Des corps étrangers dans l'œsophage.*

1°. ceux qui s'arrêtent dans le pharynx ;

––––––––––

(1) *Mém. sur la Bronchotomie,* tom. 1 ; *ouv. cité* de M. le prof. Pelletan.

sophage, on se comporte différemment, selon l'espèce de corps étrangers : lorsqu'ils ne sont point de nature à compromettre la vie du malade, on cherche à les précipiter dans l'estomac, en faisant avaler des liquides, des alimens mous, comme de la soupe, des épinards ; ou bien on les y pousse à l'aide d'une bougie ramollie dans l'huile chaude, d'une sonde de gomme élastique, d'une baleine garnie à son extrémité d'une éponge, etc. A-t-on à craindre qu'ils causent des accidens graves dans l'estomac, on provoque leur expulsion en excitant le rire, la toux, l'éternuement ou le vomissement ; ou bien on s'efforce de les retirer à l'aide de pinces ou autres instrumens connus dans la pratique de la chirurgie (1).

Lorsque ces corps sont volumineux, et qu'ils ne peuvent ni descendre, ni remonter, on commence par faire la *bronchotomie*, afin d'éloigner les dangers de la suffocation ; ensuite, on se décide à faire l'opération de l'*œsophagotomie*, quand surtout la violence des accidens ne permet pas de temporiser.

Les corps aigus, tels que des arêtes de poissons, des aiguilles, des épingles, etc., fixés dans le tissu de l'œsophage, doivent être abandonnés : la suppuration les expulse tôt ou tard.

_____

(1) *Mém. de l'Acad. Roy. de chirurgie*, t. 1, p. 444.

2°. ceux qui sont descendus dans l'œsophage. On les pousse dans l'estomac,

ou bien on provoque leur expulsion.

Enfin, on les extrait par l'opération dite de l'œsophagotomie.

Il y en a qu'on peut abandonner ; la suppuration les expulse.

Corps étrangers appliqués aux parties géni-tales de l'homme. Des jeunes gens ayant imprudemment engagé leur pénis dans l'anneau d'une clef ou dans un anneau de cuivre, le gonflement considérable qui survint ne permit plus de dégager le corps étranger qu'après avoir scarifié la verge, pour obtenir un dégorgement qui la laissa libre, ou après avoir limé l'anneau, pour pouvoir le briser avec plus de facilité.

Chez un autre jeune homme qui avait engagé les testicules et le pénis dans l'ouverture ovale d'un briquet, l'engorgement des parties étranglées fut si considérable, qu'à peine put-on découvrir les branches du briquet ; le chirurgien parvint cependant à le saisir avec des étaux à main, et le brisa sans causer aucun accident aux parties (1).

Corps étrangers dans la vessie. Les corps étrangers les plus ordinaires que l'on trouve dans la vessie sont des *calculs* ou *pierres*. Ils sont dûs à la concrétion des matières salines contenues dans les urines. On les rencontre aussi dans les reins, les uretères, et même dans le tissu cellulaire où l'urine s'infiltre habituellement. Très-rares chez la femme, ils s'offrent beaucoup plus fréquemment chez

Marginalia : Des corps étrangers appliqués aux parties génitales de l'homme.

Etranglement du pénis et des testicules.

Des corps étrangers dans la vessie. Les calculs ou pierres. On les trouve en plusieurs endroits. Ils sont plus rares chez la femme que chez l'homme.

____

(1) *De là Méd. opératoire*, t. 3, par le prof. Sabatier.

l'homme, dont le canal de l'urètre est étroit et moins dilatable que celui de la femme, qui donne facilement issue aux graviers de la vessie.

Causes prédisposantes.

L'enfance, la vieillesse, les climats froids et humides, l'origine de parens goutteux ou calculeux, sont des causes prédisposantes à cette maladie.

Causes déterminantes.

Les calculs se forment plus promptement quand des corps étrangers existent dans la vessie : tels qu'un gravier descendu du rein par l'uretère, des mucosités épaissies, du sang concrété, un polype, des fragmens de sonde ou de bougie, des aiguilles enfoncées par l'urètre, etc. Ces substances deviennent les noyaux sur lesquels les sels urinaires se déposent et s'accumulent.

Variétés des calculs.

Rien n'est plus variable que le nombre, le volume, la forme, la composition des calculs urinaires, et le mode d'agrégation de leurs élémens.

Signes rationnels.

On reconnaît leur présence à la douleur que le malade éprouve au bas-fond de la vessie, et qui se fait ressentir tout le long de l'urètre, au prurit continuel du gland, aux ténesmes, à la strangurie, à la rétention et à l'incontinence d'urine, etc. Tous ces signes ne seraient encore qu'incertains, s'ils n'étaient point confirmés par le *cathétérisme*.

Cathétérisme.

Ainsi donc, à l'aide d'une algalie d'argent introduite dans la vessie, on constate d'une manière plus positive l'existence de la pierre, par le choc que l'instrument éprouve en heurtant cette dernière.

Signes sensibles.

Le traitement de l'affection calculeuse par les boissons mucilagineuses abondantes, ou par les prétendus lithontriptiques, tels que l'*uva ursi,* la *pareira brava,* etc., n'est propre qu'à calmer les douleurs que le malade éprouve. Les boissons et les injections alkalines ou acides, ne sont pas sans inconvénient; elles peuvent tout au plus ralentir les progrès du calcul. L'opération de la *taille* ou de la *lithotomie* est le moyen le plus certain de délivrer le malade d'une affection aussi grave.

Traitement par les lithontriptiques empiriques ou chimiques

et par l'opération de la taille.

Corps étrangers dans l'utérus. Les matières étrangères qui peuvent se rencontrer dans la matrice sont très-nombreuses : on y trouve, en effet, des hydatides, des calculs, du sang, de la sérosité, de l'air, des débris de fœtus, etc.

Des corps étrangers dans l'utérus.

Les *hydatides* sont des espèces de vers dont le corps ressemble à un petit kiste rempli d'un fluide séreux plus ou moins transparent. Elles s'amassent quelquefois en très-grand nombre dans la matrice, au point de simuler la grossesse. On excite leur expulsion par des injec-

Hydatides. Leur caractère.

Concré-
tions calcu-
leuses.

tions faites avec une dissolution de sel marin, d'après le conseil de M. Percy.

Leurs
signes sont
obscurs.

Les *concrétions calculeuses* de la matrice ne se font reconnaître, dans leur origine, que par des signes très-obscurs et communs à plusieurs autres affections de ce viscère. Ce n'est que quand elles ont acquis un certain volume, et qu'à l'aide du doigt ou d'un stylet on les sent à travers le col utérin, que les doutes se changent en certitude.

Difficulté
de leur ex-
traction.

L'extraction de ces calculs n'est pas toujours possible; en effet, la matrice les embrasse de toutes parts, elle se moule sur eux, et s'accommode aux saillies et aux enfoncemens dont leur surface est parsemée; de-là, la difficulté ou même l'impossibilité de les charger avec les pinces, et surtout de les tirer sans exposer l'organe à des dilacérations meurtrières.

Dans quels
cas on peut
espérer d'en
délivrer la
malade.
Extraction.

Si cependant un petit-calcul, peu volumineux et mobile, se présentait à l'orifice de la matrice, on préparerait son extraction par des bains et des injections émollientes; puis, avec les doigts, ou au moyen de petites tenettes, on le dégagerait par des tractions ménagées; si l'orifice était trop étroit pour le laisser passer, il faudrait nécessairement l'agrandir par l'incision de ses commissures.

On calmera l'irritation , qui est la suite nécessaire de cette opération , en continuant les bains et les injections émollientes. La femme gardera le repos ; elle sera saignée et mise au régime pendant les premiers jours qui suivront l'opération.

Corps étrangers dans le Rectum. Quatre sortes de corps étrangers peuvent se rencontrer dans le rectum : 1°. des excrémens endurcis et retenus par l'effet d'une constipation opiniâtre ou d'une paralysie du rectum ; 2°. des matières fécales desséchées et concrétées , ayant à leur centre des noyaux de fruits, une balle de plomb, une pierre biliaire , etc. ; 3°. les corps étrangers avalés , tels que des arêtes de poissons , des fragmens d'os, etc. ; 4°. Enfin, les corps solides plus ou moins volumineux, qui ont été introduits par l'anus.

On provoque l'évacuation des matières fécales, en administrant des boissons ou des lavemens purgatifs et huileux ; en cas de résistance, on les extrait, ainsi que les autres corps étrangers, avec une curette, une pince, le manche d'une cuillère , les doigts, etc. On n'omettra point de lubréfier le rectum et l'anus avec de l'huile, du cérat ou du beurre , avant d'y porter les instrumens. Lorsque le corps à extraire est anguleux, inégal ; et ca-

40

pable de déchirer les parties, il est prudent de porter jusqu'à lui une canule dans laquelle on l'engagera avant de l'attirer au-dehors.

Des corps étrangers dans les articulations.

Endroits où ils ont été observés.

Corps étrangers dans les articulations. Les corps étrangers qui ont été observés dans l'intérieur des articulations de la mâchoire inférieure, du poignet, du genou et de la main, sont de deux espèces : les uns, libres ou adhérens, ont pour origine un tubercule cartilagineux développé dans le tissu de la capsule synoviale, les autres, toujours libres et mobiles dans l'articulation, sont formés par les matériaux de la synovie, qui se précipitent et se concrètent sous forme de calcul.

Ils ont deux origines.

Variétés de leur structure.

Cette double origine des corps étrangers dans les articulations explique pourquoi il y en a qui laissent voir quelques traces d'organisation dans leur structure, tandis que d'autres n'en offrent aucune. Le nombre, le volume et la forme de ces corps sont très variables.

Causes.

Quoiqu'ils puissent naître à la suite de quelque violence exercée sur les articulations, tels qu'un coup, une chûte, etc., le plus souvent il est impossible de les rapporter à aucune cause évidente.

Signes.

L'existence des concrétions articulaires se reconnaît à une douleur plus ou moins vive

qui se calme ou se renouvelle suivant les différentes positions que prend le malade; les
mouvemens de l'articulation sont difficiles et
parfois subitement impossibles; les parties environnantes sont gonflées et douloureuses. L'hydarthrose se joint quelquefois à la maladie.

Quand ces corps étrangers existent dans l'articulation du genou, il peut arriver qu'ils fassent saillie sur les côtés de la rotule, et qu'on
puisse les saisir avec les doigts, à travers la
peau et les tissus subjacens.

Pour extraire les concrétions articulaires, _Méthode curative._
on les fixe dans l'endroit où elles ne sont recouvertes que par très peu de parties molles;
ces dernières étant incisées, on fait l'extraction; les bords de l'incision sont aussitôt rapprochés et maintenus en contact avec une bandelette agglutinative.

On combat les complications, et l'on prévient les accidens qui pourraient survenir,
par des moyens appropriés.

FIN.

TABLE ALPHABÉTIQUE

DES MATIÈRES.

A

D

E

F

G

H.

I

J

K

L

M

N

O

P

Q.

R

S

T

U

V

Z

FIN DE LA TABLE.

CORRECTIONS.

Page 21 , lig. 23 , qui sont sécrétées , *lisez* qui existent.
 36 ,   7 , du sang , des fluides , *lisez* du sang des fluides.
 48 , *note* , l'hypothèse du... , *lisez* « l'hypothèse du... »
 49 , 1 et 2 , plus ou moins éloignés et... , *lisez* plus ou moins éloignés , et...
 ibid.   2 , dissemblables , soit , *lisez* dissemblables soit.
 65 ,   14 , en s'apchant , *lisez* en s'approchant.
 ibid.   21 , ils les expulse , *lisez* il les expulse.
 81 ,   27 , et la succion : *lisez* et la succion ;
 ibid.   28 , expiration ; *lisez* expiration.
 87 ,   17 , certains organes qui , *lisez* certains organes glanduleux qui.
 91 ,   28 , on distingue , *lisez* on y distingue.
 94 ,   24 , la couleur jaune , *lisez* la couleur jaunâtre.
 92 ,   7 , existe autour de lui , *lisez* existe autour d'elle.
 111 ,   9 , et dehors en dedans , *lisez* et de dehors en dedans.
 135 ,   2 , entre eux avec l'os hyoïde , *lisez* entre eux et avec l'os hyoïde.
 153 ,   24 , plusieurs fonctions. Telles que , *lisez* plusieurs fonctions , telles que.
 157 ,   1 , paraît , cependant se concentrer , quelquefois , sur , *lis.* paraît , cependant , se concentrer quelquefois sur.
 189 ,   20 , les graines des cucurbitacées. Les , *lisez* les graines des cucurbitacées , les.
 236 ,   8 , sont le plus facile , *lisez* sont les plus faciles.
 245 ,   10 , la sueur ou les urines , *lisez* la sueur et les urines.
 262 ,   21 , de Virgine , *lisez* de Virginie.
 275 ,   *ibid.* , le bois gentil , *lisez* le lauréole.
 284 ,   27 , qui pour excipient , *lisez* qui ont pou r excipient.
 322 ,   10 , au-dessous du lieu , *lisez* au-dessus du lieu.
 335 ,   18 , cette maladie est appelée *anévrisme faux consécutif* , *lisez* cette maladie est appelée *anévrisme faux primitif* quand le sang s'infiltre dans le tissu cellulaire , et *hémorrhagie artérielle* quand il s'échappe au dehors.
 368 ,   15 , aréoles , *lisez* auréoles.
 ibid.   *note* , sont maintenant , *lisez* sont-elles maintenant.
 372 ,   1 , obligé , *lisez* obligés.
 395 ,   11 , oréole , *lisez* auréole.
 407 ,   *ibid.* , de l'idio-synchrèse , *lisez* de l'idio-synchrase.
 459 ,   3 , meninges , *lisez* menynges.
 461 ,   8 , comme celle du son d'un pot cassé ; la douleur qu'il... , *lisez* comme celle du son d'un pot cassé , de la douleur.
 473 ,   9 , événemens graves , *lisez* accidens graves.
 ibid.   16 , artériels ou veineux , *lisez* artériels et veineux.
 478 ,   5 , invagination les deux bouts , *lisez* invagination des deux bouts.
 479 ,   4 , de l'épaule , qui correspond , *lisez* de l'épaule qui correspond.

41

Pag. 487, lig. 2, fragment du tibia, *lisez* fragment inférieur du tibia.
    ibid.   23, tous les quatre, *lisez* les quatre espèces de déplace-mens.
    503,   6, partie affectée, qui aussitôt, *lisez* partie affectée qui, aussitôt.
    504,   25, différences *essentielles*, *lisez* différences *accidentelles*.
    508,   17, préviennent et guérissent, *lis.* prévient et guérit.
    521,   8, s'amasse du pus et de la sérosité, *lis.* s'amassent du pus et de la sérosité.
    ibid. 9 et 10, galle, *lis.* gale.
    527,   16, certaines conglomérées, *lisez* certaines glandes conglomérées.
    ibid.   titre, *Ulcère cancéreux*, lisez *Ulcères cancéreux*.
    574,   14, l'état composé des hernies, *lis.* l'état composé le plus ordinaire des hernies.

Par-tout où l'on trouvera résorbtion, squirre, *on lira* résorption, squirrhe.

Potion sédative et expectorante

2/. Décoction de lichen d'Islande ʒ v'''j
Mucilage de gomme adragant ʒ ij
Sirop de digitale . . . .
Sirop d'acétate de morphine . . . ʒ j ss
Mêlez.
S. 2 cuillerées chaque 2 heures.

Boisson purgative légère

2/ Eau de Sedlitz . . . . . 2 verres;
S. Demi-verre chaque 3 heures.

L'hypocondrie m'engage à préférer les
sensualistes, les hommes qui, selon l'expression
de Jean Jacques Rousseau, se renferment dans la
vie et qui redoutent tant de la quitter.

=

Les Rois et les Philosophes pleurent, dit
Montaigne, et les femmes aussi.

=

En France, la liberté est ancienne,
le despotisme est moderne.

www.ingramcontent.com/pod-product-compliance
Ingram Content Group UK Ltd.
Pitfield, Milton Keynes, MK11 3LW, UK
UKHW022048120726
13694UKWH00001B/32